T0255914

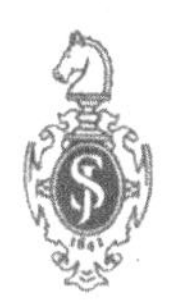

Friedmann, Hofmann, Lueger-Schuster,
Steinbauer, Vyssoki (Hrsg.)

Psychotrauma

Die Posttraumatische Belastungsstörung

SpringerWienNewYork

Ass. Prof. Dr. Alexander Friedmann
Universitätsklinik für Psychiatrie, Wien

Ao. Univ.-Prof. Dr. med Peter Hofmann
Universitätsklinik für Psychiatrie, Graz

Ass. Prof. Dr. Brigitte Lueger-Schuster
Institut für Psychologie, Wien

Univ.-Doz. Dr. med. Maria Steinbauer
Universitätsklinik für Psychiatrie, Graz

Prim. Dr. David Vyssoki
Ärztlicher Leiter ESRA, Wien

Springer-Verlag Wien New York ist ein Unternehmen
von Springer Science+Business Media
springer.at

Zum Titelbild:
Titel: „Im Stacheldraht"
Künstler: Adolf Frankl (1903–1983)
Technik: Öl/Leinwand, signiert
Werknummer: 138
Maße: 74x100 cm

Satz: H. Meszarics • Satz & Layout • A-1200 Wien
Druck und Bindearbeiten: MANZ CROSSMEDIA, Wien
Gedruckt auf säurefreiem, chlorfrei gebleichtem Papier – TCF
Mit 13 Abbildungen

SPIN: 10895025
Bibliografische Information der Deutschen Bibliothek
Die Deutsche Bibliothek verzeichnet diese Publikation in der Deutschen Nationalbibliografie; detaillierte bibliografische Daten sind im Internet über http://dnb.ddb.de abrufbar.

ISBN 3-211-83882-1 Springer-Verlag Wien New York

Geleitwort

Meine Entscheidung, dem Vorschlag Folge zu leisten, ein Geleitwort für das neue Buch über „posttraumatische Störungen" zur Verfügung zu stellen, wurde durch zwei Gründe bestimmt: einerseits ist es ein Dokument des Zweiten Vatikanischen Konzils zum Thema „Kirche und Welt von heute", mit dem Hinweis auf die praktische Seelsorge, die sich auch mit seelischen und gesellschaftlichen Fragen beschäftigen müsse. In diesem Text wird aufmerksam gemacht, dass die Seelsorge nicht nur theologische Grundsätze zu erörtern habe, sondern ebenso die Ergebnisse der profanen Wissenschaften beachten müsse, jene der Psychologie wie der Gesellschaftslehre. Dazu kommt meine praktische Erfahrung als Seelsorger mit Angstproblemen vieler Menschen und das Bemühen, hier menschlich und christlich Hilfe leisten zu können.

Das vorliegende Buch eröffnet neue Einblicke und Erkenntnisse von Angstzuständen, die in der offiziellen Psychotherapie nicht immer entsprechend erkannt wurden. Das beschriebene Phänomen kennt die Menschheit von ihrem Anbeginn an, um so erstaunlicher ist der Umstand, dass es erst vor kaum mehr als einem Jahrhundert eine wissenschaftliche Annäherung an das Thema gab und dass es achtzig weitere Jahre dauern musste, bis es einen eigenen Platz in der offiziellen Klassifikation der Krankheiten zugewiesen bekam. Auf diese Weise sollte das in den letzten zwei oder drei Jahrzehnten erwachte Interesse dafür als Ende einer langdauernden Vernachlässigung und gesellschaftlichen Gleichgültigkeit erfasst werden, um einen weiteren Schritt der Menschheit auf dem Wege der Humanisierung zu setzen. Damit wird auch die Hoffnung gestärkt, dass immer deutlicher erkannt wird, was ein Mensch dem anderen antun kann.

Die letzten Ergebnisse der Forschung im Bereiche der „Psychotraumatologie" – wie die Fachleute sagen, zeigen also, dass man zu Recht von echten Verletzungen sprechen muss und dass der Spruch „Die Zeit heilt alle Wunden", in solchen Fälle weder zu trösten noch zu heilen vermag. Hier sind in der Tat Therapeuten gefordert, die eine besondere Ausbildung, ein großes Verantwortungsbewusstsein und eine gefestigte Persönlichkeit besitzen; dazu gehört ein mitmenschliches Milieu, das Mitgefühl und Zuwendung, Respekt und Betroffenheit vermittelt. Am wichtigsten aber ist das Wissen um die Tiefe und Komplexität dessen, was das Traumaopfer erlitten hat und immer wieder erleidet.

Die ersten umfassenden Bucherscheinungen auf diesem Gebiet stammen übrigens aus dem US-amerikanischen Raum im Gefolge des Vietnamkrieges. Angesichts dessen, was das zwanzigste Jahrhundert allein in Europa an menschlichen Katastrophen und Massentraumata verursacht hat, wundert es, wie wenig darüber bis heute geschrieben und geforscht wurde. Wenn man andererseits bedenkt, dass das „Psychotrauma" nicht nur das unmittelbare Opfer, sondern auch seine mitmenschliche Umgebung, ja, sogar Abwesende, treffen kann beziehungsweise deren seelisches Gleichgewicht in Gefahr bringen kann, muss man die Abwendung von diesem psychischen Phänomen gewissermaßen auch als Selbstschutz der Gesellschaft ansehen.

Und hier, so stelle ich fest, erhält das vorliegende Buch seine besondere Aktualität. Denn das Ziel der seelischen Heilung solcher Fälle ist es letztlich, das Opfer mit sich selbst und der Welt zu versöhnen und ihm den Glauben an den Sinn des eigenen Daseins wiederzugeben. Daher ist es notwendig, das Wissen um die Welt des Traumatisierten weiterzugeben und an das Verantwortungsgefühl der Menschen unserer Zeit zu appellieren, dieses Wissen auch anzunehmen.

Das Buch ist also nicht nur für den Mediziner, für den besonders geschulten Psychotherapeuten geschrieben, sondern es eröffnet auch der Seelsorge Erkenntnisse, die früher zu wenig vorhanden waren. Wir erkennen heute immer mehr, welche Bedeutung der grenzüberschreitenden Vernetzung unterschiedlicher Fachgebiete zukommt; dieser Erkenntnis kann und will sich auch die Religion bzw. die Seelsorge nicht verschließen. Daher verdient ein solches Buch Anerkennung und Interesse einer Leserschaft über die Fachgrenzen hinaus.

Kardinal Franz König

Vorwort

Psychotrauma – ein Buch, noch ein Buch, in dessen Zentrum, die Posttraumatische Belastungsstörung, die „posttraumatic stress disorder" steht?

Ja, noch ein Buch. Neu an diesem Buch ist, dass sich erstmals AutorInnen und ExpertInnen aus Österreich zusammengefunden haben, um über das Psychotrauma zu schreiben, auf dem Hintergrund der Erfahrungen, die wir in den letzten 10–20 Jahren in Österreich machten.

Es handelt sich – ein wenig selbstlobend vielleicht – um jene Personen, die sich hier zu einer Herausgebergruppe zusammengefunden haben, die Psychotraumatologie auf universitären Boden betreiben bzw. sie etablieren, bzw. um Experten, die in Institutionen tätig sind, die für Psychotrauma in seiner fatalsten Ausprägung stehen.

Die Idee, ein Buch zu schreiben, entstammt einer Fortbildungsreihe Psychotraumatologie im Rahmen von ESRA, die von der Firma Pfizer gefördert wurde. Da hat sich praktisches und wissenschaftliches Interesse gefunden mit Förderungsmöglichkeiten, die erst die Zusammenarbeit ermöglichten. Dafür danken wir.

Inhaltlich war es nicht so einfach, eine Struktur zu entwickeln, die nicht nur vorhandene Literatur wiederkäut bzw. systematisch zusammenfasst und mit eigenen Kommentaren versieht, sondern darüber hinaus geht. Jeder der hier schreibenden Autoren und Autorinnen hat Erfahrungen und Erkenntnisse in spezifischen Bereichen gewonnen – seien es die biologischen Aspekte des Psychotraumas, seien es *Erfahrungen im Umgang* mit dem menschenverachtensten Trauma, den Folgen des Nationalsozialismus, schlechthin, sei es Kompetenz im Umgang mit Kindern oder mit Erwachsenen, die in ihrer Kindheit traumatisiert wurden. Die Expertisen sollten berücksichtigt werden, einfließen in die Artikel, gleichzeitig galt es diese Kompetenzen zu verweben mit dem *state of the art* in der Psychotraumatologie.

Als Ziel wurde definiert, ein Buch über Psychotrauma zu verfassen das für Praktiker, Kliniker, Interessierte und auch Betroffene Auskunft gibt über die unterschiedlichen Aspekte dieser Reaktion auf das Außergewöhnliche, das Unerwartete, das Schreckliche, das Grausame, das Gewaltvolle.

Alexander Friedmann beschreibt das Psychotrauma allgemein, er gibt einen Überblick über die Entwicklung des Krankheitsbildes, seinen Stellenwert in der Psychiatrie und Psychologie, über Traumaauslöser, Traumareaktionen, Epidemiologie, klinische Diagnostik, und er verweist auf den intensiven Zusammenhang zwischen gesellschaftlichen Verhältnissen und PTSD.

David Vyssoki und Stefan Strusievici schließen mit den körperlichen Aspekten des Traumas an, sie diskutieren körperliche Reaktionen auf das Psychotrauma, aber auch die psychotraumatologischen Reaktionen auf die Mitteilung an unheilbaren körperlichen Erkrankungen zu leiden.

Theresa Lahousen und Mitautoren beschreiben die biologischen Aspekte des Psychotraumas, hier vor allem die hormonellen und hirnorganischen. Sie zeigen sehr deutlich wie Körper und Seele verquickt sind.

Brigitte Lueger-Schuster befasst sich mit den psychologischen Erklärungsansätzen, d.h. mit Forschungsergebnissen und theoretischen Ansätzen wie etwa Lerntheorie, Bindungstheorie, Tiefenpsychologie, Gedächtnisforschung, Emotionsregulation. Auch beschreibt sie Überlegungen zur Informationsverarbeitung und versucht das Psychotrauma zu definieren.

David Vyssoki wirft gemeinsam mit Alexander Schürmann-Emanuely einen soziologischen Blick auf das Psychotrauma, der Titel „die traumatogene Gesellschaft" macht nochmals deutlich, welche Zusammenhänge zwischen Psychotrauma und dem gesellschaftlichen Umgang damit vorhanden sind.

Brigitte Lueger-Schuster und Alexander Friedmann diskutieren in der Folge Diagnostik, diagnostische Instrumente und geben Einblick in den Alltag der Begutachtungspraxis sowie deren Schwierigkeiten und traumatisierendem Potential – nicht nur für den zu Begutachtenden!

Peter Hofmann, mit Co-Autoren widmet sich der psychopharmakologischen Therapie, die aus der Behandlung nicht wegzudenken ist. Er referiert das state-of-the-art am Beispiel internationaler Studien.

Tauber und Vyssoki fügen die psychosoziale Intervention hinzu.

Brigitte Lueger-Schuster fokussiert im nächsten Beitrag auf sekundäre Prävention. Psychotrauma ist nicht zu verhindern, aber nicht jedes Trauma muss zu einer PTSD werden, sie referiert Ansätze, die versuchen, die Symptomausprägung zu mildern, bzw. sie in ihrer anfänglichen Reaktion zu dämmen.

Katharina Purtscher beschreibt mit ihrem Co-Autor Gunter Dick psychotraumatische Reaktionen von Kindern, sie verweist auf die besondere Empfindlichkeit heranwachsender Menschen und gibt in einem Fallbeispiel eine gute Anleitung, das zu geben, was Kinder brauchen.

Sonja Laure widmet ihren Beitrag den dissoziativen Identitätsstörungen, die primär dann entstehen, wenn Erwachsene in ihrer Kindheit schweren Traumatisierungen ausgesetzt waren. Maria Steinbauer arbeitet zum Thema Vergewaltigung und Missbrauch. Dieses Trauma gilt als jenes, dass die höchste Opferzahl im Sinne der Epidemiologie einfordert. Rund 50% der Betroffenen nach Missbrauch oder Vergewaltigung entwickeln eine PTSD.

Angelika Birck – eine Vorarlbergerin in Berlin – beschreibt die Resultate politischer Gewalt und Folter. Hier wird nicht nur abermals klar wie Gesellschaft Psychotrauma produziert, sondern es auch aufrechterhält, wenn das falsche gemacht wird.

Günther Herzog gibt einen umfassenden Überblick über die psychologischen Aspekte nach Katastrophen, ein Thema, dem medial auch viel Beachtung zukommt, obwohl die kleinen Katastrophen wesentlich häufiger vorkommen.

David Vyssoki beschreibt die menschlich verursachte Katastrophe, das Verbrechen der Nazis und seine bis heute wirksamen psychischen Folgen und die Möglichkeiten des Umgangs damit. Co-Autoren zu diesem Beitrag sind Traude Tauber, Stefan Strusievici und Alexander Schürmann-Emanuely.

Brigitte Bailer-Galanda schließt mit der Fragestellung ab, ob Entschädigung seelisches Leid kompensieren kann und stellt fest, dass die Art und der Zeitpunkt der Entschädigung eine Rolle spielt. Zum letzten Mal wird auf den engen Zusammenhang zwischen Gesellschaft und Trauma-Opfer verwiesen, der an den historischen Tatsachen der Republik Österreich klar macht, welches Retraumatisierungsrisiko darin verborgen liegt.

Wir alle danken Franz Kardinal König für sein Geleitwort.

Ebenso gilt unser Dank Adolf Frankl's Sohn Thomas, der uns eines der Bilder seines Vaters zur Verfügung stellte.

Die Herausgeber

Inhaltsverzeichnis

Adolf Frankl

1903 Pressburg – 1983 Wien

Das Leben Adolf Frankls bestand aus zwei Teilen – dem Teil „davor" und dem Teil „danach".

„Davor", das hieß: als jüdisches Kind einer bürgerlichen Familie Pressburgs geboren werden, als es noch zu Österreich gehörte, hier die Schule und die Kunstgewerbeschule besuchen, nebenher etwas als Maler und Karikaturist verdienen, dann in den väterlichen Betrieb, einem Raumausstattungsgeschäft, eintreten, Freude am Leben haben. Dann zu heiraten, einen Sohn zu haben, dann eine Tochter; sein eigenes Geschäft zu eröffnen.

1939 setzten unter dem Tiso-Regime die ersten Diskrimierungsmaßnahmen gegen die slowakischen Bürger jüdischen Glaubens ein. Zwei Jahre später mussten sie den gelben Stern tragen; Frankl's Unternehmen wurde arisiert.

Am 28. September 1944, am Tag nach dem Versöhnungstag, wurde die ganze Familie verhaftet, auseinandergerissen. Der Sohn war zehn, die Tochter acht Jahre alt. Adolf Frankl wurde mit unzähligen anderen in Viehwaggons in das Lager Sered/Slowakei, kurze Zeit später in das Vernichtungslager Auschwitz-Birkenau deportiert.

Seine Tätowierungsnummer war B 14395.

Im Januar 1945 wurde Auschwitz vor der nahenden Roten Armee evakuiert: Todesmarsch der noch lebenden Häftlinge ins KZ Althammer/Polen. Adolf Frankl entgeht einer Massenerschießung, versteckt unter Schachteln, in der Typhusbaracke des Lagers.

1945 wurde Adolf Frankl befreit und machte sich auf den langen Weg über Krakau zurück nach Pressburg.

1945 begann das **„Danach"**: er hatte das Glück, seine Frau und beide Kinder wieder in die Arme schließen, ins Leben zurückkehren zu können. Er baute sein Unternehmen wieder auf, zwei Jahre „danach" wurde ihm ein weiterer Sohn geboren. Als 1948 das kommunistische Regime das Familienunternehmen verstaatlichte und sich erneut die antijüdische Schraube zu drehen begann, flüchtete die Familie nach Österreich.

So dürre Worte könnten das Leben Adolf Frankls beschreiben. Doch die Zeit zwischen dem „davor" und dem „danach" hatte ausgereicht, um aus dem Karikaturisten und Szenenmaler einen der expressivsten, schmerzhaftesten Maler unserer Zeit zu machen: Ab 1945 entstand der Zyklus „Visionen aus dem Inferno", eine Reihe von Ölbildern, die versuchen, einen Eindruck dessen zu vermitteln, was Adolf Frankl zwischen „davor" und „danach" erlebt hatte.

Nein: die Wahrheit ist, dass Frankl nicht vorhatte, etwas mitzuteilen – er malte, um sich von Erinnerungen, Eindrücken und Visionen zu befreien, neben welchen die Bilder H. Boschs geradezu geschmäcklerisch anmuten, Visionen, schlimmer als alle Albträume. Zu Öl gebracht, verloren sie den Zugriff auf die Seele dieses Mannes.

Eines der Bilder, so groß, dass es die ganze Wand im Schlafzimmer der winzigen Wohnung über dem Wiener Café Hawelka einnahm, war albtraumhaft; ich fragte ihn, wie er solch ein Bild vor seinem Bett aushalte, und er antwortete mit einem leisen, traurigen Lächeln: „Wenn ich schlecht träume und nachts wach werde, sehe ich dieses Bild, das ich gemalt habe, und dann weiß ich, *jetzt* hab ich nur geträumt ..."

A. Friedmann

I. Allgemeines

Allgemeine Psychotraumatologie

Die Posttraumatische Belastungsstörung

A. Friedmann

Da ließ der Herr Schwefel und Feuer regnen von dem Herrn vom Himmel herab auf Sodom und Gomorrha und kehrte die Städte um und die ganze Gegend und alle Einwohner der Städte und was auf dem Lande gewachsen war. Und (Lots) Weib sah hinter sich, und ward zur Salzsäule ...
(I Mose 19, 24-26)

Kulturpolitische Aspekte

Die Geschichte der Menschheit war von allem Anfang an auch eine Geschichte individuellen Unglücks und gemeinschaftlicher Katastrophen – Mord und Totschlag, Kriege und Hungersnöte, tödliche Epidemien und natürliche Kataklysmen sind schon in den ältesten Schriften dokumentiert, ob es im Mythos von Gilgamesch (Sintflut), in der Bibel (z.B. Untergang von Sodom und Gomorrha) oder in der altgriechischen Sage der Ausrottung der Kinder der Niobe geschah. Alle diese Dokumente schildern auch die Reaktionen der Überlebenden, es sollte jedoch bis an das Ende des 19. Jahrhunderts dauern, bis sich die Humanwissenschaften an dieses bislang von Theologen besetzte Thema machten.

Bedenkt man allerdings, dass es fast ebenso lange dauerte, bis sich im Übergang vom 18. zum 19. Jahrhundert die Medizin auch der Störungen der Psyche annahm, um daraus das Fach der Psychiatrie zu entwickeln, ist es durchaus legitim, der Frage nachzugehen, ob hier nicht gleiche Ursachen beide Phänomene hervorbrachten – die Abstinenz der Medizin von allem Psychischen und die Abstinenz der Psychologie und der Hirnforschung vom psychischen Trauma.

Ein kurzer Exkurs in diese Fragestellung mag dazu geeignet sein, ein Schlaglicht auf eine komplexe Problematik zu werfen, die bis zum heutigen Tage bestehen bleibt und die eine Erklärung für diese Abstinenz bietet, nämlich, dass ein nicht unbeträchtlicher Teil der Medizinerschaft das Psychische in ihrem Herantreten an den kranken Menschen ausklammert, und dass das psychische Trauma allzu oft auch von Psychiatern übersehen oder nicht spezifisch diagnostiziert wird.

Aus einleuchtenden Gründen hat die Priesterschaft, auch die der monotheistischen Religionen, von jeher dazu geneigt, das Psychische für sich zu monopolisieren: Da es als das Menschliche schlechthin definiert wurde, als das, was den Menschen aus der Tierwelt hervorhebt und ihn zum Herrscher über alles Lebende macht, ist es zugleich auch jener Anteil des Menschen, der in einer besonderen Beziehung zu Gott steht, ja das göttliche Element im Menschsein schlechthin. Verständlicherweise – hier sei das besonders im christlichen Abendland als exemplarisch hervorgehoben – verständlicherweise wurde das Psychische zum Objekt seelsorgerisch-klerikalen Interesses, zumal es ja als das Unsterbliche im Sterblichen definiert war. Verständlicherweise konnten Störungen in diesem Bereich – also im Erleben und im Verhalten – nur in einem kausalen Zusammenhang mit Gott und seinem polaren Gegenspieler, dem Teufel, verstanden werden: Das Abnorme war also entweder eine Manifestation Gottes (wie z.B. die Visionen des Paulus auf seinem Weg nach Damaskus, oder das Stimmenhören der Jeanne d'Arc) oder aber des Teufels, dessen Zugang zur menschlichen Seele über das Körperliche (das „schwache Fleisch") führt und den Menschen zum „Besessenen" macht. Dass der hier kompetente Berufsstand nicht die Ärzte sein konnten, sondern die Priester, war nicht nur naheliegend, sondern zwingend.

Man könnte meinen, dass der Rückgang des kirchlichen Einflusses auf die Gesellschaft mit Renaissance, Humanismus und Aufklärung zwangsläufig zu einer Humanisierung des Umganges mit den psychisch Kranken hätte führen sollen, dem war aber keineswegs so: Die gleichzeitige Expansion des Merkantilismus und die frühkapitalistische Profitgesellschaft verhinderten vorerst eine solche Entwicklung, da die psychisch Kranken nicht als Kranke, sondern als gesellschaftliche Störenfriede und als Leistungsunfähige wahrgenommen wurden. Dementsprechend bedurfte es der Französischen Revolution, um hier eine Neuorientierung möglich und aus den „Narren" Objekte medizinischen Interesses zu machen.

Die Geschichte der Psychiatrie zeigt jedoch, dass es noch ein ganzen Jahrhundert brauchte, um sich zu orientieren. Im Wesentlichen gab es mehrere Strömungen, die diesem noch nicht institutionalisierten Fach ihr Gepräge zu geben suchten: „Moralische" Ausrichtungen, die psychische Störungen nun zwar nicht mehr als metaphysische Phänomene, jedoch diese als in einem Kausalzusammenhang mit Fehlverhalten stehend interpretierten (Alkoholismus, sexuelle Ausschweifung u.ä.); Ausrichtungen, die von der Degenerationshypothese und von simplistischen genetischen Theorien ausgingen, also im psychischen Kranksein eine Art „Zuchtproblem" sahen; und schließlich: „solidistische Theorien", die die neuen Möglichkeiten der Forschung (Mikroskopie, Färbemethoden etc.) zur somatischen Erklärung psychischer Phänomene und Symptome zum Einsatz brachten. Naheliegenderweise erklärten sich die „Solidisten", die zu den Vätern der modernen Neurologie werden sollten, für all jene Störungen als nicht zuständig, bei welchen das Organ Gehirn keine pathologische Veränderung als Ursache anbot. Da sich aber noch lange keine psychologische Wissenschaft abzeichnete, blieben diese „rein psychischen", womöglich sogar mit belastenden Ereignissen im Vorfeld behafteten Störungen lange Zeit, nämlich bis zum Ende des 19. Jahrhundert, Stiefkinder der modernen Medizin. Tatsächlich stammen die meisten Beschreibungen psychischer Störungen aus der ersten Hälfte des 19. Jahrhunderts von Polizeiamtsärzten und Gerichtspersonen – die Auseinandersetzung mit ihnen über das Forensische hinaus erfolgte vor allem in Romanen und in Theaterstücken, die noch stark von der Romantik beeinflusst waren (Friedmann, 1987).

Kurz nach der Mitte des 19. Jahrhunderts wurden drei Männer geboren, die jeder für sich einen wesentlichen Einfluß auf die Entwicklung der modernen Psychiatrie haben sollten: Es waren dies Emil Kraepelin, Emile Durkheim und Sigmund Freud (Katschnig, 1998). Der erstere prägte die biologische Denkweise in der Psychiatrie, der zweitere die soziologische und der dritte die psychologische. Mit Ende des 20. Jahrhunderts bestanden und bestehen zwar nach wie vor Spannungen zwischen diesen drei Strömungen, die Psychiatrie als medizinische Disziplin hat aber in hohem Maße anerkannt, dass ihre alltägliche forscherische, diagnostische und therapeutische Praxis kein Monopol einer dieser Strömungen mehr zulassen kann und die Kooperation ihrer aller Dreien einfordern muss.

Entwicklung einer Konzeptbildung

Die ersten Schritte zur Analyse der Pathogenese posttraumatischer seelischer Störungen wurden im Rahmen der Lehre von den Neurosen gegen Ende des 19. und anfangs des 20. Jahrhunderts gesetzt (J.-M. Charcot, S. Freud, P. Janet). Es lag im Wesen der damals gültigen medizinischen Vorstellungen, dass es somatischer Befunde bedurfte, um von Kranksein und von Krankheit reden zu dürfen; der Umstand, dass den Störbildern bei Traumaopfern keinerlei damit assoziierte und bleibende somatischen Befunde gegenübergestellt werden konnten, führte dazu, dass die Medizin dieses Gebiet marginalisierte, ja geradezu ignorierte.

Zwar fanden diese Störbilder auch Eingang in die psychiatrischen Krankheitslehren Kraepelins und Bleulers, in der praktischen Folge aber wurden Traumatisierte pädagogischen, psychologischen und psychotherapeutischen, in einzelnen Fällen auch disziplinierenden und repressiven Maßnahmen zugewiesen: Diese Sichtweise hatte damit zu tun, dass die akademischen Bollwerke institutionalisierter medizinischer Forschung es nie zulassen wollten, Krankheit anders als somatisch definieren zu lassen. Dass bis in unsere Tage viele Traumaopfer leichtfertig mit der stigmatisierenden Diagnose „Rentenneurose" – die sozioklimatisch nahe dem Vorwurf der Simulation angesiedelt ist – versehen wurden, ist vor dem Hintergrund der gesellschaftspolitisch vorherrschenden Ideologien der vergangenen zwei Jahrhunderte zu sehen und Ausdruck des Versagens zwischenmenschlichen Mitgefühls und mitmenschlicher Solidarität.

Im Lichte dieser geistesgeschichtlichen Entwicklung wird verständlich, dass sich die wissenschaftliche (und übrigens auch forensische) Medizin großteils erst im ausklingenden 20. Jahrhundert den gesundheitlichen Folgen psychischer Traumatisierung zuwandte – kaum, wie eigentlich zu erwarten gewesen wäre, in der Folge der Schrecken des Ersten, und gar nicht in der Folge des Zweiten Weltkrieges, nach Abermillionen Kriegstoten und dem apokalyptischen Massenmord an „rassisch Minderwertigen" und politisch Missliebigen, sondern erst durch die Konfrontation der amerikanischen Zivilgesellschaft mit den Veteranen des Vietnamkrieges (Tabelle 1).

Dokumentiert ist eine dieser Auseinandersetzungen um Natur und Entstehung kriegsbedingter Traumafolgen in einer historischen Konfrontation zweier Größen der mitteleuropäischen Psychiatrie um die sogenannten „Kriegszitterer", nämlich Julius Wagner-Jaureggs und Sigmund Freuds (Eissler, 1979).

Der erste Weltkrieg hatte erstmals Millionen Soldaten mit einer bis dahin ungekannten Zerstörungskraft neuen Maschinenwaffen, Granaten und Giftgase konfrontiert, was schon in den ersten Kriegsmonaten zu epidemieartig auftretenden unklaren Nervenzusammenbrüchen und körperlichen Symptomen geführt hatte. Die österreichischen und deutschen Psychiater setzten die Vorstellung durch, „richtige Männer" könnten die Kriegsschrecken seelisch unbeschadet durchstehen und nur „minderwertiges Menschenmaterial", nämlich Psychopathen, würden Wege suchen, „in die Krankheit zu flüchten".

Ein Verfahren setzte sich bald als besonders effizient durch, nämlich die Anwendung von galvanischen Stromstößen an den symptomtragenden Körperteilen („Kaufmann-Kur").

Nach dem Krieg hatte die Grausamkeit dieser Behandlung erkrankter Soldaten einen solchen Skandal ausgelöst, dass sich Wagner-Jauregg als Leiter der Universitätsklinik für Psychiatrie vor der „Kommission zur Erhebung militärischer Pflichtverletzungen" verantworten musste. Die Auseinandersetzung um die „elektrische Folter" thematisierte die gegensätzlichen Sichtweisen zum Thema der „Kriegsneurosen". Freud erstattete ein Gutachten, indem er Wagner-Jauregg zwar zugestand, aus Unwissen und in gutem Glauben gehandelt zu haben, kritisierte aber die Methoden der Militär-

Tabelle 1. 125 Jahre Konzepte zum Psychotrauma 1870–1995:

1871	Da Costa	„Irritable heart"	Beobachtungen über pseudocardiale Symptome bei Soldaten
1880	Oppenheim, Eulenberg	„Traumatische Neurose"	(Erfolglose) Versuche, die Folgen von Psychotrauma mit neuropathologischen Befunden zu belegen
1887	Charcot	„Traumatische Hysterie"	Die Folgen von Psychotrauma sind rein psychologisch
1889/90	Janet, Freud	Posttraumatische „Dissoziation"	Vor dem Hintergrund unbewusster Vorerfahrungen führt des Psychotrauma zu hysterischen Reaktionen und dissoziativen Phänomenen
1907	Janet	Konzept der „nicht-integrierten (traumatischen) Erinnerungen"	Die Folgen von Psychotrauma sind rein psychologisch
1914 bis 1918	F. Mott, E. Southand, S. Ferenczi, E. Simmel u.v.a.	„Kriegsneurose", „Shell-shock"	Für die Achsenmächte bzw. deren Ärzte galten die psychischen Symptome der Soldaten im Krieg (hysterische Blindheit, Stummheit, Stottern, Lähmungen, Zittern) zumindest teilweise als Produkte von Simulation. Die angelsächsische Interpretation solcher Symptome sah sie als Folge explodierender Granaten. Ferenczi sah „Konversionshysterien" (Traumafixierung in Körpersymptomen) oder „Angstneurosen" (Unbewusster Konflikt zwischen Angst und Pflicht).
1920	Kraepelin	„Traumatische Neurose"	" "
1952	DSM I	„massive stress reaction", "schwere Belastungsreaktion"	Die Folgen von Psychotrauma sind rein psychologisch. (Wurde im DSM II wieder gestrichen)
1956	Niederland, Chodoff	„Post-KZ-Syndrom", „Holocaust-Syndrom"	Die Folgen von Psychotrauma sind rein psychologisch
1957	Eitinger	„Neurasthenisches Syndrom"	Die Folgen der KZ-Haft sind aus psychischen Reaktionen und organischen Hungerfolgen am Gehirn kombiniert
1958 1961 1964	Venzlaff Matussek von Baeyer, Häfner u. Kisker		Unter bestimmten Bedingungen verursachen belastende Erlebnisse auch post festum tiefgreifende Persönlichkeitsverformungen
1965	Bastiaans	„Kriegs-Stress"	Die Folgen von psychischer Traumatisierung im Krieg entsprechen massiveren Stressreaktionen (nach Selye)
1967	Lifton	„survivors syndrome"	Die traumabedingte Erschöpfungsdepression führt zu Schuldgefühlen und Angst
1968	DSM II	„Anpassungsreaktion"	Das Störbild ist auf eine Störung der Anpassungsfähigkeit der betroffenen Person zurückzuführen
1978	Horowitz	„stress reaction syndrome"	Die Folgen von psychischer Traumatisierung im KZ entsprechen massiveren Stressreaktionen (nach Selye)

Tabelle 1 (Fortsetzung)

1980	DSM III	„posttraumatic stress reaction"	Basierte in erster Linie auf Untersuchungen an Vietnam-Veteranen, ab 1969
1987	DSM III-R	„posttraumatic stress disorder" (PTSD)	" "
1992	J. Herman	„Cumulative trauma"	
1993	ICD-10	„Posttraumatische Belastungsstörung"	Die psychischen Folgen massiver Belastung werden klassifikatorisch zu den ... Störungen gerechnet. Eine pathogenetische Interpretation findet nicht statt
1994	DSM IV	„posttraumatic stress disorder" (PTSD)	

psychiater scharf. Später prägte er den treffenden Ausdruck „Maschinengewehre hinter der Front" für die deutschen Militärpsychiater (Riedesser u. Verderber, 1996).

Die Vorbeugung psychischer Zusammenbrüche in der Wehrmacht war Teil der medizinischen und propagandistischen Vorbereitungen zum Zweiten Weltkrieg. Der Einsatz frontnahe tätiger Militärpsychiater diente der frühen Aussonderung der „Psychopathen", die das Risiko bargen, „die Wehrkraft zu zersetzen". Daher traten vorerst neue posttraumatische Bilder auf, nämlich Magengeschwüre, Herz-und Kreislaufstörungen, Kopfschmerzen und andere psychosomatische Beschwerden; erst später, als die Wehrmacht in militärisch schwierige Situationen geriet und immer mehr Teil nichtkriegerischer Gräuelaktionen wurde; häuften sich die aus dem I. Weltkrieg bekannten Kriegsneurosen. Da den traumatisierten Soldaten „Drückebergerei" und „mangelnde Manneszucht" unterstellt wurde, kam den an ihnen eingesetzten, extrem schmerzhaften Stromschlägen („Pansen-Verfahren") ohne Zweifel strafender und disziplinierender Charakter zu und waren mit militärischem Drill und verschiedenen Suggestivtechniken kombiniert (Roth, 1987). Kampffliegern und anderen Soldaten hochtechnisierter und daher besonders kriegswichtiger Einheiten wurde eine Kampfpause gewährt und ihnen einiges an psychotherapeutischer Hilfe, wie das Erlernen von Autogenem Training geboten, insbesondere, wenn man annahm, sie litten unter einer Konversionssymptomatik. Kam man aber zu dem Schluss, es handle sich bei ihrer Störung um „Psychopathie", also um eine „anlagebedingte Minderwertigkeit", galten die Betroffenen als „Unheilbare" – ihnen drohte die Überstellung in gefürchtete Feldsonderbataillone oder ins Konzentrationslager ...

Der Kriegsverlauf an der Ostfront Ende 1942 führte zu einem massiven Ansteigen psychischer Zusammenbrüche, es setzte sich nun die brutale Methode nach Panse endgültig durch. Auf einer Tagung der beratenden Militärärzte 1943 brüstete sich ihr Erfinder, der Psychiater F. Panse, damit, dass seine Methode bei 500 Behandlungen nur in einem Fall versagt hätte.

Im Gegensatz dazu stand das Verhalten der britischen und amerikanischen Behörden, die schon im I. Weltkrieg ihren heimkehrenden Soldaten Renten für offensichtliche psychische Kriegsfolgen zugestanden (MacKenzie, 1916; Kardiner u. Spiegel, 1947).

Was das Schicksal der Überlebenden der Vernichtungslager des nationalsozialistischen Regimes anlangte, so war die Sachlage eine gänzlich andere: Sofern sie nach Israel gelangten, wurde ihnen zwar Betreuung zuteil, sie waren aber meist gesellschaftlich marginalisiert, weil der in Gründung begriffene bzw. neugegründete Staat vorerst weder die Mittel noch die Zeit hatte, sich diesem gesellschaftlichen Sektor zuzuwenden, da er in kriegerische Auseinandersetzungen mit seinen arabischen Nachbarn verwickelt war und um seinen Bestand kämpfen musste (s. auch Dasberg, 2003). Es ist aber auch eine Tatsache, dass die KZ-Überlebenden selbst wenig Neigung hatten, psychologische Hilfe in Anspruch zu nehmen, erwarteten sie doch nicht, dass ihnen angesichts dessen, was ihnen widerfahren war, geholfen werden könnte: Sie sahen ihr Leid nicht als eigenes Kranksein, sondern als Folge des Wahnsinns anderer.

Eine mittlerweile verstorbene Patientin, die mitansehen musste, wie ihr Vater von Nazis erschossen wurde und den Typhustod ihrer Mutter im Ghetto miterlebt hatte, sagte einmal zu mir: „Ich brauch' keinen Psychiater, ich bin nicht *meschugge*... oder können Sie mich vergessen lassen, was ich erlebt habe? Nein. Also beschäftigen Sie sich doch mit den Anderen – das sind die wahren Irren, die sowas getan oder zumindest zugelassen haben ..."

In Osteuropa mussten die KZ-Überlebenden in eine unverändert judenfeindliche Gesellschaft zurückkehren, die darüber hinaus im totalen gesellschaftlichen und ökonomischen Umbruch war. In Westeuropa und in den USA waren diese Überlebenden bestenfalls Empfänger öffentlicher oder privater Fürsorge – als medizinisches Problem nur wenig, als psychiatrisches überhaupt nicht wahrgenommen. Gleiches – dies sei am Rande, aber nicht weniger deutlich angemerkt – galt für die Überlebenden der stalinistischen Gulags.

Dementsprechend spielte sich die psychiatrische Frage nach den Folgen von KZ-Haft kaum in der wissenschaftlichen Literatur, sondern mehr oder weniger nur in der Konfrontation von Opfern mit den medizinischen Sachverständigen der deutschen Renten- und Entschädigungsbehörden ab, Ärzte, die selbst dem Establishment des 3. Reiches angehört hatten oder zumindest in diesem System ihre Ausbildung genossen hatten (Venzlaff, 1967; Ryan, 1971; Matussek, 1971; Pross, 1988). Die Terminologie drehte ihre Kreise um Begriffe wie „Neurasthenie", „Psychasthenie" und „psychovegetative Dystonie" und hätte mit Sicherheit zu keinem positiven Ergebnis für die Untersuchten geführt, hätte es da nicht den politischen Willen zumindest der bundesdeutschen Regierung gegeben, dieses Kapitel deutscher Geschichte mit einem Minimum an Anstand zu Ende zu bringen.

Aber auch hier schwebte ein Geruch von „Simulation" und anmaßendem „Rentenbegehren" über der Gesellschaft, die sich im Übrigen in hohem Maße dem Wissen um das, was in ihrer Mitte geschehen und was ihren Mitmenschen in ihrem Namen angetan worden war, entzog. Daher – das Gesagte gilt in einem noch um vieles höhere Maß für das wiederentstandene Österreich – blieb die deutschsprachige wissenschaftliche Literatur um das Thema des Psychotraumas spärlich. Es sollte nicht lange dauern, bis die wenigen KZ-Überlebenden, die anfangs noch erzählen wollten, verstummten, während die Energie der Tätergesellschaften nie erlahmte, den vielgenannten „Schlussstrich unter das Geschehene" zu fordern. Diese „Verschwörung des Schweigens" führte dazu, dass die menschliche Gesellschaft es versäumte, aus den schrecklichsten Katastrophen, die sie je hervorgebracht hat, die entsprechenden psychologischen und psychiatrischen Lehren über die Entstehung von Terrorregimen und ihren traumatologischen Folgen zu ziehen. Nur wenige Wissenschafter begannen, wenn auch spät, eine Ahnung von den anhaltenden Folgen von Extrembelastungen bei den Opfern zu haben. Niederland (1980): „Von einer Tiefenwirkung und Weiterwirkung der stattgehabten Verfolgungsmaßnahmen – von Ächtung, Diskriminierung, Diffamierung, Erniedrigung, Verfemung, Vertreibung aus Amt und Würde, um nur einige auf seelischem Gebiet zu nennen – war höchst selten die Rede".

Unter Anerkennung des kaum mit anderen traumatisierenden Stressoren vergleichbaren Schicksals insbesondere der Juden unter Naziherrschaft und deren Folgen für die psychische Gesundheit der Opfer sowie der nachtraumatisierenden Rahmenbedingungen, welchen diesen auch nach dem Ende der Naziherrschaft ausgesetzt waren, setzt sich Gabriel (1999) mit der Theorienbildung des Psychotraumas auseinander und meint dazu: „Wir wissen jetzt, fast zwei Generationen nach jenen Ereignissen, nicht nur, wie Überlebende langfristig und selbst über Generationengrenzen hinweg an diesen Erlebnissen tragen, selbst wenn ihr äußeres Leben erfolgreich verläuft ... In der Konfrontation mit solchen schweren Schicksalen stellt sich die Frage, ob diagnostische Begriffe überhaupt geeignet sein können, den Versuch eines Menschen, mit diesen Erinnerungen zu leben, zu bezeichnen. Bei manchen mag es unumgänglich sein, einen krankhaften Zustand zu diagnostizieren. Bei anderen aber wird es vom Zweck der Stellungnahme abhängen dürfen, ob man für das, was vorliegt, einen Begriff der Psychopathologie verwendet, sich im Übrigen aber in einer Art Ehrfurcht vor dem Leben ... damit begnügt, zu beschreiben, wie das Schicksal eines Menschen „in der Folge sein Wesen gestaltet" (Jaspers, s. Gabriel, 1999).

Tatsache ist, dass die Militärmedizin und mit ihr die Medizin als Ganzes erst dann ernsthaft begann, sich mit dem Problem der Folgen massiven Stresses auseinanderzusetzen, als die US-Gesellschaft mit den traumatisierten Heimkehrern aus Vietnam konfrontiert wurde – zu viele Fälle von Suchtkrankheit, Persönlichkeitsverformung, psychoseähnlichen Erlebnis- und Verhaltensstörungen und so weiter erschütterten die Gesellschaft und belasteten das Budget, als dass man noch übersehen konnte, dass auch ein körperlich Unversehrter nach seelischer Extrembelastung als Schwerkranker angesehen werden musste (Archibald et al., 1965). Solche Fälle wurden auch im Film und in der Belletristik dokumentiert – zuletzt in der Gestalt des Les Farley in Phillip Roths „The Human Stain", 2000 – und lenkten damit auch die Aufmerksamkeit einer größeren Öffentlichkeit auf diese Frage.

Die New York Times widmete am 25.3.2003 den Folgen des „Kriegsstresses" *aus Anlass des nahenden* Krieges im Irak einen großen Artikel. Darin kamen Veteranen und Militärpsychologen zu Wort: „Es ist (in der Schlacht) unheimlich laut, unvorstellbar, kein Kriegsfilm kann dem nahe kommen... Niemand kann dich *wirklich* auf den Tod vorbereiten... Ein Teil der Soldaten wird heimkehren und sein normales Leben wieder aufnehmen, ein anderer Teil aber wird die Erlebnisse nicht verarbeiten können, die schreckliche Angst, das Blutbad, das Chaos, die totale Erschöpfung, die Trauer und die Schuld – all das kann ebenso schwer verletzen, wie die feindliche Kugel oder Granate, hier aber seelisch ...". Der Artikel weist auch darauf hin, dass manche Traumasymptome des I. Weltkrieges – nämlich die hysterischen – bei den Soldaten des II. Weltkrieges seltener, dafür aber die der Erschöpfung und des seelischen Totalzusammenbruchs häufiger waren.

Mit der Dokumentation dieser Störungen ging also nach hundert Jahren der Abdrängung der Begriff des Psychotraumas, der durch extremen Stress hervorgerufenen psychischen Störung, in die psychiatrische Terminologie ein – zu einem gesamtgesellschaftlichen Verständnis der Problematik ist es dennoch noch nicht in ausreichendem Maß gekommen, obwohl durchaus auch nicht von Kriegen und Katastrophen betroffenen Gesellschaften psychisch Traumatisierte kennen.

Definition des Traumas – Traumaursachen

Mittlerweile gewinnt die Diagnose der posttraumatischen Belastungsstörung im klinischen Alltag zunehmend an Bedeutung. Der auslösende Stressor – das Trauma – wird nach Dilling (Dilling et al., 1993) definiert als „belastendes Ereignis oder eine Situation außergewöhnlicher Bedrohung oder katastrophalen Ausmaßes (kurz oder lang anhaltend), das fast bei jedem eine tiefe Verzweiflung hervorrufen würde".

Unter Psychotrauma versteht man also ein (kurzes oder längerandauerndes) unerwartetes dramatisches äußeres Ereignis, welches beim betroffenen Menschen eine

Tabelle 2. Grundursachen des Psychotraumas

Grundursachen	**typische Situationen**	**Beispiele**
Bedrohung des eigenen Lebens und der eigenen Unversehrtheit.	– Unfall, Naturkatastrophe	– Massenunfall *(Autobahn)* – Erdbeben *(Türkei, Skopje)* – Vulkanausbruch *(Mount St. Helen)* – Überschwemmung (Fréjus) – Lawine *(Galtür)* – Umweltkatastrophe *(Seveso)* ...
	– Raub – Geiselnahme – (Bürger-) Krieg	– Bewaffnete Attacken – *Stockholm, Philippinen, Sahara* ... – *Weltkriege, Vietnam, Kambodscha, Jugoslawien*
	– KZ – Vergewaltigung – Folter	– *Auschwitz, Jasenovac, ...* – *ubiquitär* – *UdSSR, Irak, Türkei, Afghanistan* ...
Ernsthafte Bedrohung oder Schädigung der eigenen Kinder, des Partners, der Verwandten oder Freunde	– Wie oben – Diktatorialer Terror – Untergrund- und Selbstmordterrorismus	– Unfälle *(Kaprun, Mt. Blanc, Lassing ...)* – *Irak, Kuweit, Syrien, Türkei, Afghanistan* ... – Folterung – Israel
Zerstörung des eigenen Heims bzw. der Gemeinschaft	– Naturkatastrophen – Vertreibung, Flucht – „Ethnische Säuberung"	– *Galtür, Seveso* ... – Bombenkriege – *Jugoslawien, Palästina, Kurdengebiete, Ruanda*
Mitansehenmüssen, wie eine andere Person durch Unfall oder Gewalt verletzt wird oder stirbt	– Wie oben	– Verkehrsunfälle – Familientragödien – Attentate – Bürgerkriege – u.v.a.

massive, leidvolle seelische Erschütterung nach sich zieht, weil er für dieses Ereignis unvorbereitet ist und seine Adaptationsfähigkeiten („coping abilities") überflutet und damit ausgeschaltet sind. Das Ereignis wirkt sich auf die Stabilität seines Selbst- oder/und seines Weltbildes in der Weise zerstörerisch aus, dass er nicht mehr in der Lage ist, positive Vorstellungen von seiner eigenen Zukunft zu haben.

Art und Grade des Psychotraumas können ebenso verschieden sein, wie die Verursachung (Tabelle 2).

Vergleicht man die Daten über die Exposition von Menschen an mögliche Traumata und die über die in diesem Zusammenhang folgende posttraumatische Belastungsstörung, dokumentiert sich deutlich, dass Traumen in unterschiedlicher Weise und mit unterschiedlicher Wahrscheinlichkeit eine PTBS nach sich ziehen (Breslau, 1998; s. Tabelle 3).

Es erscheint angebracht, auch einen

Tabelle 3

Traumatypus	**Expositionsanteil [in %]**	**PTBS [in %]**
Gewalteinwirkung	17,5	20,9
Vergewaltigung		49,0
Geiselnahme, Folter		53,8
Andere Verletzung oder schockierendes Erlebnis	34,0	6,1
Erfahren von der Traumatisierung anderer	28,4	2,2
Irgendein Trauma	100	9,2

Tabelle 4

Von Menschen verursachte Traumen („man-made-disaster")	**Katastrophen und Unfalltraumen („nature-made-disaster")**
Zu beurteilen ist hier, wie nahe das Opfer dem/den Verursachern des Traumas stand, wie massiv das Trauma war und welche Dimension es im Hinblick auf die Zerstörung der zuvor bestandenen Basisvertrauenslage hatte: - Körperliche und sexuelle Misshandlungen von Kindern - Innerfamiliäre und kriminelle Gewalt - Vergewaltigung - Zivile oder terroristische Gewalt oder Geiselnahme - Kriegerische Gewalt oder Bürgerkriegssituationen - Verlust jeglicher Rechtssicherheit, Folter - Massenvernichtung (KZ, „ethnische Säuberung")	Hier spielt das Ausmaß und Unerwartbarkeit der Katastrophe eine Rolle: - Naturkatastrophen (Vulkanausbrüche, Erdbeben, Großbrände, Sturmfluten...) - Technische Katastrophen (Giftgasalarm, Dammbruch...) - Berufsbedingte Konfrontation (Militär, Polizei, Feuerwehr, Rettung...) - Arbeitsunfälle (z.B. Grubenunglück) - Verkehrsunfälle (Massenkarambolagen, Flugzeugabstürze ...)

Blick auf die Traumatypisierung nach seiner Verursachung zu lenken. Tatsächlich bestehen graduelle Unterschiede zwischen den Verursachertypen in der Wahrscheinlichkeit, als Opfer eine posttraumatische Belastungsstörung zu entwickeln:

Ein weitverbreiteter Irrtum besteht darin, dass geglaubt wird, dass nur der unmittelbar vom Ereignis Betroffene eine posttraumatische Belastungsstörung entwickeln kann. Die weltweit publizierte Literatur zeigt aber, dass die Betroffenheit der Menschen in Bezug auf ein traumatisches Ereignis zwar mit dem Abstand dazu abnimmt, dass es aber dennoch drei Kategorien von pathogenetischer Relevanz gibt (Tabelle 5). Als Beispiel können die Erfahrungen mit dem Anschlag auf das World Trade Center in New York am 11. September 2001 genannt werden, oder jene aus den Erdbebengebieten der Türkei (Basoglu et al., 2002).

Epidemiologische Aspekte

Epidemiologische Daten zu den Fällen von Posttraumatischer Belastungsstörung sind verhältnismäßig schwer zu bekommen, zum einen, weil die Verursachungssituationen sehr vielfältig und natürlich auch interkulturell schwer vergleichbar sind, zum zweiten, weil die Untersuchungs- und Erhebungsstandards sehr verschieden und kaum vergleichbar sind, und zum dritten, weil diese Aspekte weder von der Sozialpolitik, noch von der Rechtspraxis und schon gar nicht von der ökonomischen Lage in den jeweiligen Ländern losgelöst gesehen und beurteilt werden können.

Tabelle 5. Primäre, sekundäre und tertiäre Traumaopfer

Primäropfer	**Sekundäropfer**	**Tertiäropfer**
Menschen, die unmittelbar vom Trauma betroffen sind Gewaltopfer, Hinterbliebene	Menschen, die unmittelbar mit den Traumatisierungen der Primäropfer konfrontiert sind Einsatzkräfte, Augenzeugen	Menschen, die vom Trauma mittelbar betroffen sind, d.h. dem Trauma nicht direkt ausgesetzt waren Familienmitglieder, Freunde, Einsatzkräfte

Tabelle 6. Deutsche Stichprobe unter 14- bis 24-Jährigen (Perkonigg und Wittchen, 1997)

Art	Trauma-häufigkeit	PTSD nach Trauma (Lebenszeit-inzidenz [%])	Die drei patho-gensten Traumen	Anmerkung
Vergewaltigung	1,3	>50,0	****	im engeren Sinn (exkl. sexuelle Belästigung
Krieg	0,2	25,0	***	Soldat oder Zivilist
sexueller Missbrauch als Kind	1,9	30,6	**	(Briere, 1988)
andere Traumen	1,8	15,5		
Unfall-/Gewaltzeugen	4,2	2,4		
andere körperliche Gewalt	9,6	1,74		
Schwere Unfälle	7,5	0		
Haft/Geiselhaft	0,1	0		
irgendein Trauma	27,2	7,8		

So spiegelt ein internationaler Vergleich der Prävalenz posttraumatischer Belastungsstörungen unterschiedliche gesellschaftliche Situationen wieder (Liebermann, 2003):

- Deutschland: 1,3%
- USA: 7,8%
- Kanada: 11,3%
- Äthiopien: 15,8%
- Gaza: 15,8%
- Kambodscha: 28,4%
- Algerien: 37,4%

Tatsächlich ist der Irrglaube ebenso weit verbreitet wie unsinnig, dass Psychotraumata ein Phänomen „weit weg", also unter geordneten und zivilisierten Bedingungen selten sind. Es ist jedoch belegt, dass jederzeit jeder von einem Psychotrauma betroffen sein kann (Tabelle 6, 7).

Am Beispiel des Geschlechtsunterschiedes in der Reaktion auf Vergewaltigung, wie in Tabelle 3 dargestellt, lässt sich auch die Bedeutung der Vorprägung auf die Pathogenese bei PTSD nachempfinden: Während es zehnmal häufiger zur Vergewaltigung von Frauen in unserer Gesellschaft kommen kann, sind die psychotraumatischen Folgen bei (homosexuell) vergewaltigten Männern dann um ein Drittel häufiger, was wohl auf die soziokulturelle Belastung der Geschlechterrolle hinweist ...

Epidemiologische Studien ergeben eine Lebenszeitprävalenz der PTBS um 7,8% (Breslau et al., 1998). Die Wahrscheinlichkeit, eine PTBS nach einem Psychotrauma zu entwickeln, liegt insgesamt bei 9,2%, ist aber von der Art des Ereignisses abhängig. Bei sexuellem Missbrauch zum Beispiel liegt nach Resnick (Resnick et al., 1993) die Prävalenzrate bei 57%, bei Gewaltverbrechen bei über 25% (Mc Farlane et al., 1996) und nach Verkehrsunfällen beläuft sich die Ein-Jahres-Prävalenz auf ca. 10% (Kuch et al., 1996).

Tabelle 7. Lebenszeitprävalenz von Traumen und von PTSD, nach Geschlecht (in%) (Kessler et al., 1995)

Trauma	Männer		Frauen	
	Ereignis	PTSD	Ereignis	PTSD
Naturkatastrophe	18,9	3,7	15,2	5,4
Krimineller Angriff	11,1	1,8	6,9	21,3
Kampfsituationen	6,4	38,8	0,0	–
Vergewaltigung	0,7	65,0	9,2	49,5
alle Traumen	60,7	8,1	51,2	20,4

Komorbidität

Ein epidemiologisch erschwerender Umstand bei der Erfassung posttraumatischer Belastungsstörungen ist die breite Fächerung ihres **Komorbiditätsspektrums.**

Zahlreiche Studien zeigen eine Anamnese sexueller Gewalt bei Patienten mit somatoformen (Egle et al., 1992), mit Ess- und mit Borderline-Störungen (Herman et al., 1987, 1989; Goldman, 1992).

Bei Patienten mit dissoziativer Identitätsstörung (den so genannten „multiplen Persönlichkeiten") wird in 95% der Fälle von gewaltsamen Formen körperlicher und sexueller Gewalt in der Vorgeschichte berichtet (Putman, 1989; Braun, 1993).

Yehuda et al. (1998) konnten bei Unfallopfern in Australien, ein halbes Jahr nach dem Trauma, zeigen, dass 43% frei von psychischen Problemen waren, dass aber – in unterschiedlichen Kombinationen – 37% unter Ängsten, 17% unter Depression, 15% unter Suchtproblemen und 19% unter PTBS litten.

Depressivität und Dysphorie gehören zu den regelmäßigen Befunden Überlebender des Holocausts (Krystal et al., 1991). Zur depressiv-dysphorischen Grundverstimmung bei Störung des Sinnerlebens im eigenen Dasein gehören auch unterschiedliche Grade von suizidalen Tendenzen.

Schließlich ist auch auf sogenannte Begleitpsychosomatosen (Lingens, 1971) hinzuweisen, die sich aus der psychischen Traumatisierung ergeben können; dies gilt besonders in jenen Fällen, die über lange Zeit unbehandelt schwelen bleiben. In erster Linie betreffen diese Störungen das Herz-Kreislaufsystem (Blaha, 1971) und den Magen-Darm-Trakt (Herberg, 1967), häufig sind auch myospondylogene Schmerzzustände (s. „Trauma und Körper", S. 35 ff.); über einen möglichen Zusammenhang mit der Entwicklung von Malignomen wird diskutiert, schlüssige Ergebnisse sind allerdings noch nicht vorweisbar.

Chronifizierte Formen der PTBS nach Extrembelastung können aber auch in *eine irreversible* Persönlichkeitsänderung bzw. auch -verformung übergehen.

Diagnostik

Der Umstand, dass die posttraumatische Belastungsstörung zahlreiche Komorbiditäten zeigt (mit Angststörungen, Depression, Suizidalität, Substanzmissbrauch und -sucht, Somatisierungsstörungen u.a.m.) birgt die Gefahr, dass sie verdeckt und daher nicht erkannt wird; in der Konsequenz muss mit einer Chronifizierung der Störung und mit zunehmender Therapieresistenz gerechnet werden.

Beispiel: Posttraumatische Belastungsstörung und Substanzabhängigkeit (Breslau, 2003)

	Nikotin	Alkohol	Drogen
Trauma mit PTBS	4,03	1,45	4,34
Trauma ohne PTBS	1,95	1,14	0,73

Zimmermann u. Mattia (1999) konnten zeigen, dass in einer Stichprobe bei 7,2% der Patienten klinisch eine posttraumatische Belastungsstörung diagnostiziert wurde, bei Anwendung eines spezifischen strukturierten Interviews aber doppelt so häufig (14,4%).

Vor dem Hintergrund der Erkenntnis, dass die posttraumatische Belastungsstörung

- *erstens*, sehr häufig übersehen wird,
- *zweitens*, sich leicht hinter einer Sekundärsymptomatik beziehungsweise Komorbidität verbirgt,
- *drittens*, dass das Ausbleiben einer gezielten Therapie zur Chronifizierung der Krankheit führt und,
- *viertens*, dass damit nicht nur mitmenschliche Standards an Boden verlieren, sondern auch große Belastungen der Volkswirtschaft (Krankenstände, Arzt- und Arzneimittelkosten, Frühpensionierungen) die Folge sind legt nahe, diesem klinischen Bild größere Bedeutung beizumessen.

Daher wird das charakteristische Symptombild hier in einer Checklist dargestellt, die immer dann, wenn ein traumatisches Ereignis im Vorfeld eines seeli-

Tabelle 8. Checklist für die posttraumatische Belastungsstörung

- **Wiederkehrende und eindringliche Erinnerungen („Intrusionen")**
  Das Symptom liegt vor, wenn sich die Trauma-Erinnerungen ungewollt – und in der Regel unkontrollierbar – immer wieder aufdrängen und vom Patienten als belastend erlebt werden.
  Erinnerungen, die willentlich hervorgerufen werden, erfüllen das Kriterium nicht.
- **Wiederkehrende (Alb-)Träume**
  Wiederkehrende Träume sind diagnostisch relevant, wenn sie in Zusammenhang mit dem traumatischen Ereignis stehen und den Patienten stark belasten.
  Albträume, die in keinem erkennbaren direkten Zusammenhang mit dem traumatischen Ereignis stehen, erfüllen das Kriterium nicht.
- **Plötzliches Handeln oder Fühlen, als ob das Ereignis wiederkehrte**
  Hierzu gehören das psychotische Gefühl, das traumatische Ereignis noch einmal zu durchleben, Illusionen, Halluzinationen und dissoziationsartige Episoden.
  Diese Symptome sind zu unterscheiden von wiederkehrenden Gedanken, in denen sich der Patient bewusst ist, dass er das traumatische Ereignis nur erinnert.
- **Psychische Belastung bei Ereignissen, die das Trauma symbolisieren oder ihm ähnlich sind, Jahrestage eingeschlossen**
  Das Symptom liegt vor, wenn die psychische Belastung intensiv ist und den Patienten zumindest kurzfristig in seiner Alltagsbewältigung beeinträchtigt.
- **Bewusstes Vermeiden von traumaassoziierten Gedanken oder Gefühlen**
  Das Symptom liegt vor, wenn der Patient bestrebt ist, mit dem traumatischen Ereignis in Verbindung stehende Gedanken oder Gefühle zu vermeiden – unabhängig davon, ob ihm dies tatsächlich gelingt.
- **Bewußtes Vermeiden von Aktivitäten oder Situationen, die an das Trauma erinnern**
- **Unfähigkeit, einen wichtigen Aspekt des Traumas zu erinnern**
  Typisch für die psychogene Amnesie ist, dass der Patient sich wichtiger Dinge nicht mehr erinnern kann. Die Erinnerungslücken sind nicht mit normaler Vergesslichkeit oder Erschöpfung erklärbar und nicht hirnorganisch verursacht.
- **Konzentrationsschwierigkeiten**
  Diese sind posttraumatisch aufgetreten, und sind nicht organisch bedingt.
- **Übermäßige Wachsamkeit („Hypervigilität")**
  Der Patient widmet seit dem Trauma externen Reizen mehr Aufmerksamkeit, als nötig/üblich.
- **Situationsinadäquate oder verstärkte Schreckreaktionen in der Folge eines Traumas**
  Sie können oft auch während der Untersuchung beobachtet werden.
- **Vegetative Reaktionen bei traumaassoziierenden Ereignissen oder Situationen**
  Vielzahl möglicher, evt. quälender Symptome treten bei Traumabezug auf: Atemnot, Herzklopfen, Beklemmungen, Mundtrockenheit, Übelkeit, Erbrechen, Magen-Darm-Beschwerden, Zittern, erhöhte Muskelspannung, Todesangst, Angst, etwas Unkontrolliertes zu tun u.v.a.m.

schen Störbildes erhebbar ist, abgeprüft werden sollte (Tabelle 8).

Das psychologische Trauma als Prozess

Die Psychologie des nicht traumatisierten Menschen ist im Wesentlichen durch drei Grundpositionen gekennzeichnet:

- Der Glaube an die eigene (seelische) Unverletzbarkeit
- Die Überzeugung von der Sinnhaftigkeit, der Verstehbarkeit und der Kontrollierbarkeit der Welt
- Die Selbstwahrnehmung ist vom Erleben des Positiven und Wertvollen geprägt.

Aus diesen drei Prämissen baut der Mensch eine biographische Kontinuität auf, die keine tiefgreifenden Zäsuren kennt.

Nach einem tiefgreifenden psychischen Trauma kommt es zu einer völlig andersgearteten psychologischen Basis der Beziehung zwischen dem Traumatisierten und der Welt:

- Der Traumatisierte sieht sich fortan als verletzt und künftig verletzbar
- Die Welt wird als feindlich, unverständlich, unberechenbar und unkontrollierbar erlebt
- Das Selbst wird als beschädigt und wertlos erlebt.

Für den Betroffenen ist es zu einem Abriss im eigenen Selbst-Welt-Kontinuum gekommen, die Zäsur macht es ihm unmöglich, das Trauma in eine sinnvolle biographische Kontinuität zu integrieren.

Dieser psychologische Bruch ist mit physiologischen Veränderungen verquickt, die einen Teil der Störungssymptomatik bilden:

- Es kommt zu einer erhöhten allgemeinen sympathikotonen „Arousal" (Erregung, Spannungshaltung), in der abnorme Schreckreaktionen auftreten und die die Gewöhnung an neue Reize, auch wenn sie sich wiederholen, verzögern.
- Zugleich bleibt die traumaassoziierte spezifische „Arousal" hoch, das heißt, dass alle Reize, die an das Trauma erinnern, zu abnormen psychischen Reaktionen führen. Gleichzeitig nimmt die Reagibilität des Betroffenen auf neutrale Reize ab („emotionale Erstarrung").
- Parallel dazu kommt es zu einer Veränderung des habituellen Schlafrhythmus bzw. Schlafmusters.

Hinter diesen Veränderungen laufen auch biochemische Prozesse ab, die unter anderem die hypothalamisch-hypophysär-NN-corticale Achse und den Katecholaminstoffwechsel betreffen und die Gegenstand intensiver Forschung sind. Ein relativ spezifisches Phänomen betrifft das System der körpereigenen Opiate (Endorphine), das dazu führt, dass Traumatisierte unter Ruhebedingungen schmerzempfindlicher, unter Stress hingegen – unempfindlicher sind („stressinduzierte Analgesie").

Zur Begriffsbestimmung in der Psychotraumatologie

Das Traumabild, seine Dauer, gegebenenfalls Wiederholung und sein Einbruch in die Lebensbiographie eines Menschen einerseits sowie der weitere Verlauf seiner psychischen Konsequenzen können verschiedenartig sein. Die folgende Abbildung soll einige differentialdiagnostische Orientierungshilfe zur Einschätzung des jeweiligen Symptombildes bei Betroffenen geben (Abb. 1).

Phase I: Die Akute Belastungsreaktion

Dieser diagnostische Terminus meint die Reaktion eines von einer überschwelligen Akutbelastung betroffenen Menschen und wird in der aktuellen Version der Internationalen Krankheitenklassifikation der Weltgesundheitsorganisation (ICD-10) unter F43.0 verschlüsselt.

- *Beginn* des Störbildes: Noch während oder kurz nach dem belastenden Ereignis.

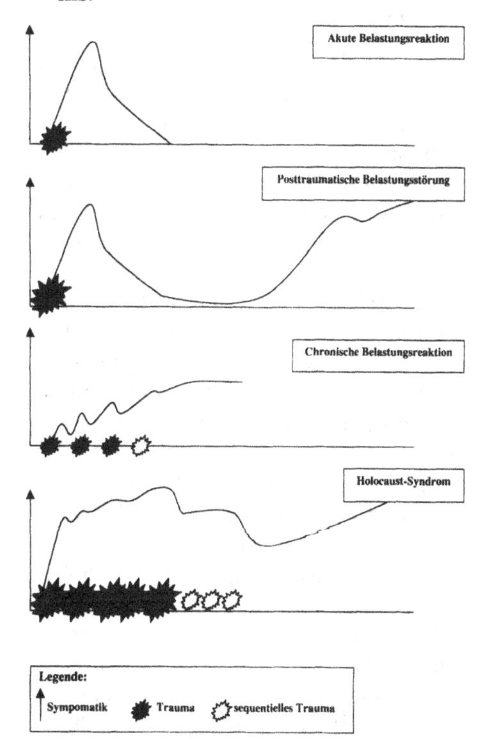

Abb. 1

- *Symptomatik:* Dissoziative Symptome: Gefühllosigkeit, emotionale „Taubheit", Eingeschränkte Wahrnehmung („Schleier", „Betäubung"), Amnesie für wichtige Aspekte des Ereignisses.
- *Dauer* des Störbildes: Mindestens zwei Tage, höchstens 4 Wochen.
- *Kritischer Punkt:* erste Nachtschlafphase.
- *Intensitätsmaximum:* nach etwa drei Tagen.
- *Nachlassen der Intensität:* nach 3–4 Tagen.

Nach dem Ablauf dieser Phase klingt die Symptomatik ab. Die „akute Belastungsreaktion" ist damit beendet.

Nach einer mehr oder weniger langen symptomarmen oder sogar symptomfreien *Latenzphase (II)* kann es zu einem neuen Symptombild kommen, nämlich zum Vollbild der posttraumatischen Belastungsstörung.

Phase II: Warnzeichen für die Entwicklung einer Posttraumatischen Belastungsstörung:

Nach Abklingen der unmittelbaren „Schock-" beziehungsweise der akuten Belastungsreaktion können einzelne Symptome einen Hinweis darauf geben, dass der betroffene Mensch eine posttraumatische Belastungsstörung zu entwickeln im Begriffe ist. Dieses ist als Zeichen nicht ausreichender posttraumatischer Krisenintervention und Traumatherapie zu werten.

Diese Warnzeichen, die als Indikatoren für die Notwendigkeit eines therapeutischen Eingreifens zu werten sind, können folgende sein (Horowitz et al., 1975, 1980, 1993):

- ein Vermeidungsverhalten traumaassoziierte Orte, Personen und Gesprächsthemen betreffend, also eine selektive Einschränkung der Freiheitsgrade und das Eintreten in eine Phase des Schweigens
- die Intrusion traumaassoziierter bildhafter Erinnerungen im Schlaf (Albträume) und in Alltagssituationen („Flashbacks"), wobei letztere so intensiv sein können, dass sie den Charakter des Psychotischen haben können
- Schlaf- und Appetitstörungen jeder Art (Ein- und Durchschlafstörungen, Schlafverflachung, Schlafumkehr; Anorexie, Anfälle von Heißhunger, besonders auf Süßes)
- generell erhöhte Angstspannung mit exzessiven Schreckreaktionen
- Verstimmungszustände, in welchen sich oft Depression (Apathie, Niedergeschlagenheit, Entscheidungsschwäche, Selbstwert- und Energieverlust) mit dysphorischen Elementen mischt (zorniges Reagieren, Ungeduld, Reizbarkeit)
- Schwierigkeiten, die zeitlichen Abläufe – des Traumas, oft aber auch der Lebensbiographie vor und nach dem Trauma – zu überblicken und zu ordnen, oft auch mit amnestischen Lücken das Trauma selbst betreffend (McNally et al., 1995; Barrett et al., 1996)
- übermäßiges Streben, von allen Mitmenschen geschützt und geliebt zu werden, bei gleichzeitiger Hoffnungslosigkeit, Erfolg in diesem Streben zu haben

Phase III: Die Posttraumatische Belastungsstörung („Posttraumatic Stress Disorder")

Sie wird in der aktuellen Version der Internationalen Krankheitenklassifikation der Weltgesundheitsorganisation (ICD-10) unter F43.1 und im „Diagnostic & Statistical Manual of Mental Disorders" der American Psychiatric Association (DSM-IV. Version) unter 309.81 verschlüsselt.

Sie ist durch ein sehr charakteristisches Symptombild definiert (siehe in „Testpsychologische Diagnostik", S. 65 ff).

Risikofaktoren für die Entwicklung einer Posttraumatischen Belastungsstörung

A. Subjektive Risikofaktoren

- Der betroffene Mensch war ganz und gar nicht auf die Möglichkeit des Traumas vorbereitet:

Beispiele:

- Ein junger Rekrut wird in seiner Grundausbildung über die Kampfrealität im Unklaren gelassen und nur mit Heldenphantasien und Siegessicherheit befrachtet; er wird ohne Kampfübungen und ohne Manöver in die vorderste Kampflinie geschickt, wo er unvorbereitet in die Grauen des Krieges gerät.
- In manchen Familien werden unter vorgeblicher Huldigung der Lebensfreude und des Optimismus manche Themen des Lebensalltags tabuisiert und damit aus dem subjektiven Risikobild des täglichen Lebens der hier aufwachsenden Kinder verdrängt. Der unerwartete Tod eines Familienmitglieds etwa kann dann zum subjektiven Trauma werden und zieht entsprechende Reaktionen nach sich.
- Eigene Untersuchungen bzw. Befragungen von KZ-Überlebenden haben bestätigt, dass es wenigstens zu Beginn der Lagerhaft eine Häftlingshierarchie im Hinblick auf ihre Fähigkeit gab, sich anzupassen und Überlebenswillen zu entwickeln. Dabei zeigten die Kapos, die politischen Häftlinge, die Kriminellen, die Roma und die orthodoxen Juden die größte Zähigkeit, während assimilierte und getaufte Juden schnell zugrunde gingen. Weitere wesentliche Faktoren waren, ob der Häftling in einer organisierten Gruppe aufging, was Kraft verlieh, oder ob er isoliert war, und ob er im Lager mit nahen Angehörigen inhaftiert war, oder die Familie schon verloren hatte (Améry, 1966; Friedmann, 1999).

■ Der betroffene Mensch erlebte im Zuge des Traumas erstmals, dass er nur ganz wenige Möglichkeiten hat, das Geschehen zu beeinflussen.

Beispiele:

- Ein Polizist ist mit einem suizidal eingeengten Mann konfrontiert, der am *Fensterbrett steht* und seinen Sprung ankündigt. Er versucht, den Mann in ein Gespräch zu verwickeln, bis die Feuerwehr ein Sprungtuch gespannt hat; der Suizidant erkennt die Absicht, kommt wieder in Erregung und springt in den Tod.
- Ein Bankangestellter wird Zeuge eines Überfalls auf seine Filiale. Er muss am Boden liegend miterleben, wie ein anderer Angestellter, der versuchte, Alarm auszulösen, erschossen wird.

■ Der betroffene Mensch reagiert auf das Erlebte mit Schuldgefühlen.

Beispiele:

- Ein Sicherheitsmann in einem Flughafenterminal wird Zeuge eines terroristischen Angriffs auf die wartenden Passagiere und ist vor Schreck wie gelähmt; er wirft sich zu Boden und rührt sich nicht, ganz im Gegensatz zu den Phantasien, die er zuvor gehabt hatte, in welchen er sich heldenhaft einer ganzen Gruppe Schwerbewaffneter entgegengestellt hatte. In der Folge quittiert er den Dienst und verfällt dem Alkoholismus.
- Ein Nichtschwimmer kommt zufällig an einen Teich und beobachtet ein Kind im Wasser, das um Hilfe ruft. Bis der Mann Hilfe herbeirufen kann, ist das Kind ertrunken.

■ Während des Traumageschehens blieb Hilfe für die Betroffenen aus.

Beispiele:

- Ein Mann wird von einem aggressiven Betrunkenen auf offener Straße attackiert; obwohl er um Hilfe ruft, reagieren die anderen Passanten nicht und niemand holt die Polizei.
- Eine Frau wird bei einem nächtlichen Spaziergang mit dem Hund von einem fremden Mann sexuell attackiert; es gelingt ihr die Flucht zu einem Haus, dort aber öffnet ihr niemand die Türe.

■ Besonders junge oder alte Menschen sind gefährdeter, als die Altersgruppen dazwischen (MacMillan et al., 2001).

- Kinder nach einem psychischen Trauma zeigen nicht nur Reifungsverzögerungen, sondern auch Regression, das heißt auch den Verlust schon erworbener Fertigkeiten, wie der Sprache, des Gehens und der Sauberkeit (Kontinenz). Ein weiteres Zeichen der Traumatisierung ist die Neigung zu Wiederholungsspielen, in welchen das Trauma offen oder in Symbolen nachgespielt oder dargestellt wird. Um zu erfassen, welche Erlebnisse von Kindern schon traumatisch erlebt werden, ist es notwendig, sich zu vergegenwärtigen, was sich durch die Augen von Kindern alles anders darstellt: Ein brüllender Vater ist nicht nur ein entfesselter Riese, sondern auch der Beweis für die Unzuverlässigkeit des bisher Erfahrenen und damit Ursache eines tiefgreifenden Vertrauensverlustes in die Bezugspersonen und in sich selbst.
- Bei traumatisierten Jugendlichen geht das ohnehin noch recht labile Sinn- und Wertgefüge, das sie mit „der Welt" verband, verloren, sodass die eigene Existenz als wertlos und leer erlebt wird. Die Vorstellungen von der eigenen Zukunft sind dementsprechend pessimistisch, insbesondere, was die Fähigkeit zur gesellschaftlichen Integration, zur Partnerstabilität und zur Schaffung von Werten anlangt. In vielen Fällen ist die Folge eine Positionierung am Gesellschaftsrand, oft mit Substanzenmissbrauch, Selbstschädigung und sexueller Depravation verbunden.
- Es ist durchaus nicht selten, dass der zeitliche Abstand zwischen der Traumatisierung und dem Durchbrechen der Symptomatik der PTBS Jahrzehnte lang ist: Das Spätschicksal ehemaliger KZ-Häftlinge zeigt, dass viele posttraumatisch ein labiles Gleichgewicht aufbauen und ein – oberflächlich gesehen – einigermaßen normales Leben haben konnten, dass aber in ihrem höheren Alter ihre Abwehrkräfte zusammenbrachen und sich das Vollbild der PTBS bzw. des KZ-Syndroms in den Erlebensvordergrund schoben.

- Eine Reihe von Faktoren erhöhen das Risiko, ein PTBS zu entwickeln. Es sind dies: niedrige Intelligenz (Macklin et al., 1998), Zugehörigkeit zu einer sozialen Randgruppe, niedriger sozioökonomischer Status (Lima et al., 1999), psychische Vorerkrankungen, familiäre Vorbelastungen mit traumatischen Erfahrungen. Es zeigt sich, dass eine entsprechend vorbestandene erhöhte Vulnerabilität ein höheres Risiko zur Entwicklung eines PTBS birgt, als manche Traumata.
  - Eine 41-jährige Frau aus Bleiburg/Kärnten, die eine Vorgeschichte von Essstörungen hatte, wurde im September 2001 Opfer eines Vergewaltigungsversuches durch einen alkoholisierten Mann. Dieses Erlebnis wirkte sich bei ihr dahingehend aus, dass sie sich binnen drei Monaten zu Tode hungerte (aus: kaernten. ORF.at, 10.7.2003).

B. Objektive Risikofaktoren

- Art des Traumas: Das Wesen des Traumas ist seine Eignung, die Persönlichkeit des Traumaopfers so tief und nachhaltig zu erschüttern, dass es ohne externe Hilfe unfähig ist, das Trauma mit eigenen Anpassungsmitteln in sein biographisch-psychisches Kontinuum zu integrieren. Das Trauma kann vom Ausmaß her, von der Art her und/oder von der Dauer her so sein, dass es für jedermann einleuchtend und nachfühlbar psychisch unerträglich und nicht ohne weiteres verarbeitbar ist. Die traumatogene Wirkung menschlich verursachter Belastungen ist – bei vergleichbarer Intensität – stets stärker, als die von Naturereignissen oder technischer Katastrophen. Diese Wirkung wird noch gesteigert, wenn das Trauma mit Absicht herbeigeführt wurde (z.B. Folter).

- Intensität des Traumas: siehe oben
- Dauer des Traumas: siehe oben
- Rezidivierendes Trauma: Es gibt psychotraumatologisch relevante Ereignisse, die für sich alleine nicht unbedingt zur Bildung eines PTBS führen würden, deren traumatogene Auswirkung sich aber durch mehrmalige unabwendbare Wiederholung das Störbild nach sich zieht.

Beispiel:
- Im Zuge einer Ehekrise kommt es zu aggressiven Handlungen des Mannes gegen seine Frau. Danach bittet er um Vergebung, zusichernd, dass sich dieses nicht wiederholen würde. Zwar ist die Ehefrau schockiert, dass ihr Mann sie misshandelt hat, kann das Ereignis aber verarbeiten. Als sich aber solche Zwischenfälle häufen und massiver werden, kann die Frau dieses emotional nicht mehr ertragen und erkrankt am typischen Bild einer PTBS.

Keilson (1979) prägte den Begriff der „sequentiellen Traumatisierung" bei Untersuchungen an holländisch-jüdischen Kindern, die die Nazizeit bei Pflegefamilien oder -institutionen überlebt hatten und danach weiteren spezifischen Belastungen ausgesetzt waren, nämlich, mit dem konfrontiert zu werden, was mit ihren Familien geschah, ihre Pflegefamilien verlassen zu müssen und ähnliches mehr. Diese „Nach-Ereignisse" stellten sich als Re-Traumata heraus, die das psychische Schicksal der Betroffenen bestimmen sollten.

- Als ähnlich retraumatisierend erlebt haben viele Überlebende den Umstand, dass vielerorts ihren Erzählungen kein Glaube geschenkt wurde, dass ihr Schicksal bagatellisiert wurde („Was glauben Sie, wie wir unter der Lebensmittelknappheit gelitten haben, das war auch schlimm...") und dass sie sich demütigenden Begutachtungs- und Befragungsprozessen unterwerfen mussten. Die schon sehr frühen „Schlussstrichforderungen" und das populistische Agieren von Nachkriegspolitikern, speziell in Österreich (vgl. Pelinka u. Weinzierl, 1987) und in beiden Deutschland haben sich ebenfalls retraumatisierend ausgewirkt.

- Kombination mit einer physischen Verletzung

Beispiel:
- Traumatisierte, die auch physische Verletzungen hinnehmen mussten (Unfallopfer, Opfer physischer Gewalt) bleiben durch den physischen Schaden innerlich sozusagen ständig mit dem Trauma konfrontiert, da die physischen Folgen das Trauma ständig präsent bleiben lassen.

- Die Irreversibilität erlittener Verluste (z.B. durch den Tod Nahestehender) macht eine Chronifizierung der Belastungsreaktion bzw. die Herausbildung einer posttraumatischen Belastungsstörung wahrscheinlicher.
- Eine mögliche materielle Entschädigung für im Zuge der Traumatisierung erlittene Verluste sowie die Abgeltung für erlittenes seelisches Leid spielt tatsächlich eine protektive Rolle: Dieses hat weniger mit der Angemessenheit der zugesprochenen Geldsumme, als vielmehr damit zu tun, dass der traumatisierte Mensch damit „offiziell", also von Seiten der gesamten Gesellschaft, als Opfer und das ihm Zugefügte als Unrecht anerkannt werden.
- In einem ähnlichen Zusammenhang ist der Umstand zu sehen, ob das Traumaopfer nach dem Trauma mit sich alleine gelassen wird, oder ob es seelische und soziale Umsorgung erfährt. Das bloße ehrliche Bemühen um den Traumatisierten hat eine gewisse schützende, psychohygienische Wirkung, seine Unterlassung ist in gewisser Weise eine weitere traumatische Erfahrung für den Betroffenen. Noch schlimmer wirkt es sich aus, wenn die Gesellschaft (Ämter, Gerichte, Ärzteschaft etc.) das Leidens-

ausmaß dieses Menschen in Zweifel zieht oder gar von ihm Beweise für sein Leiden einfordert.

Beispiele:
- Die fachärztlichen Untersuchungen im Rahmen von Begutachtungen im Entschädigungsverfahren gehörte in den 50er- und 60er-Jahren zu den härtesten Belastungen ehemaliger KZ-Häftlinge. Das Inquisitorische in der Art der Fragestellung kam in ihrem Erleben einem Verhörtwerden als Verdächtiger gleich, die angedeutete Möglichkeit, der Untersuchte könnte aus Gewinnsucht Leiden simulieren, war gleichbedeutetend mit dem Leugnen des Erlittenen und einer Verhöhnung durch die Gesellschaft, die einen schon während der Traumatisierung im Stich gelassen hatte.
- Das Schicksal von vergewaltigten Frauen, die mittels polizeilicher Anzeige und Gerichtsverfahren versuchen, einen subjektiv wichtigen Rechtszustand wiederherzustellen, ist oft ein ähnliches: Auch hier führen Fragen, die zu Gunsten des Beschuldigten ausgeführt werden, etwa nach der Kleidung der Frau, ihrem Verhalten oder dem Milieu, in welchem die Tat erfolgte, zu einer nachträglichen neuerlichen Demütigung und Entrechtung, weshalb das Risiko nun groß ist, den Leidenszustand zu chronifizieren. Andererseits ist das Risiko hierfür nicht minder groß, wenn auf eine rechtliche Beurteilung des Geschehenen verzichtet wird.

- Ein weiteres hohes Risiko, aus einer akuten Belastungsreaktion heraus eine posttraumatische Belastungsstörung zu entwickeln, besteht in der weiteren Exposition traumarelevanter Signale, wie zum Beispiel dem ständigen Erinnertwerden durch andere, der weitere Aufenthalt im Traumamilieu u.ä.m.

Beispiele:
- Es wurde oft erörtert, warum die nach 1938 vertriebenen österreichischen Juden nach 1945 nicht in ihre frühere Heimat zurückgekehrt sind. Tatsächlich waren diese Menschen zwischen einer großen Sehnsucht einerseits, und einer großen Angst vor der Konfrontation mit Orten und Menschen andererseits erfüllt, die von den Schrecken der Verfolgungs- und Bedrohungszeit nicht loslösbar waren. Nur eine offizielle Einladung von Seiten des Staates hätte, weil mit der Anerkennung des an ihnen begangenen Unrechts verbunden, diese quälende Situation abmildern können. Dieses fand aber zumindest bis in die 90er-Jahre in keiner Weise statt.
- Asylsuchende, die sich nach Schengen-Europa flüchten, müssen eine Befragungsprozedur durchmachen, in welcher ihr Anspruch auf Asyl nach der Genfer Konvention geprüft wird. Der Umstand, dass dabei ständig der Verdacht im Raum schwebt, es handle sich beim Asylwerber nicht um ein Verfolgungsopfer, sondern um einen Arbeitsmigranten oder gar um einen Kriminellen, jedenfalls aber um einen Lügner, hat zusätzlich traumatische Wirkung, die die Herausbildung einer PTBS begünstigt. Der Asylwerber hingegen hat wenig Aussicht auf Anerkennung als Verfolgter, wenn er sich trotz – oder gerade wegen – dieser Situation nicht an Details seiner Geschichte erinnert und sich den Erinnerungen stellt.

Pathogenese der Posttraumatischen Belastungsstörung

Es scheint, als spielte die posttraumatische Belastungsstörung in vielfacher Weise eine besondere Rolle, dies sowohl in der Anthropologie, wie auch in der psychiatrischen Forschung und nicht zuletzt in der Beleuchtung der Frage, ob das Störbild nicht mit größerem Fug und Recht als pathologisches Symptom einer in vieler Hinsicht inhumanen Humanität, als dass sie als pathologisches Symptom ihrer Opfer anzusehen wäre. In diesem Sinne ist die Frage des Psychoanalytikers und Historikers Kurt Eissler (1984) zu verstehen: „Die Ermordung von wievielen seiner Kinder muss ein Mensch symptomfrei ertragen können, um eine normale Konstitution zu haben?"

Seit Selyes epochalen Untersuchungen über die psychovegetativen Prozesse im Rahmen von Stressreaktionen ist allgemein bekannt, dass externe Belastungsbedingungen vom menschlichen Organismus mit Adaptationsvorgängen beantwortet werden, die unter Umständen überschießend und dadurch pathogen sein können: Hier pervertieren sich prinzipiell selbstschützende vegetative Mechanismen zu selbstgefährdenden, ja selbstschädigenden Prozessen, wie beispielsweise beim stressbedingten Magengeschwür, dem Stressulcus. Selyes Erkenntnisse aber blieben in ihrer anthropologischen Bedeutung begrenzt, weil die von ihm beschriebenen vegetativen Adaptationsabläufe als situationsabhängig und daher als vorübergehend beurteilt wurden: Nur ihre somatischen Konsequenzen gelten/galten als andauernde (s. „Biologie Aspekte des PTBS", S. 39 ff).

Im Laufe des letzten Jahrzehnts aber weisen zahlreiche Untersuchungen, die mit Traumaopfern durchgeführt wurden, darauf hin, dass die posttraumatische Belastungsstörung Ausdruck einer traumabedingten, auch psychovegetativen und zerebroorganischen Strukturänderung ist, dass also massiv belastende Erlebnisse nicht nur zu vorübergehenden und seien sie auch überschießend und damit kontraproduktiven Adaptationsvorgängen führen, sondern auch zu permanenten biologischen Defiziten (Bremner, 1999): Wenn die Auseinandersetzung mit der PTBS zu einer grundlegenden Erkenntnis führt, dann ist es die, *dass die Zeit* **eben nicht** *alle Wunden zu heilen vermag*.

Mehr noch: eine Reihe von gut dokumentierten Befunden weist sogar darauf hin, dass nicht nur das Traumaopfer, sondern auch seine nicht unmittelbar traumabetroffenen Kinder nicht nur auf der psychologischen („Transgenerationelle Traumatisierung", Levita, 1999), sondern auch auf einer biologischen Ebene verletzt sind – so, wie wenn die seelische Narbe vererbt worden wäre.

So zeigen Untersuchungen (Yehuda, 2000) am Cortisol-Serum-Spiegel bei Holocaust-Überlebenden und ihren Kindern, dass nicht nur die traumatisierten Eltern, sondern auch – wenn auch in geringerem Ausmaß – ihre Kinder einen signifikant niedrigeren Cortisol-Spiegel haben, und dass eine spätere, andersartige Traumatisierung von Kindern traumatisierter Eltern diesen Spiegel noch weiter senkt.

Fasst man die vorliegenden bildgebenden und biochemischen Befunde zusammen, so präsentiert sich bei der PTBS ein Bild, das den Bogen zwischen dem Trauma und der PTBS-typischen, erschöpfenden Angst darstellt: Bestimmte überwiegend paläocorticale Areale, die mit dem Sensorium und affektbesetzter Erinnerung besetzt sind, sind darin ebenso integriert, wie thalamische und hippocampale Strukturen, denen kontextuelle mnestische Funktionen zugeordnet werden; im Ergebnis werden vor allem die temporalen Mandelkerne wirksam (s. „Biologie Aspekte des PTBS", S. 39 ff).

1. Fallbeispiel

Es handelt sich um eine 35-jährige Tschetschenin, die als Asylwerberin in Wien lebt. Sie ist kaum praktizierende Moslemin. Sie hat 10 Klassen Pflichtschulen, sowie eine Handelsschule absolviert. Sie war früher in einer Bank und seit dem Krieg in Tschetschenien im Basar beschäftigt.

Sie war 1986–2002 mit einem tschetschenischen Facharbeiter verheiratet, der im Juni 2002 erschossen wurde. Der Ehe enstammten 3 Kinder.

Traumatologische Vorgeschichte

- Ein erstes markantes Erleben war 1994 der Tod der damals 13-jährigen Tochter, die in Anwesenheit der Mutter von einem russischen Militärfahrzeug mit Absicht niedergefahren wurde.

- Ein nächster und nunmehr entscheidender Schock war der Überfall russischer Einheiten auf das Wohnhaus der Familie: hier musste die Frau mitansehen, wie ihr Mann zusammengeschlagen, verhört und gedemütigt wurde. Sie selbst wurde vor seinen Augen vergewaltigt. Dann wurde sie Zeugin, wie ihr Mann mit einer Maschinenpistolensalve getötet wurde. Während dieser Ereignisse versteckte sich ihr Sohn im Kleiderschrank und erlebte alles mit.
- Nach dem Tod ihres Mannes erschien ihre Schwiegermutter und nahm den damals 8-jährigen Sohn zu sich.
- In der Zeit danach wurde die Frau mit nächtlichen Drohanrufen eingeschüchtert und gequält.
- Seit dem Überfall folgten bei der Frau lange Monate der Apathie und der Abkapselung, mit schweren Schlafstörungen, in welchen sie Albträume mit Kriegssituationen und Erinnerungen an den Tod ihrer Tochter und ihres Gatten hat.
- Die Frau entwickelte Angst vor Türen, vor Telefongeläute, sie neigte zum Zusammenschrecken und dazu, sich danach kaum beruhigen zu können.
- Sie hat seither mehr oder weniger ständig Kopfschmerzen, „Flash backs" (Hören und Sehen von Bombenexplosionen, Körperteile, verbrannte Körper, Szenen aus dem Überfall in ihrem Haus, Szenen der Tötung ihrer Tochter etc.).
- Die Patientin wacht nach kurzem Schlaf in wirrer Verfassung auf und erlebt ihre Zerschlagenheit als Gesamtkörperschmerz.
- Die Patientin war Ende 2002 in einer suizidalen Einengung stationär in einer psychiatrischen Spitalsabteilung aufgenommen.
- **Psychopathologisch:** Der Sozialkontakt ist durch ein Insichgekehrtsein geprägt. Sie kann kaum erzählen, ihre Stimme bleibt flüsternd und versagt immer wieder. Sie gibt an, bei Berührung „heikler Themen" intensive Kopfschmerzen zu verspüren. Die derzeitige Stimmungslage ist schwer depressiv, mit deutlichen ängstlichen Elementen. Der Antrieb ist generell reduziert, mit einem Maximum in der ersten Tageshälfte; der Affekt ist starr und arm, die Affizierbarkeit ist massiv reduziert, die Befindlichkeit ist ausgeprägt negativ getönt, die Psychomotorik imponiert durch Apathie und durch nestelige Unruhe der Hände. Der Schlaf ist schwer gestört: sie neigt zu totaler Insomnie, und, wenn nicht, zu massiver Einschlafverzögerung, zu Etappenschlaf mit Albträumen und zu vorzeitigem Erwachen. Es werden rezidivierende einschießende Suizidgedanken berichtet.

2. Fallbeispiel

Es handelt sich um einen 20-jährigen türkischen Kurden, einen mäßig praktizierenden Alewiten, der seit 2001 als Asylwerber in Österreich lebt.

Er ist bis zu seinem 12 Lj. – als 7. von 10 Geschwistern – auf dem elterlichen Hof in Südostanatolien aufgewachsen. Er war kaum beschult und wurde in Schneiderei, Bügeln, Nähen und Zuckerbäckerei angelernt. Der Mann heiratete 16-jährig eine gleichaltrige Kurdin und hat mit ihr zwei Kleinkinder.

Traumatologische Vorgeschichte

- Schon im Volksschulalter erlebte der Mann mehrfach Überfälle türkischer Armeeeinheiten auf kurdische Dörfer in der Umgebung mit, bei welchen Menschen brutalisiert und auch getötet und Häuser gebrandschatzt wurden.
- Als 12-Jähriger war er dabei, als sein Dorf Ziel einer solchen Attacke wurde: die Menschen wurden aus ihren Häusern geholt, viele wurden dabei geschlagen, und die Gebäude wurden niedergebrannt. Die Einwohner wurden festgenommen, wenn sie sich zur Wehr setzen.
- Auch seine Geschwister und die Mutter wurden brutal misshandelt. Er und sein Vater wurden festgenommen und zur Polizeiwache der Kreisstadt gebracht.

Dort wurden sie drei Tage lang festgehalten und ständig geschlagen: Schläge mit der flachen Hand und mit der Faust, Tritte. Einmal wurde auch ein Schäferhund auf den Buben losgelassen, der ihn in die Hüfte biss. Vater und Sohn waren gefesselt und wurden ständig beschimpft und geschlagen, jedoch nicht verhört.

- Nach drei Tagen wurden der Vater und er aus der Haft entlassen und nahmen den Bus nach Istanbul, wohin sich, wie sie telefonisch erfuhren, der Rest der Familie geflüchtet hatte.
- Kurz vor dem Eintreffen in Istanbul wurde der Bus von zwei Männern in Zivil angehalten, in welchen der Vater Polizisten von der Polizeiwache erkannte. Er gebot seinem Sohn, sich hinter dem Sitz zu verstecken. Der Vater wurde aus dem Bus geholt und neben der Straße mit Schlägen und Tritten traktiert. Der Bus fuhr weiter.
- In Istanbul angekommen, fuhren der Bub und seine dort lebende Familie vor die Stadt und fanden dort den Vater sterbend auf der Straße liegend vor. Er hatte eine Schädelfraktur und einen eingetreten Brustkorb. Herbeigerufene Polizisten brachten den Sterbenden ins Spital. Der Junge erzählte der Polizei, was passiert war und gab auch eine Beschreibung der zwei Täter, hatte aber den Eindruck, dass sich niemand dafür interessierte.
- Etwa einen Monat später, am Heimweg von einem Spaziergang, hatte er den Eindruck, von den Mördern seines Vaters beobachtet zu werden.
- Irgendwann, vermutlich eine Woche nach dem Tod des Vaters wurde der Bruder des Buben, der ihm äußerlich sehr ähnlich sei, von Unbekannten attackiert und mit einem Messerstich verletzt.
- In der Erinnerung des Patienten kam es in den Jahren danach immer wieder zu Situationen, wo er die zwei Mörder seines Vaters in seiner Nähe sah(?) und deshalb blind weglief, um sich zu verstecken. Schließlich flüchtete er sich deshalb nach Österreich.

(Im Zusammenhang damit gelingt es nicht, die letzten geschilderten Verfolgungssituationen zu verifizieren noch zu falsifizieren – der nun 20-Jährige ist zwar davon überzeugt, überwacht und mit Mordabsichten verfolgt worden zu sein, es ist aber gut möglich, dass es sich dabei um illusionäre Verkennungen im Rahmen von „Flashbacks“ gehandelt hat, die in seinen traumabedingten Ängsten wurzelten).

3. Fallbeispiel

Es handelt sich um eine 26-jährige afroamerikanische Reinigungsfrau aus New York, aus ärmlichen Verhältnissen stammend. Auf Einladung einer karitativen Organisation hält sie sich im Frühjahr 2003 in Wien auf.

Traumatologische Vorgeschichte

- Bis zum Trauma war sie völlig unauffällig gewesen und hatte alles daran gesetzt, sich hochzuarbeiten und sich auszubilden. Um sich ihre Ausbildung finanzieren zu können, hatte sie eine Arbeit als Reinigungsfrau im World Trade Center angenommen. Sie ist alleinerziehende Mutter einer 5-jährigen Tochter, die bei ihrer Mutter lebt.
- Während des Anschlags am 11.9.2001 hielt sie sich im Stiegenhaus des WTC auf; als das Inferno ausbrach, wurde sie im nun lichtlosen Stiegenhaus von einer flüchtenden Menschenmasse niedergerempelt, stürzte, brach sich dabei den Unterarm und schaffte es schließlich, auf die Straße zu gelangen, gerade, um zu sehen, wie das zweite Flugzeug ins Gebäude krachte.
- Seither leidet sie unter „Flash-backs“, kann sich auf nichts konzentrieren, hat Anfälle von Zittern, von Derealisation und Depersonalisation, wandert verdämmert ziellos herum und weiß danach nichts davon; sie hat heftige Schlafstörungen mit Albträumen und hat in den ersten 10 Tagen nach dem Trauma 9 kg (!) Körpergewicht abgenommen.

- Im Zuge der nächsten Monate setzte bei der bisher völlig abstinenten Frau ein massiver Alkohol- und Tranquillizermissbrauch ein, von welchem sie erst im Winter 2002/3 stationär befreit werden konnte.
- Obwohl ihr Unterarmbruch fachgerecht versorgt worden und dann residuenlos ausgeheilt war, blieb ihre Hand (funktionell) gelähmt und wird von ihr nicht eingesetzt: Der Arm hängt schlaff herunter und zeigt muskuläre Inaktivitätsatrophien. Die Frau kann nur unter Einsatz einer Antidepressiva-Neuroleptika-Medikation schlafen.

Aus dem bisher Gesagten geht zusammenfassend hervor, dass ...

1. ... jeder Mensch unter bestimmten Bedingungen Opfer eines traumatischen Erlebnisses werden kann; ob ein Erlebnis als Trauma wirkt, hängt sowohl von der vorbestehenden Persönlichkeit und ihrer Struktur sowie ihrer „Traumavorbereitung" ab, wie vom Ausmaß bzw. der Intensität des Traumas ab.
2. ... die erste Reaktion des Menschen auf eine überschwellige Belastung in einer akuten Belastungsreaktion besteht. Diese kann binnen relativ kurzer Zeit in ein Gleichgewicht münden, in welcher das belastende Ereignis in die subjektive Lebensbiographie integriert ist und keine weiteren pathologischen Konsequenzen für die Lebenskontinuität des Betroffenen hat. Das Ereignis kann seine Sicht des Lebens verändern, diesem eine neue Orientierung geben, sein Wertempfinden adaptieren, die „seelische Wunde vernarbt und hört auf zu bluten".
3. ... unter bestimmten Bedingungen, nämlich wenn es aufgrund der massiven Traumaintensität zu einer tieferen Sinnkrise in der Bewertung der Ich-Welt-Relation kommt, keine therapeutischen und präventiven Maßnahmen gesetzt werden, sich nach einer mehr oder weniger symptomarmen Latenz eine posttraumatische Belastungsstörung entwickeln kann.

Der Kaskadenablauf einer solchen „pathogenen" Traumareaktion ist in der Abb. 2 dargestellt:

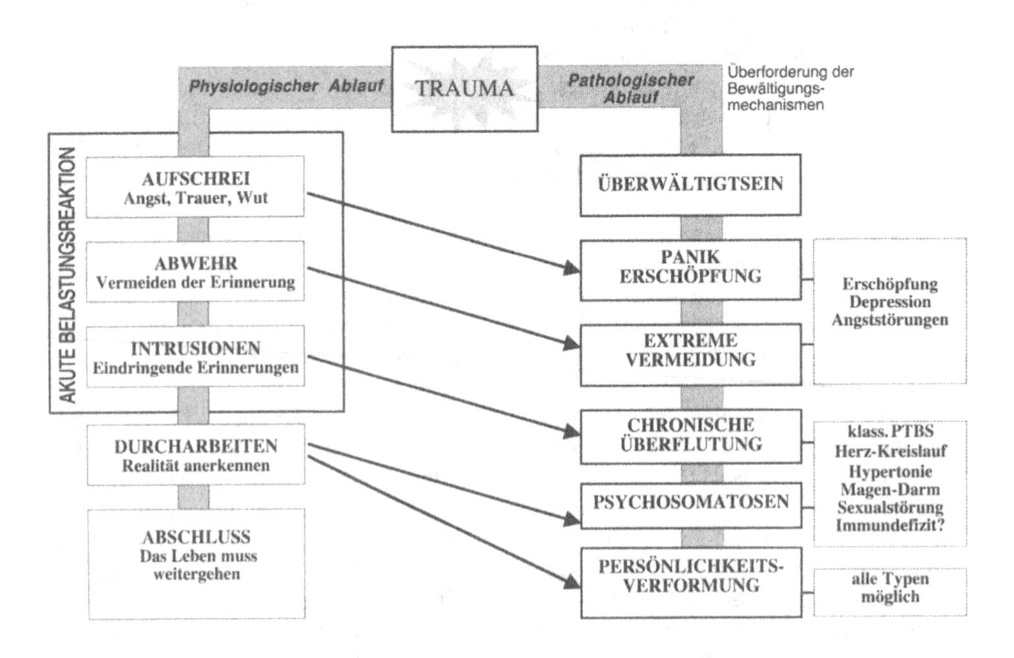

Abb. 2

Die Spätphase der posttraumatischen Belastungsstörung

Ohne zielgerichtete Behandlung muss davon ausgegangen werden, dass sich ab der Spätphase der posttraumatischen Belastungsstörung ein Zustand eines chronischen pathologischen Gleichgewichts herausbildet. Von den körperlichen Leidenszuständen und Folgeerkrankungen durch Komorbidität abgesehen, ist festzuhalten, dass die erste Latenzphase, die scheinbar symptomarm abläuft, bevor das Vollbild der Belastungsstörung ausbricht, außerordentlich lange andauern kann: Dies ist dann der Fall, wenn der Betroffene durch äußere Umstände und unbewusste Verdrängungsmechanismen sehr dahin tendiert, möglichst schnell wieder in eine Normalität zurückzukehren – beim Traumatisierten bedeutet das, alles daran zu setzen, an die Zeit vor dem Trauma anzuknüpfen und das Trauma selbst von sich wegzuschieben.

Wir wissen von zahlreichen Fällen ehemaliger Lagerinsassen, die sehr rasch nach ihrer Befreiung neue Familien zu gründen bestrebt waren und deren Krise erst aufbrach, als es zu Krisen in dieser neuen Familie kam – sei es, weil die Partnerwahl eine unglückliche war, sei es, weil sich die Persönlichkeit des Traumatisierten dahingehend verformt hatte, dass er „schwierig", ja partnerschaftsuntauglich geworden war, sei es, weil sein Kommunikations- und Erziehungsstil bei seinen nachgeborenen Kindern zu deren Sekundärtrauma führte („second-generation-Problem"). Doch selbst dort, wo sich eine akzeptable soziale Situation herstellen ließ, die den Anschein erweckte, es sei gelungen, die Traumageschichte „ad acta" zu legen, stellte (und stellt) sich heraus, dass mit Erreichen eines höheren Lebensalters „die Gespenster wach" werden.

Im „Maimonides-Zentrum", dem jüdischen Altenheim in Wien, wurden zwischen 1986 und 1990 zahlreiche ehemalige Verfolgte des Naziregimes aufgenommen, die „das Leben mit sich selbst und den Erinnerungen" nicht mehr aushielten. In diesen Fällen allerdings hatte sich der öffentliche Konflikt um die Kriegsvergangenheit Kurt Waldheims nach einer jahrzehntelangen Scheinanpassung der Opfer hochgradig retraumatisierend ausgewirkt.

Beeindruckend ist auch die Geschichte jener KZ-Überlebenden, die ihr Schicksal nicht verdrängten, sondern ihm „einen Sinn zu geben" suchten, also mehr oder weniger instinktiv einen Selbsttherapieversuch lebten. Einige von ihnen haben eine gewisse Prominenz erfahren, wodurch die Unterschiedlichkeit in den Möglichkeiten, „seinem Leben danach" einen lebbaren Sinn zu geben deutlich wurde:

Ein aus Polen stammender Mann hatte seine ganze Familie durch Massenmord verloren, war selbst in mehreren KZ's inhaftiert gewesen und war 17 Jahre alt, als er, schon dem Hunger- und Entkräftungstode nahe, in Mauthausen befreit wurde. In den ersten Jahrzehnten nach der Befreiung versuchte er, eine neue Familie zu gründen, was kurzfristig gelang, dann jedoch scheiterte seine Ehe, auch, weil er einen Teil seiner Zeit politischen Aktivitäten widmete, in welchen er sein Verfolgtenschicksal zur Förderung des mitmenschlichen Dialogs einbrachte. Seine Kinder zeigten ab ihrer Pubertät deutliche Merkmale der „Second Generation", was viele Konflikte mit dem Vater einbrachte. Mit dem Älterwerden kennzeichnete diesen eine zunehmende Verbitterung, scheinbar entstanden aus den Enttäuschungen über die Flüchtigkeit seiner Dialogversuche. Dahingehend befragt, meinte er: „Ich kann ohne die Illusion nicht leben, dass es einen Fortschritt zum Mitmenschlichen gibt, und dass ich einen Anteil daran habe – was hätte das Leben denn sonst für einen Sinn? Nach alldem, was passiert ist, brauche ich vor allem die Liebe meiner Mitmenschen ..."

Der ebenfalls aus Polen stammende Simon Wiesenthal, der als 37-Jähriger aus dem KZ befreit wurde und außer seiner Ehefrau alle Angehörigen im Lager verloren hatte, sah keinen Sinn mehr darin, nach Polen („Für mich nur ein riesiger Friedhof") und in seinen Beruf als Architekt

(„Was soll ich bauen – vielleicht für einen Mörder?") zurückzukehren. Er widmete sein gesamtes folgendes Leben dem Versuch, Täter zu identifizieren und sie vor Gericht zu bringen; zugleich suchte er mit aller Überredungskraft, andere Opfer an Rachehandlungen zu hindern. Da seine Ehefrau ein ähnliches Schicksal erlitten hatte, wie er, blieb sie ihm eine Stütze, obwohl den Eheleuten immer wieder eisige Ablehnung entgegengebracht wurde. Dahingehend befragt, meinte er: „Es konnte mein Lebenssinn nur darin liegen, etwas von der Gerechtigkeit wieder herzustellen, die so total verloren gegangen ist. Ich habe ein Kind und Enkelkinder – wenn ich nichts für die Gerechtigkeit tue, sind ihre Mörder von morgen vielleicht schon geboren..."

Der aus Pressburg stammende Kaufmannssohn und Hobbygraphiker Adolf Frankl hatte bei seiner Befreiung 1945 mehrere KZ's, darunter Auschwitz-Birkenau überlebt und viele Angehörige verloren. Seine Frau und die schon vor der Verfolgung geborenen Kinder hatten in Verstecken überlebt. Nach der Befreiung des 42-Jährigen begann dieser zu malen, wobei aus dem Werbegraphiker und Karikaturisten nun der expressionistische Maler der „Visionen aus dem Inferno" geworden war. Nach seiner Flucht aus der CSSR 1949 kam es im Zusammenhang mit seinen posttraumatischen Leidenszuständen zu einer Begegnung mit Viktor Frankl, dessen Beratung und dessen Buch, das er später las (1977) ihm wenig hilfreich erschienen (A. Frankl: „Alles nur Philosophie – zwischen mir und meiner Umwelt steht eine unzerstörbare Mauer, die nur von außen niedergerissen werden kann, nicht von innen ..."); bei einigen Begegnungen mit Erwin Ringel hingegen bestärkte dieser Frankl in seiner Malerei („Der hat mich verstanden – ich male doch nicht zum Vergnügen, die Bilder, die ich auf die Leinwand bringe, reiße ich aus meinem Gedächtnis heraus, um mich von ihnen zu befreien. Wenn ich nachts wach werde und auf meine schlimmsten Bilder schaue, weiß ich, sie sind nur gemalt. Sähe ich sie nicht, ich hätte die wirklichen Bilder in meinem Kopf...").

Eine jüdische Frau, die die Nazizeit als junges Mädchen mit ihren assimilierten Eltern in Österreich versteckt überlebt hatte, heiratete später einen nichtjüdischen Flüchtling aus einem osteuropäischen Land, der den Krieg als Soldat an der Ostfront mitgemacht hatte. Die Eheleute hatten schon fast erwachsene Kinder, als 1986 die Diskussion um den Präsidentschaftskandidaten Kurt Waldheim ausbrach. Der Ehemann reagierte auf die Diskussion gereizt und abwehrend, die Ehefrau fühlte sich dadurch provoziert, schließlich waren beide, nach 30-jähriger harmonischer Ehe, auf jeweils unangemessene „Stellvertreterrollen" reduziert – hier ein alter Faschist, der sich in antisemitischen Reflexen übte, da eine Frau, die ihr tiefverschüttetes Jüdinsein wiedererlebte. Es gelang zwar, die Krise nach einiger Zeit zu deeskalieren, die Frau aber wurde mit der Zeit depressiv und begann, regelmäßig die Synagoge aufzusuchen.

Das Überleben einer Katstrophe, in welcher viele andere ihr Leben verloren, bleibt für viele Menschen ein Dorn in ihrem (seelischen) Fleisch. Gerade der Umstand, dass das Überleben ein rein zufälliges war, führt zur Entwicklung unbehebbarer Schuldgefühle, die Primo Levi als „Überlebensschuld" (1947) bezeichnete. Viele Überlebendenschicksale aus der Naziverfolgung waren dafür geradezu exemplarisch.

Primo Levi selbst blieb nach seiner Befreiung aus dem KZ zutiefst mit der Frage beschäftigt, dass es gerade jene, die nichts zu ihrem Überleben beigetragen hatten, sind, die sich der unterlassenen Hilfeleistung für andere schuldig fühlen: „Es ist nur eine Vermutung, ja eigentlich nur der Schatten eines Verdachts: dass jeder der Kain seines Bruders ist, dass jeder von uns ... seinen Nächsten verdrängt hat und an seiner Statt lebt ..." (1986). Levi, der eigentlich Chemiker gewesen war, wurde nach dem II. Weltkrieg zu einem weltbekannten Schriftsteller und galt als lebensbejahender Philosoph. Umsomehr hatte sein Tod

1987 verstörende Wirkung, weil er im höheren Lebensalter von antidepressiven Medikamenten abhängig wurde und der Verdacht, er habe sich suizidiert, nie geklärt werden konnte.

Ähnliches kann über den Schriftsteller und Philosophen Jean Améry (recte Christian Anton Mayer) gesagt werden, der nach der Befreiung vom Gedanken nicht mehr loskam, dass seine Existenz nicht mehr seine war, sondern durch die Erlebnisse im KZ geprägt, die zu einer Zwangsidentität geführt hatte (Améry, 1976). Auch er sah Jahrzehnte nach dem Trauma - 1978 - im Suizid den einzigen Weg, sich von diesem Zwang zu befreien.

Diese wenigen Beispiele zeigen, in welcher Weise die schwere psychische Traumatisierung noch Jahrzehnte später in den Opfern wirksam sein kann. Dass es sich bei den Beispielen durchwegs um Opfer des nationalsozialistischen Terroregimes handelt, hat damit zu tun, dass es noch wenige Untersuchungen über die Spätfolgen massiven Traumas in anderen Kontexten gibt. Es kann jedoch davon ausgegangen werden, dass die Opfer in ihrem Opfersein zumindest tendenziell über alle Umstände, Kulturen und Grenzen hinweg vergleichbar sind. Die spärlichen Biographien, die etwa bei den aus der Türkei stammenden armenischen Verfolgungsopfer aus dem I. Weltkrieg erhoben werden konnten und die sich auch in der armenischen Belletristik wiederspiegeln, bestätigen diese These, ebenso, wie Narrative und Weltsicht der Nachkommen der palästinensischen Lagerpopulation.

Spezielle Ausformungen der Symptomatik

Neben den schon angeführten Symptomen der posttraumatischen Belastungsstörung können sich weitere Symptome in den Vordergrund schieben und das Bild beherrschen:

- *Gestörte Affekt- und Impulssteuerung:* Wie bereits gesagt, sind depressive Zustände bei Traumatisierten häufig, wobei es nicht selten vorkommt, dass solche Zustände nicht dauernd vorliegen, sondern scheinbar ohne Anlass kommen und gehen. Was weniger bekannt ist, ist die häufige Durchmischung mit dysphorischen Elementen, also gesteigerter Reizbarkeit bis hin zu Zornes- und Aggressionsdurchbrüchen. In diesen Zusammenhängen treten nicht selten selbstschädigende und suizidale, aber auch fremdaggressive Verfassungen auf.
- *Allgemeiner Sinn-, Wert- und Orientierungsverlust:* Antonovsky (1979) konnte belegen, dass das Verstehen des traumatischen Ereignisses, die Fähigkeit, mit dieser Fähigkeit umzugehen und ihm in gewisser Weise einen Sinn zuzuordnen, sich ausgesprochen PTBS-präventiv auswirkt, und nannte diese Konstellation „Kohärenzgefühl" (vgl. Frankl, 1977). Tatsächlich erleben sich Traumaopfer entwertet, ihr Leben sinnlos und ohne positive Perspektive.
- *Gestörtes Identitätsgefühl:* Traumatisierte haben oft das tiefempfundene Gefühl, für immer zerstört und eigentlich nicht mehr am Leben zu sein; sie seien „nicht mehr dieselben", schauen sich dabei oft selbst zu und suchen zuweilen nach Wegen, sich selbst „wieder zu erleben" - bei manchen bildet sich dadurch das selbstbeschädigende Verhalten von Borderline-Patienten heraus.
- *Dissoziative Störungen:* Diese können das Gepräge anhaltender Aufmerksamkeits- und Konzentrationsstörungen haben, das in einzelnen Fällen ausgesprochen schizophreniform wirken. Es treten aber auch qualitative Bewusstseinsstörungen, etwa Dämmerzustände, Amnesien und histrionisch anmutende neurologische Symptome, wie Lähmungen, Parästhesien, Anfallszustände und Hörstörungen auf.
- *Somatisierungsstörungen:* Besonders häufig sind Schmerzzustände wechselnder Lokalisation, Kopfschmerzen, unklare Bauchschmerzen und Schmerzen im Genitalbereich. Manche dieser Störungen entwickeln sich zu klassischen Psychosomatosen, wie Magengeschwü-

re, asthmoide Bronchitiden, Hypertonie u.v.a.

- *Störungen der sozialen Wahrnehmung und Interpretation:* Eine nicht seltene Folge der posttraumatischen Störung ist die Verformung der Persönlichkeit im Hinblick auf ihr Sozialverhalten. Es finden sich häufig asthenische, aggressive, regressive, querulatorische, paranoide und zykloid-thymopathische Züge. Häufig ist auch eine Unfähigkeit zur gleichberechtigten Interaktion. In vereinzelten Fällen kommt es zu einer gestörten Täterwahrnehmung, in welcher diese idealisiert und unbewusst kopiert werden (etwa im Rahmen des „jüdischen Selbsthasses", oder auch im Bemühen um Äquidistanz zu Tätern und anderen Opfern), oder aber, in welcher der Hass auf Täter, Nachkommen, ja der ganzen Gesellschaft gegenüber exzessiv wird.
- *Revictimisierungstendenzen:* Diese sind zuweilen in einem fahrlässigen Risikoverhalten, in selbstgefährdenden Aktionen, ja sogar in einer unbewussten und wiederholten Selbstexposition an Situationen, die mit dem Trauma Gemeinsamkeiten hat.
- *Kulturspezifische Ausformungen:* So, wie jede Kultur ihre speziellen Sicht-, Erlebnis- und Reaktionsweisen hat, gibt es auch Zustandsbilder im Rahmen akuter Belastungsreaktionen und posttraumatischer Belastungsstörungen. Da ein Befassen mit diesem Thema den Rahmen deutlich sprengen würde, seien hier nur einige Beispiele genannt, die im Grunde genommen besondere Ausformungen dissoziativer, konversiver bzw. somatoformer Störbilder sind (Pfeiffer, 1994):
  - *„Attaques des nervios":* Weinen, Zittern, extreme Hitzewallungen, Schreien bis zur Bewusstlosigkeit, danach Amnesie und Erschöpfung (Mittel- u. Südamerika).
  - *„Amok":* Schwerster aggressiver Erregungszustand mit Bewusstseinseinengung (Südostasien. In Norddeutschland: „Berserker").
  - *„Ogba Nje":* Nach dem Tod eines Kindes aufkeimende Überzeugung, das Kind kehre in den Mutterleib zurück, um wiedergeboren zu werden (Nigeria). Aus westlicher Sicht: kulturgebundenes Wahngeschehen.
  - *„Latah":* Bewusstseinseingeengte Verfassung mit Echolalie und Echopraxie (Südostasien).
  - *„Koro":* Nach emotionaler Massivbelastung auftretende panische Angst, der Penis würde im Leibesinneren des betroffenen Mannes verschwinden (Borneo. In China: *„Suoyang"*).

Das „Second Generation"-Problem

Es erscheint angebracht, sich dem Schicksal der „Second Generation", also der nach der Verfolgung in Familien von Verfolgten und Massivtraumatisierten hineingeborener Kinder zumindest überblicksmäßig zuzuwenden (Tabelle 9). Die Erfahrungen, die im psychiatrisch-psychotherapeutischen Zentrum ESRA in Wien gesammelt wurden, dokumentieren eine hochgradige Erlebnis- und Erfahrungsgemeinsamkeit bei der Generation der nach 1945 geborenen Kindern der Holocaust-Überlebenden wieder.

Sozialanthropologischer Ausblick – anstelle einer Conclusio

Die Beschäftigung mit Rolle und Stellenwert psychotraumatologischer Aspekte des menschlichen Daseins und die Eigentümlichkeit im Umgang mit Traumatisierten in den vergangenen zwei Jahrhunderten zeigt meines Erachtens das volle Ausmaß der Schwierigkeiten der menschlichen Gesellschaft, sich mit einem Kerngebiet des menschlichen Lebens, nämlich mit dem massiven Leid, auseinanderzusetzen.

Wo, wenn nicht beim Schwerstgeprüften, sollte der Mensch Zeugnis von seiner Menschlichkeit ablegen? Wann, wenn nicht in der Zeit nach den Katastrophen? Wer, wenn nicht alle Mitglieder der menschlichen Gesellschaft? Wie, wenn nicht mit allen Fasern des Menschseins, al-

Tabelle 9. Gemeinsamkeiten der Nachwuchsgeneration der Holocaust-Überlebenden

Aufwachsen in einer Familie von Überlebenden

- Man weiß darum, aber spricht nicht darüber
- Es ist ein ständig wiederkehrendes Thema
- Die Tätowierung am Unterarm...
- Die Trauer um die Toten lauert ständig; wenn jemand stirbt, wird die Trauer grenzenlos

Aufwachsen im Bewusstsein einer spezifischen Vergangenheit

- Unsere Erfahrungen (unsere Geschichte, unser Weltbild...) ist anders, als bei den anderen
- Was uns geschehen ist, trennt uns von unserer Umwelt
- Wegen dem, was passiert ist, wird man uns nie verstehen
- Ich bin es so gewöhnt, mit einem Auge in die Vergangenheit und mit dem anderen in die Zukunft zu schauen, dass ich meine Gegenwart kaum leben kann

Erleben ähnlicher Bewältigungsstrategien im Elternhaus

- Bei uns zu Hause wurden dauernd Nachrichten gehört
- Bei uns durfte nichts Essbares weggeworfen werden
- Wir hatten viele Koffer und Reisetaschen
- Bestimmte Worte (Juden, Nazis, Polizei...) durften nur leiser ausgesprochen werden
- Meine Eltern lebten, als könnte jeden Moment ein Pogrom ausbrechen oder die Gestapo vor der Türe stehen

Gesteigerte emotionale Verletzlichkeit („Vulnerabilität")

- Auf Kritik haben meine Eltern mit starker Kränkung (Trauer, Schmerz) reagiert, ich fühlte mich ständig schuldig
- Ich befürchte ständig, durch unbedachte Bemerkungen von Gesprächspartnern gekränkt zu werden
- Irgendwie halte ich Gleichgültigkeit nicht aus – ich will meine Mitmenschen als Freund oder Feind erkennen können

Besonders starkes Verpflichtungsgefühl gegenüber den Eltern

- Meinen Eltern zuliebe wollte ich ein besonders guter Schüler (Student, Geschäftsmann, Arzt ...) sein
- Ich hatte ständig Angst, meine Eltern zu enttäuschen

Schwierigkeiten mit der Loslösung und mit Trennungen

- Ich habe es einfach nicht geschafft, von zu Hause auszuziehen, woanders zu studieren, ohne meine Eltern Urlaub zu machen
- Hatte ich einmal eine/n Freund/in, konnte ich sie einfach nicht verlassen (hielt ich die Vorstellung kaum aus, dass er/sie mich verlassen könnte)

Schwierigkeiten mit Intimität und großer Nähe

- Ich suchte ständig innige Liebe, fühlte mich dann aber sofort bedrängt
- Auf Distanziertheit habe ich immer mit werbendem Bemühen reagiert oder mit Gedemütigtsein und Wut

so sowohl mit Vernunft, wie auch mit Gefühl, mit der gebotenen Distanz nicht mehr, als mit der nötigen Nähe?

Es ist nicht in Zweifel zu ziehen, dass die wohlhabenden Gesellschaften verpflichtet sind, ihren in Not geratenen Menschen in Regionen der Not zu helfen. Wenn sie sich aber von der Not hinter der Türe des Nachbarn abwenden, ist der Verdacht nicht von der Hand zu weisen, dass die „Fernstenliebe" dazu dienen könnte, sich einer Nächstenliebe zu enthalten.

Vor diesem Hintergrund bekommen manche Ereignisse und Entwicklungen eine eigene Bedeutung: Wenn etwa Tierschützer in ihrem ehrenwerten Kampf gegen Tierquälerei von einem „Holocaust in Legebatterien" sprechen, kann man das Gefühl nicht loswerden, dass das Grauen der Nazizeit nicht wirklich in seinem ganzen Ausmaß verstanden wurde und dass eine Art der Tierliebe gepflegt wird, hinter der sich auch Menschenhass verbergen könnte – besonders dann, wenn man politische Schritte zu setzen sucht, durch das Verbot der rituellen Schlachtung die Existenz jüdischer und moslemischer Gemeinden in Europa unmöglich zu machen.

Daher erscheint als Ausklang dieses Artikels folgende Schlussbemerkung angebracht: Obwohl die Wissenschaft zwar spät, aber doch begonnen hat, Wissen über die unmittelbaren und die Spätfolgen massiver seelischer Belastung anzuhäufen und dieses in das *State of the Art* medizinischen Handelns einzufließen begonnen hat, kann man sich des Eindrucks nicht erwehren, dass die menschliche Gesellschaft als Ganzes noch keinen wirklich relevanten Schritt zu ihrer Humanisierung zu setzen bereit ist - zu sehr schaut sie weg, zu sehr will sie noch immer nicht wissen...

Wie sonst wäre zu erklären, dass laut Bericht der Menschenrechtskommission der Vereinten Nationen 2001 in mehr als 150 Ländern die Folter an der Tagesordnung ist? Wie sonst wäre zu erklären, dass es in den Staaten Europas jeweils kaum eine Handvoll Einrichtungen zur Betreuung von Folteropfern oder von misshandelten Frauen und Kindern gibt? Oder - noch einfacher - dass Menschen an ihren Arbeitsplätzen noch immer straflos bis in den Selbstmord gemobbt werden können?

Literatur

American Psychiatric Association (1980) DSM-III, Washington DC

American Psychiatric Association (1987) DSM-III-R, Washington DC

American Psychiatric Association (1994) DSM-IV, Washington DC

Améry J (1966) Jenseits von Schuld und Sühne. München

Améry J (1976) Hand an sich legen. Diskurs über den Freitod. Klett-Cotta, Stuttgart

Antonovsky A (1987) Unraveling the mystery of health. Josse-Bass, San Francisco

Archibald JR, Tuddenham RD (1965) Resistant stress reaction after combat. A 20-year-follow-up. Arch Gen Psychiatry 12: 475–481

Baeyer W v, Binder W (1982) Endomorphe Psychosen bei Verfolgten. Springer, Berlin

Baeyer W v, Häfner H, Kisker KP (1964) Psychiatrie der Verfolgten. Springer, Berlin

Barrett DH, Green ML, Morris R, Giles WH, Croft JB (1996) Cognitive functioning and posttraumatic stress disorder. Am J of Psychiatry 153: 1492–1494

Basoglu M, Salcioglue E, Livanou M (2002) Traumatic stress response in earthquake survivors in Turkey. J of Traumatic Stress 15: 269–276

Blaha F (1971) Arteriosklerose, Hypertension und Herzinfarkt bei Kriegsbeschädigten. In: Herberg H-J (Hrsg) Spätschäden nach Extrembelastungen, pp 109–114, Nicolaische Verlagsbuchhandlung, Herford

Braun BG (1993) Multiple personality disorder and posttraumatic stress disorder: similarities and differences. In: Wilson JP, Raphael B (eds) International Handbook of Traumatic Stress Syndromes, pp 35–48. Plenum Press, New York London

Bremner JD (1999) Does stress damage the brain? Biological Psychiatry 45: 797–805

Breslau N, Davis GC, Schultz LR (2003) Posttraumatic Stress Disorder and the Incidence of Nicotine, Alcohol and other Drug Disorders in Persons who have Experienced Trauma. Arch Gen Psychiatry 60: 289–294

Breslau N, Kessler RC, Chilcoat HD, Schultz LR, Davis GC, Andreski P (1998) Trauma and posttraumatic stress disorder in the community: the 1996 Detroit area survey of Trauma. Arch Gen Psychiatry 55 (7): 626–632

Briere J (1988) Long-term clinical correlates of childhood sexual victimization. Annals of the New York Academy of Science 528: 327–334

Dasberg H (2003) Warum geschwiegen wurde. Spätfolgen in Israel. In: Rossberg A, Lansen J (Hrsg) Das Schweigen brechen. Berliner Lektionen zu Spätfolgen der Schoa, Peter Lang - Verlag der Wissenschaften

Dilling H, Mombour W, Schmidt MH (Hrsg) (1993) Internationale Klassifikationen psychischer Störungen: Klinisch-diagnostische Leitlinien: ICD-10, 2. Aufl. Huber, Bern

Egle UT, Porsch U (1992) Psychogene Schmerzzustände. Abwehrstrukturen und taxonomische Subgruppen. Nervenarzt 63: pp 281–288

Eissler KR (1979) Freud und Wagner-Jauregg vor der Kommission zur Erhebung militärischer Pflichtverletzungen. Löcker, Wien

Eissler KR (1984) Die Ermordung von wievielen seiner Kinder muß ein Mensch symptomfrei ertragen können, um eine normale Konstitution zu haben. In: Lohmann M (Hrsg) Psychoanalyse und Nationalsozialismus. Beiträge zur Bearbeitung eines unbewältigten Traumas. Frankfurt/M

Eitinger L (1964) Concentration Camp Survivors in Norway and Israel. Universitetsforlager, Oslo. Allen & Unwin, London

Frankl VE (1977) Trotzdem Ja zum Leben sagen.

Ein Psychologe erlebt das Konzentrationslager. dtv, München

Friedmann A (1987) Kurzer Abriss der Geschichte der Psychiatrie. In: Friedmann A, Thau K (Hrsg) Leitfaden der Psychiatrie. 2. Aufl, pp 229–252, Maudrich

Friedmann A (1999) Zur psychosozialen Versorgung einer Gemeinde nach dem Trauma. In: Friedmann A, Glück E, Vyssoki D (Hrsg) Überleben der Shoah - und danach. Picus Verlag, Wien

Gabriel E (1999) Posttraumatische Belastungsstörung - Theoretische Grundlagen. In: Friedmann A, Glück E, Vyssoki D (Hrsg) Überleben der Shoah - und danach. Picus Verlag, Wien

Goldman SJ (1992) Physical and sexual abuse histories among children with borderline personality disorder. Am J of Psychiatry 149: 1723–1726

Herberg H-J (1967) Psychische Belastungen und erlebnisreaktive Störungen in der Pathogenese innerer Krankheiten. In: Paul H, Herberg H-J (Hrsg) Psychische Spätschäden nach politischer Verfolgung, pp 351–352. Karger, Basel

Herman JL, Perry JC, van der Kolk BA (1989) Childhood trauma in borderline personality disorder. Am J of Psychiatry 146: 490–495

Hermann JL, van der Kolk BA (1987) Traumatic antecedents of borderline personality disorder. In: van der Kolk BA (ed): Psychological Trauma, pp 111–126. American Psychiatric Press, Washington

Horowitz MJ (1975) Intrusive and repetitive thoughts after experimental stress. Arch Gen Psychiatry 32: 1457–1463

Horowitz MJ (1993) Stress-response syndromes: a review of posttraumatic stress and adjustment disorders. In: Wilson JP, Raphael B (eds): International Handbook of Traumatic Stress Syndromes, pp 49–60. Plenum Press, New York London

Horowitz MJ, Wilner N, Kaltreider N, Alvarez W (1980) Signs and symptoms of posttraumatic stress disorder. Arch Gen Psychiatry 155: 278–280

Kardiner A, Spiegel H (1947) War stress and neurotic illness. Hoeber PB, New York

Katschnig H (1998) 100 Jahre wissenschaftliche Psychiatrie. Sigmund Freud, Emil Kraepelin, Emile Durkheim und die moderne Psychiatrie. Wiener Klin Wochenschrift 110 (6): 207–211

Keilson H (1979) Sequentielle Traumatisierung bei Kindern. Enke, Stuttgart

Kessler RC, Sonnega A, Bromet E, Hughes M, Nelson CB (1995) Posttraumatic stress disorder in the National Comorbidity Survey. Arch Gen Psychiatry 52 (12): 1048–1060

Krystal H, Danieli Y (1991) Holocaust Survivor Studies in the Context of PTSD. Research Quarterlies of the NCPTSD, USA

Kuch K, Cox BJ, Evans RJ (1996) Posttraumatic Stress Disorder and Motor Vehicle Accidents: A Multidisciplinary Overview. Can J Psychiatry (41): 429–434

Levi P (1947) Survival in Auschwitz: The Nazi Assault on Humanity. Collier (1961), Übersetzungen von Se questo è un uomo

Levi P (1986) Die Untergegangenen und die Geretteten. Carl Hanser, München

Levita DJ de (1999) Transgenerationelle Traumatisierung. In: Friedmann A, Glück E, Vyssoki D (Hrsg) Überleben der Shoah - und danach. Picus Verlag, Wien

Liebermann P (2003) Posttraumatische Belastungsstörung: Stand des Wissens. Vortrag vor der Österreichischen Arbeitsgemeinschaft für Psychotraumatologie

Lima BR, Pai S, Santacruz H, Lozano J (1991) Psychiatric disorders among poor victims following a major disaster: Armero, Columbia. J of Nervous and Mental Diseases 179: 420–427

Lingens E (1971) Die Begutachtung arteriosklerotischer Herz-Kreislaufleiden. In: Herberg H-J (Hrsg): Spätschäden nach Extrembelastungen, pp 115–118. Nicolaische Verlagsbuchhandlung, Herford

Mackenzie J (1916) The soldier's heart and war neurosis: A study in symptomatology. British Medical Journal i:491–495, 530–534

Macklin ML, Metzger L, Litz BT, McNally RJ, Lasko NB, Orr SP, Pitman RK (1998) Lower precombat intelligence is a risk factor for posttraumatic stress disorder. J of Consulting and Clinical Psychology 66: 323–326

MacMillan HL, Fleming JE, Streiner DL, Lin E, Boyle MH, Jamieson E, Duku EK, Walsh CA, Wong MY-Y, Beardslee WR (2001) Childhood abuse and lifetime psychopathology in a community sample. Am J of Psychiatry 158: 1878–1883

Matussek P (1971) Die Konzentrationslagerhaft und ihre Folgen. Springer, Berlin

McFarlane A, van den Kolk B (1996) Trauma and its challenge to society. In: van den Kolk B, McFarlane A, Weisaeth L (eds) Traumatic stress: The effects of overwhelming experience on mind, body and society, pp 3–23. Guilford Press, New York

McNally RJ, Lasko NB, Macklin ML, Pitman RK (1995) Autobiographical memory disturbance in combat-related posttraumatic stress disorder. Behaviour Research and Therapy 33: 619–630

Niederland WG (1980) Folgen der Verfolgung: Das Überlebenssyndrom. Seelenmord, p 232. Suhrkamp, Frankfurt/M

Pelinka A, Weinzierl E (1987) Das große Tabu. Österreichs Umgang mit der Vergangenheit. Edition S, Wien

Perkonigg A, Wittchen HU (1997) Trauma and PTSD among adolescent and young adults from the general population in Germany. In: Maercker A (Hrsg) Therapie der Posttraumatischen Belastungsstörungen. Springer, Berlin Heidelberg

Pfeiffer WM (1994) Transkulturelle Psychiatrie. 2. Aufl. Georg Thieme Verlag, Stuttgart New York

Pross Ch (1988) Wiedergutmachung: Der Kleinkrieg gegen die Opfer. Athenäum, Frankfurt

Putnam FW (1989) Diagnosis and Treatment of Multiple Personality Disorder. Guilford Publications (ISBN: 0-8986-177-1)

Resnick HS, Kilpatrick DG, Dansky BS, Saunders BE, Best CL (1993) Prevalence of civilian trauma and PTSD in a representative national sample of women. J of Consulting and Clinical Psychology 61: 6

Riedesser P, Verderber A (1996) Maschinengewehre hinter der Front. Zur Geschichte der deutschen Militärpsychiatrie. Frankfurt/M

Roth P (2000) The Human Stain. Houghton Mifflin, New York

Roth KH (1987) Die Modernisierung der Folter in den beiden Weltkriegen: Der Konflikt der Psychotherapeuten und Schulpsychiater um die deutschen „Kriegsneurotiker 1915–1945". In: 1999. Zeitschrift der Sozialgeschichte des 20. und 21. Jahrhunderts 3, pp 8–75

Ryan W (1971) Blaming the Victim. Pantheon, New York

Venzlaff U (1967) Erlebnishintergrund und Dynamik seelischer Verfolgungsschäden. In: Paul J, Herberg H-J (Hrsg): Psychische Spätschäden nach politischer Verfolgung, p 107. Karger, Basel

Yehuda R, McFarlane A, Shalev AY (1998) Predicting the Developement of Posttraumatic Stress Disorder from the Acute Response to a Traumatic Event. Biological Psychiatry 44 (12), p 1305 ff

Zimmermann M, Mattia JI (1999) Is Posttraumatic Stress Disorder Underdiagnosed in Routine Clinical Settings? J of Nervous and Mental Diseases 187: 420–428

Trauma und Körper

David Vyssoki, Stefan Strusievici

In den letzten Jahren rückten die Zusammenhänge zwischen psychischer Traumatisierung und körperlichen Krankheiten, also von der Behandlung posttraumatischer Symptomatik und psychologischer Schmerztherapie zunehmend ins Zentrum der Forschung. Dabei werden zwei grundsätzliche Zusammenhänge untersucht: die „Reaktion des Körpers", also die körperlichen Erkrankungen als Folge traumatischer Erlebnisse und die „Reaktion der Seele", die Posttraumatische Belastungsstörung als Folge körperlicher Erkrankungen.

Reaktion des Körpers

Arieh Shalev definiert vier Formen des Auftretens physischer Krankheiten bei Traumatisierten: „schlechte Gesundheit und allgemeine körperliche Symptome; diagnostizierbare medizinische Krankheiten; Veränderung der Nutzung medizinischer Dienste; Erhöhtes Sterblichkeitsrisiko." (Hausmann, 2003). Bei Patienten mit einer PTBS-Diagnose sind oft anhaltende Müdigkeit, akute und chronische Kopf- und Rückenschmerzen, Muskelverspannungen Ausdruck ihrer Anspannung und Übererregung. Regina Steil (vgl. Steil, 2002; McFarlane et al., 1994) belegte mit ihrer Studie, dass bis zu 80% der PTBS-Patienten an chronischen Kopf- und Rückenschmerzen leiden. Andere Studien belegen diese Feststellung z.B. bei Vergewaltigungsopfern (vgl. Kimerling und *Calhourn*, 1994) bzw. bei Kriegsveteranen (vgl. Bullman und Klang, 1994). Oft divergieren der objektive Befund und das subjektive Befinden sehr. Patienten mit PTBS neigen häufig zu gesundheitsschädlichem Verhaltensweisen (starkes Rauchen, Über- bzw. Untergewicht ...) sowie zu schlechteren körperlichen Leistungen und gesteigerter Herzreaktion bei Anspannung (Hausmann, 2003).

Dadurch ist auch erklärbar, dass bei älteren PTB-Patienten häufiger diagnostizierbare körperliche Erkrankungen auftreten als bei jüngeren. PTB beeinflusst auch den Verlauf von lebensbedrohenden Krankheiten wie Krebs (vgl. Baider und Sarell, 1984; McGrath, 1999) oder kardiovaskuläre Erkrankungen. Diese Effekte der PTB und ihre Ausprägung sind jedoch keineswegs einheitlich und sind individuell verschieden. Es scheint basale psychophysiologische Vorgänge zu geben, die bei der Herausbildung körperlicher Erkrankungen als Begleit- bzw. Folgeerkrankung der PTB eine wichtige Rolle spielen (vgl. Shalev, 2001). In mehreren Studien (vgl. Pennebacker, 1990; Pennebacker et al., 1988) wurde belegt, dass die emotionale Inhibition, d.h. der verhinderte oder fehlende Gefühlsausdruck belastender innerer Zustände, ein wesentliches pathogenetisches Verbindungsglied darzustellen scheint. Ebenso scheint die „symphatikotone Aktivierung im Zusammenhang mit der emotionalen Inhibition, die wiederum auf die Mechanismen der Immunsuppression" (Maerker, 2001) Einfluss nimmt, ein weiteres Bindeglied darzustellen.

Es gibt jedoch noch viele offene Fragen in diesem Zusammenhang. Ein häufig übersehenes Kapital der PTB ist, dass

Selbstmord, gewaltsamer Tod und Unfalltod zur Steigerung der Mortalität bei traumatisierten Patienten führt (z.B. Hearst et al., 1986). Anfang der 70er-Jahre wurde (Nefzger, 1970) festgestellt, dass es bei Kriegsgefangenen in den ersten Jahren nach der Freilassung eine hohe Mortaltätsrate gab, die sich erst in den folgenden Jahren den Mortalitätsraten der Durchschnittsbevölkerung wieder annäherte. In noch späteren Jahren kam es erneut zu einer erhöhten Mortalität, verursacht durch arteriosklerotische Herzerkrankungen, Hypertonie, Leberproblemen und gastrointestinale Probleme. Die Suizidwahrscheinlichkeit bei Kriegsveteranen mit PTB ist 3,97-mal höher als bei Kriegsveteranen ohne PTB (vgl. Bullman und Klang, 1994), dabei kommt hinzu, dass Kriegsveteranen mit einer Verletzung eher an einer PTB leiden, als unverletzte (vgl. Shalev, 2001).

Reaktion der Seele

Die Traumaforschung konzentriert sich seit einiger Zeit aber nicht nur auf die Verletzungen durch Folter und Krieg, sondern auch auf schwere und lebensbedrohliche Erkrankungen als Auslöser für ein Trauma und ein PTB. Mit der Revision des DSM-IV 1994 erfolgte die Erweiterung der PTB-Kriterien um die „Diagnose einer lebensbedrohlichen Krankheit", das heißt dass nun auch einige solcher Erkrankungen als traumatisierende Ereignisse anzusehen sind. Besonders wurden der Myokardinfarkt (vgl. Bennett und Brooke, 1999), der Schlaganfall (Sembi et al., 1998), Krebserkrankungen (Baider und Sarell, 1984), Verbrennungskrankheiten (Yu und Dimsdale, 1999) und AIDS (Kalichman und Sikkema, 1994), Knochenmarktransplantationen (Jacobsen et al., 1998) und Herztransplantationen (Dew et al., 1996) auf ihre psychische Folgen hin untersucht. In diesen Studien wurde belegt, dass es in diesem Patientenkollektiv eine eher niedrigere Prävalenzquote für das Vollbild einer PTB vorliegt, das heißt nur eine Untergruppe der Betroffenen von körperlichen Erkrankungen und Behandlungen bilden eine PTB-Symptomatik aus – unter 10 bis 20%. Rund so viele der Patienten von Schmerzambulanzen und -kliniken leiden an einer PTB (vgl. Steil, 2002). Diese Gruppe unterscheidet sich von den traditionellen Traumata nach DSM-IV oder ICD-10 in zwei Punkten: Die Bedrohung durch diese Ereignisse kommt nicht von der Umwelt, sie wächst vielmehr internal. Dadurch können die Bedrohung und das Individuum nicht getrennt werde. Die Belastung besteht nicht so sehr in der Erinnerung an die Lebensgefahr, sondern in der zukünftigen Lebensbedrohung, sei es durch die Krankheitsentwicklung, sei es durch das Auftreten eines Rezidivs.

Die „Erfahrung des Todes" liegt bei den meisten Krankheiten in deren zukünftigen Verlauf. Bei Myocardinfarkt, Schlaganfall und akute Leukämie und auch einigen Behandlungen gravierender Erkrankungen, z.B. chirurgische Operationen, liegt die „Todeserfahrung" bereits am Anfang der Erkrankung. Somit scheint die Lebensbedrohung in diesen Fällen unspezifischer zu sein als bei Traumen, die durch Vergewaltigung, Krieg, Naturkatastrophen oder Verkehrsunfälle ausgelöst werden. Möglicherweise liegt in diesen Ansätzen auch eine mögliche Erklärung für die niedriger Prävalenzrate für PTB (Maerker, 2001).

Auch darf in diesem Zusammenhang nicht übersehen werden, dass die Information über das Vorhandensein einer lebensbedrohlichen Krankheit, ein „Informationstrauma" auslösen kann (vgl. Maerker, 2001). Die Erstmitteilung, z.B. an einer unheilbaren Krankheit zu leiden, bewirkt einen traumatischen Stress. Die Information über die Wahrscheinlichkeit eines frühen Todes stellt die Bedrohung dar. Ein PTB entwickelt sich aber nur bei ca. 10% der Patienten (vgl. Maerker, 2001). Dabei scheint die Weigerung an derartigen Untersuchungen teilzunehmen – im Sinne der Vermeidung der Auseinandersetzung mit dem Trauma, entsprechend der Traumasymptomatologie – eine große Rolle zu spielen; der Verdacht einer undiagnostizierten PTB scheint nahe zu liegen. Somit kann angenommen werden, dass die Mehrzahl jener Personen, „die an einer Studie nicht teilnehmen, ein höheres Risiko für PTB und möglicherweise eine stärkere Symptomatik aufweisen" (Maerker, 2001).

Die Wechselwirkung zwischen schweren körperlichen und schweren seelischen Schocks auf Körper und Psyche im Rahmen der Erforschung der Posttraumatischen Belastungsstörung gestalten sich schwierig und oft mangelt es an interdisziplinärer Kommunikation. In der Behandlung von sterbenskranken Menschen, genauso wie durch ein Trauma physisch erkrankter Menschen mangelt es oft an der Kenntnis der vielen verschiedenen Auswüchse und Ursachen einer PTB. Gemessen an den Publikationen zu den verschiedenen Zusammenhängen kann zumindest gesagt werden, dass konkrete und intensivere Forschung erst in den 90er-Jahren geschah, genauso, wie es erst gelang in diesem Jahrzehnt einige Brücken zwischen den verschiedenen Ergebnissen zu ziehen. Und der derzeitige allgemeine Wissensstand ist noch immer lückenhaft, bedarf noch immer eines intensiveren Austausches zwischen den verschiedenen Fachbereichen.

Literatur

Bailer L, Sarell M (1984) Coping with cancer among Holocaust survivors in Israel: an exploratory study. In: J of Human Stress 10 (3): 121–127

Bennett P, Brooke S (1999) Intrusive memories, post-traumatic stress disorder and myocardial infarction in British jJournal of Clinical Psychology 38: 411–416

Bullman TA, Klang HK (1994) Posttraumatic stress disorder and the risk of traumatic deaths among Vietnam veterans. In: J of Nervious and Mental Disease 182: 604–610

Dew MA, Roth LH, Schulberg HC, Simmons RG, Kormos RL, Trzepacz PT, Griffith BP (1996) Prevalence and predictors of depression and anxiety related disorders during the year after heart transplantation in General Hospital Psychiatry (suppl 6): 48–61

Hausmann C (2003) Handbuch Notfallspsychologie und Traumabewältigung. Grundlagen, Interventionen, Versorgungsstandards. Facultas, Wien, 90–91

Hearst NN, Newman TB, Hulley SB (1986) Delayed effects of the military draft on morality in New England. J of Medicine 314: 620–624

Jacobsen PB, Widows MR, Hann DM, Andrykowski MA, Kronish LE, Fields KK (1998) Posttraumatic stress disorder symptoms after bone marrow transplantation for breast cancer in Psychosomatic Medicine 60: 366–371

Kalichman SC, Sikkema KJ (1994) Psychological sequelae of HIV infection and AIDS: review of empirical findings in Clinical Psychological Review, 611–632

Kimerling R, Calhourn KS (1994) Somatic symptoms, social support and treatment seeking among sexual assault victims. In: J of Consulting and Clinical Psychology 5: 147–172

Maerker A, Ehlert U (Hrsg) (2001) Psychotraumatologie. Hogrefe Verlag, Göttingen Bern Toronto Seattle: Hogrefe Verlag, S. 17–21

McFarlane AC, Atchison M, Rafalowicz E, Papay P (1994) Physical symptoms in posttraumatic stress disorder. In: J of Psychosomatic Research 38: 715–726

McGrath P (1999) Posttraumatic stress and the experience of cancer: A literature review. In: J of Rehabilitation 65: 17–23

Nefzger MD (1970) Follow-up studies of World War II and Korean war prisoners: I. Study Plan and mortality findings. American Journal of Epidemiology 91: 123–138

Pennebacker JW (1990) Opening up. The healing powers of confiding in others. Morrow, New York

Pennebacker JW, Kienholt-Glaser JK, Glaser R (1988) Disclosure of traumas and immune function: Health implications for psychotherapy. In: J of Consulting and Clinical Psychology 56: 239–245

Sembi S, Tarrier N, O'Neill P, Burns A, Faragher B (1998) Does post-traumatic stress disorder occur after stroke: a preliminary study. In: International J of Geriatric Psychiatry 13: 315–322

Shalev A (2001) Traumatischer Stress, Körperreaktionen und psychische Störungen. In: Maerker, 2001, S. 28 ff

Steil R (2002) PTB und Schmerz. Ein Überblick. FSU Jena, Institut für Psychologie, Jena

Yu B, Dimsdale JE (1999) Posttraumatic stress disorder in patients with burn injuries. In: J of Burn Care and Rehabilitation 20: 426–433

Biologische Aspekte der posttraumatischen Belastungsstörung

T. Lahousen, R. M. Bonelli, P. Hofmann

Wie bei kaum einer anderen psychiatrischen Erkrankung zeigt sich bei der PTBS ein Zusammenhang zwischen dem auslösenden Ereignis, psychischen Auffälligkeiten und neurobiologischen Auswirkungen. So sind die biologischen Aspekte der PTBS schon längere Zeit Gegenstand der Forschung und wurden auch schon in mehreren Übersichtsarbeiten beschrieben (Ehlert et al., 1999; Galley et al., 2000; van der Kolk et al., 1996).

Neuroendokrinologie von Stress

Die neuroendokrine Stressantwort stellt einen Anpassungsmechanismus dar, der bei Bedrohung der Homöostase das Überleben des Individuums sichern soll. Emotionale und physische Stressoren setzen eine Reihe von Veränderungen in Gang, die zu einer fein abgestimmten Antwort des Organismus auf die jeweiligen Bedürfnisse führt. Die Sympathikusaktivierung führt zu einem erhöhten Arousal und einer Aufmerksamkeitsfokussierung, während reproduktive Aktivitäten wie Nahrungsaufnahme, Schlaf oder sexuelle Aktivität gehemmt werden. Peripher werden über vegetative und neuroendokrine Aktivierung lebensnotwendige Bedürfnisse durch Anstieg von Herzfrequenz, Blutdruck, Atmung und Glukoneogenese gesichert. Ein wichtiger Teil der Adaptation an Stress stellt die Absicherung des Organismus gegen eine Überreaktion, bzw. die Beendigung der Stressantwort nach Beendigung der Stressexposition, dar. Wenn der Organismus die Stressantwort nicht beenden kann, wie z.B. auch bei chronischer Stressexposition, können diese gestörten Rückkopplungsmechanismen zu pathologischen Veränderungen führen (s. Abb. 1).

Im vergangenen Jahrzehnt konnten gestörte stressadaptive Mechanismen mit der Pathophysiologie von depressiven Erkrankungen, Angststörungen und posttraumatischen Belastungsstörungen in Zusammenhang gebracht werden (Ströhle, 2003).

Das heißt, in einem gut funktionierenden Organismus führt Stress zu schnellen und ausgeprägten hormonellen Reaktionen. Chronisch anhaltender Stress jedoch reduziert die Wirksamkeit der Stressreaktion und führt zu einer Desensibilisierung.

Bei akutem physischen oder psychischen Stress kommt es in paraventrikulären Neuronen (PVN) des Hypothalamus zu einer vermehrten Freisetzung des Corticotropinreleasing-Hormons (CRH) in die Portalvenen, welches die Freisetzung von adrenokortikotrophem Hormon (ACTH) aus dem Hypophysenvorderlappen stimuliert. ACTH wird in die Zirkulation freigesetzt, mit der Folge einer vermehrten Kortisolsekretion aus der Nebennierenrinde. Die rasche Aktivierung des Stresshormonsystems kann durch die metabolischen Auswirkungen, wie insbesondere die Blutglukoseveränderungen, überlebenswichtig sein. Ein aktiviertes Stresshormonsystem hat auch Verhaltensänderungen zur Folge, die vermutlich durch eine vermehrte Freisetzung von CRH zentral vermittelt werden. Die Stressantwort wird durch aufsteigende aminerge Projektionen aus dem

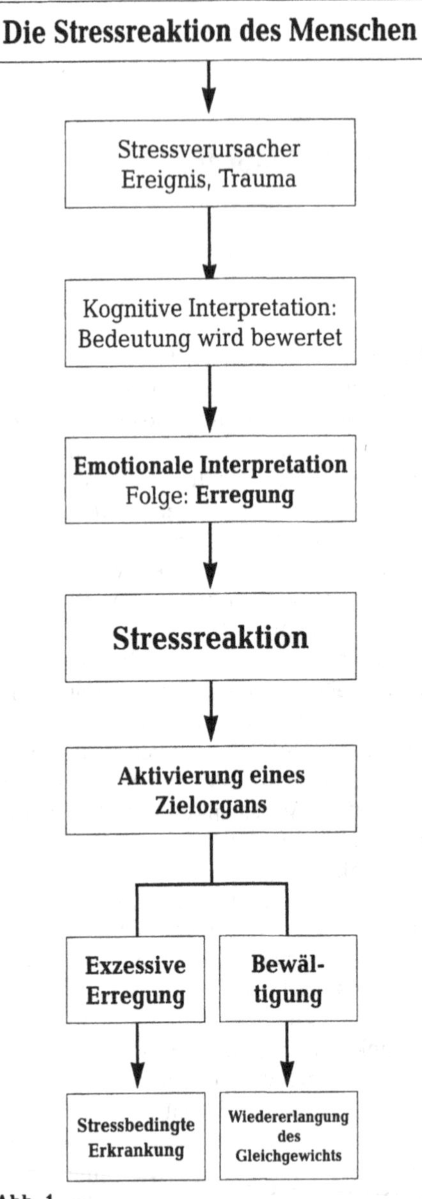

Abb. 1

Locus coeruleus und den Raphe-Kernen moduliert. Während der Nucleus paraventricularis des Hypothalamus wenig direkte aminerge Projektionen erhält, kommt es indirekt über das limbische System vermittelt zu einer Modulation der Stressreaktion. Daneben haben auch GABAÄ-erge, glutamaterge und möglicherweise auch acetylcholinerge Neurone einen Einfluss auf die Aktivität des PVN (Ströhle, 2003).

CRH und ANP

Das aus 41 Aminosäuren bestehende CRH wurde 1981 von Vale und Mitarbeitern beschrieben (Vale et al., 1981). Endokrin aktives CRH ist mit Arginin-Vasopressin (AVP) colokalisiert und projiziert zur Eminentia mediana. Das vegetative Nervensystem wird durch CRH über Projektionen zum Hirnstamm und dem Rückenmark aktiviert. Neben der Sekretion von ACTH hat CRH auch eine neurotransmitterähnliche Aktivität außerhalb des Hypothalamus. Insbesondere die Innervation des Locus coeruleus und der zentralen Amygdala sind für die Rolle von CRH bei Stress und Angst von besonderer Bedeutung. Die Effekte von CRH werden durch zwei spezifische, G-Protein-gekoppelte Rezeptoren, den CRH-R1 und den CRH-R2, vermittelt. Der CRH-R1 wird nahezu ausschließlich im frontalen Kortex, dem basalen cholinergen Vorderhirn, den cholinergen Kernen des Hirnstamms, dem Collicolus superior, der basolateralen Amygdala, dem Zerebellum, dem N. trigeminus und dem Hypophysenvorderlappen gefunden. Dagegen ist der CRH-R2 stärker im PVN, dem lateralen Septum, den zentralen und medialen Teilen der Amygdala sowie dem serotoninergen Nucleus Raphe vorhanden. Eine gemischte Rezeptorexpression findet sich im Bulbus olfactorius, dem Hippokampus, der Stria terminalis und dem periaqueduktalen Höhlengrau (Chalmers et al., 1995). Bemerkenswerterweise findet sich nur eine gering bis mäßig ausgeprägte Expression von CRH-R1 in der zentralen Amygdala und der Substantia nigra. Die meisten Studien zur Verhaltensaktivität von CRH im Tierexperiment untersuchten die intrazerebroventrikuläre oder die lokale Peptidgabe. Übereinstimmend fand sich, dass CRH anxiogen wirkt und für einen großen Teil der Verhaltensänderungen bei Stress verantwortlich ist (Dunn et al., 1990).

Während neben AVP verschiedene andere Peptide das HPA-System aktivieren, ist beim Menschen bisher nur für das atriale natriuretische Peptid (ANP) eine hemmende Wirkung auf allen Ebenen des

HPA-Systems bekannt. ANP hemmt die Freisetzung von CRH und ACTH in vitro und in vivo. Auch beim Menschen konnte man eine Hemmung der CRH-induzierten ACTH- und Kortisolsekretion beschreiben (Kellner et al., 1982; Ströhle et al., 1998). ANP wird nicht nur in den Myozyten des Vorhofs gebildet und in die Zirkulation freigesetzt (deBold, 1985); es wird auch in verschiedenen Hirnregionen gefunden, wo auch spezifische Rezeptoren nachgewiesen wurden. ANP-Rezeptoren wie auch ANP-Immunoreaktivität wurde u. a. im periventrikulären wie auch dem paraventrikulären Hypothalamus, dem Locus coeruleus und der zentralen Amygdala gefunden. Neben der Hemmung des Stresshormonsystems konnte man auch eine anxiolytische Aktivität von ANP im Tierexperiment (Ströhle et al., 1997) wie auch beim Menschen beschreiben (Ströhle, 2003).

Glukokortikoide und neuroaktive Steroide

Die zentrale Rolle von Glukokortikoiden in der Anpassung des Organismus an Stress hat zur Entwicklung zweier unterschiedlicher Steroidrezeptoren, dem Glukokortikoid-(GR) und dem Mineralokortikoidrezeptor (MR), geführt. Der MR hat eine 10fach höhere Affinität für Kortisol und ist daher für die tonische Aktivität, der GR dagegen für die stressinduzierte Aktivität des HPA-Systems verantwortlich (de Kloet, 1991). Basal sind ca. 90% der MR, jedoch nur 10% der GR besetzt. Mit der zirkadianen Aktivierung des Stresshormonsystems am frühen Morgen oder nach einer Stressexposition werden auch vermehrt GR aktiviert. Eine länger andauernde, vermehrte Kortisolsekretion führt zu einer Down-Regulation von GR und MR. Der wichtigste Kontrollmechanismus des Stresshormonsystems ist ein autoregulatorischer Feedback-Mechanismus von Kortisol, der die ACTH-Sekretion sowohl direkt innerhalb von Minuten, aber auch indirekt innerhalb von mindestens 2 Stunden hemmt.

In den letzten Jahren fanden sich vermehrt Hinweise dafür, dass bestimmte Steroide durch Interaktion mit Neurotransmitterrezeptoren auch die neuronale Erregbarkeit über membranäre Prozesse modulieren können (Paul et al., 1992). Steroide mit diesen Eigenschaften werden als neuroaktive Steroide bezeichnet und können teilweise im Gehirn ohne Zuhilfenahme peripherer Ressourcen synthetisiert werden. Selye hat bereits vor 60 Jahren die anästhetische Wirkung von Progesteron und Deoxycorticosteron bzw. dessen A-Ring-reduzierter Metaboliten beschrieben. Die beiden neuroaktiven Steroide 3α-, 5α-THP und 3α-, 5α-THDOC (Tetrahydroprogesterone und Tetrahydrodeoxycorticosterone) modulieren die neuronale Erregbarkeit durch Interaktion mit den $GABA_A$-Rezeptoren. Bei Stress kommt es zu einem Anstieg von 3α-, 5α-THP und 3α-, 5α-THDOC im Kortex und im Hypothalamus der Ratte (Paul et al., 1992). Diese neuroaktiven Steroide zeigen in elektrophysiologischen Untersuchungen Benzodiazepin-ähnliche Effekte und sind entsprechend auch anxiolytisch und hypnotisch wirksam (Paul et al., 1992, Rupprecht et al., 1999). Andere neuroaktive Steroide haben gegensinnige Wirkungen. So vermindert z.B. Pregnenolonsulfat den GABAĀ-Rezeptor-gesteuerten Chloridionenfluss, indem es die Frequenz der Kanalöffnungen vermindert und somit auch prokonvulsiv wirksam ist. Bemerkenswerterweise hemmt 3α-, 5α-THP das Stresshormonsystem ebenso wie die CRH-vermittelte Angst (Patchev et al., 1996). 3α-, 5α-THDOC mildert die neuroendokrinen wie auch die Verhaltenseffekte früher traumatischer Erlebnisse ab (Patchev et al., 1997).

Posttraumatische Belastungsstörung

Im Vergleich zu Gesunden zeigen Patienten mit einer posttraumatischen Belastungsstörung (PTBS) eine verminderte 24-h-Cortisol-Sekretion, niedrigere basale Cortisolkonzentrationen, vermehrt lymphozytäre GR und eine erhöhte Sensitivität auf die Stresshormonsystem hemmenden Effekte von Dexamethason (Yehuda et al.,

1993; Yehuda et al., 1993). Inwiefern diese verstärkten negativen Rückkoppelungsmechanismen Folge des Traumas oder der PTSD sind oder ob sie bereits prämorbid vorhanden das Risiko für die Entwicklung einer PTSD erhöhen, wird derzeit untersucht. Wie Patienten mit Depression zeigen Patienten mit PTSD erhöhte CRH-Konzentrationen im Liquor (Bremner et al., 1997) und eine abgeschwächte ACTH-Reaktion auf CRH. Weitere Hinweise für eine vermehrte CRH-Sekretion bei der PTSD ergaben sich aus einer Studie, wo eine vermehrte ACTH-Sekretion nach Metyrapon, welches die adrenale Steroidbildung über die Konversion von 11-Deoxycortisol zu Kortisol blockiert, zu beobachten war. Auch dieser Befund unterstützt die zentrale Rolle einer GR-Überaktivität in den neuroendokrinen Auffälligkeiten von PTSD-Patienten. Die hieran beteiligten Mechanismen müssen jedoch noch weiter charakterisiert werden (Ströhle, 2003).

Neurotransmitterabweichungen

Als einen biologischen Indikator des erhöhten Arousals, das sich bei PTBS-Patienten in verstärkter Reizbarkeit, vermehrtem Ärger und erhöhter Schreckhaftigkeit zeigt, lassen sich die basale und die stimulierte Freisetzung von Noradrenalin (NA) heranziehen. NA wird in der Stressforschung für Orientierungsvorgänge, selektive Aufmerksamkeitsvorgänge, Hypervigilanz und autonomes Arousal verantwortlich gemacht. Unter Stress wird im Locus coeruleus die Freisetzung von NA erhöht, wobei die Ausschüttung von NA durch α2-adrenergen Rezeptoren gesteuert wird. In verschiedenen Untersuchungen fanden sich bei PTBS- Patienten deutlich höhere NA-Spiegel im Urin als bei psychiatrischen Vergleichsgruppen. Bei Plasma-Untersuchungen fanden sich insbesondere nächtliche Anstiege der NA-Konzentrationen im Vergleich zu einem Abfall bei Gesunden (Grillon et al., 1996). Möglicherweise geben diese NA-Auffälligkeiten einen Hinweis auf die bei PTBS-Patienten berichteten Schlafstörungen, da den Albträumen, die bei PTBS-Patienten den Charakter von tatsächlichen Ereignissen haben, ein sympathisches Arousal in der Schlafphase II vorausgeht.

Aufgrund der Beobachtung, dass bei PTBS-Patienten eine 40% Reduktion der 2α-adrenergen Rezeptoren vorliegt, kann angenommen werden, dass diese Rezeptor-Downregulation eine Folge der exzessiven Katecholaminfreisetzung darstellt (Perry et al., 1987). Nach Verabreichung von Yohibin, einem α2-adrenergen Rezeptorantagonisten, der eine verstärkte NA-Freisetzung provoziert, traten bei 70% der untersuchten PTBS-Patienten Panikattacken und bei 40% der Patienten sogenannte Flashbacks auf, wohingegen bei einer Kontrollgruppe mit gesunden Probanden keiner dieser Effekte zu beobachten war (Southwick et al., 1993). Eine psychologische Stressprovokation mit traumarelevantem Filmmaterial bei Kriegsveteranen, die unter PTSB litten, führte zu deutlichen Anstiegen von NA während und nach der Filmpräsentation, wobei diese Anstiege nicht bei einer traumairrelevanten Filmdarbietung zu beobachten waren (Blanchard et al., 1991).

Endorphine

In tierexperimentellen Untersuchungen wurde eine opiatvermittelte Analgesie nach Applikation von Stressoren beobachtet, die durch Naloxongabe reversibel ist. Der analgetische Effekt scheint durch eine Stimulation im periaquäduktalen Grau bei gleichzeitiger Erhöhung von β-Endorphinen und ACTH, gemessen in der Zerebrospinalflüssigkeit, ausgelöst zu werden (Baker et al., 1997). Bei Kriegsveteranen mit einer PTBS führt die Präsentation von Videos über militärische Kampfhandlungen zu einer naloxonreversiblen Analgesie, wobei es zu keinem messbaren Anstieg peripherer β-Endorphinspiegel kommt (Pitman et al., 1990). Baker und Mitarbeiter (Baker et al., 1997) zeigten, dass bei PTBS-Patienten im Vergleich zu einer Kontrollgruppe mit gesunden Probanden deutlich erhöhte β-Endorphinespiegel in der Zerebrospinalflüssigkeit vorliegen.

Psychotrauma und Gedächtnis

Die neurobiologische Grundlage der PTBS ist Gegenstand der Forschung und wurde bereits in einer Vielzahl von Übersichtsarbeiten diskutiert (van der Kolk et al., 1996, Ehlert et al., 1999; Galley et al., 2000). Befunde aus der funktionellen Bildgebung, Elektrophysiologie und Molekularbiologie haben zu übergreifenden neurobiologischen bzw. psychobiologischen Modellvorstellungen geführt. In diesem Zusammenhang hat die Hippokampusformation eine besondere Bedeutung. Sie spielt für die Funktion des Kurzzeitgedächtnisses und der Konsolidierung des Langzeitgedächtnisses eine entscheidende Rolle (Squire et al., 1987). Zahlreiche Studien an PTBS Patienten haben ein gestörtes Profil der Gedächtnisleistung bei Vietnamveteranen (Bremner et al., 1993; Hanney et al., 1985; Uddo et al., 1993) und Opfern von sexuellem Missbrauch in der Kindheit beschrieben (Bremner et al., 1995).

Die Hippokampusformation spielt bei der räumlichen und zeitlichen Erfassung von Sinneseindrücken eine entscheidende Rolle. Die massive Ausschüttung von Neurohormonen – wie es in traumatischen Situationen der Fall ist – führt nach neurobiologischen Modellvorstellungen u. a. zu einer Fehlfunktion der Hippokampusformation. Wahrnehmungseindrücke werden nicht mehr in Kategorien erfasst, sondern als zusammenhanglose Sinneseindrücke olfaktorischer, visueller, akustischer oder kinästhetischer Art wahrgenommen.

Hiernach kommt es zu einer Desynchronisation im Zusammenspiel des sog. impliziten und expliziten Gedächtnisses. Die Hippokampusformation ist für das explizite Gedächtnis von zentraler Bedeutung. Es steht für die bewusste Wahrnehmung und Initialisierung von Handlungen. Das implizite Gedächtnis ist sublaminal (unbewusst) organisiert. Das *Corpus amygdaloideum* (Mandelkern) hat für das implizite Gedächtnis und für die affektive Bewertung von Sinneseindrücken eine wichtige Funktion. Im Kontext von Psychotraumastörungen wird spekuliert, dass die ankommenden traumatischen Reize nicht hippokampal in das Bewusstsein eingespeist (im expliziten Gedächtnis) und gespeichert, sondern amygdaloid (im impliziten Gedächtnis) fragmentiert werden. Im Flashback werden fragmentierte Gedächtnisinhalte reaktualisiert, die sich in der traumatischen Situation verfestigt haben (Bering et al., 2002).

Atrophie der Hippokampusformation

Modellvorstellungen zur hippokampalen Fehlfunktion bei der PTBS sind empirisch nur lückenhaft belegt. Die Befunde stützen sich auf heuristische Modelle von Gedächtnis bzw. Gedächtnisleistung, elektrophysiologische Befunde und Untersuchungen mit Hilfe der funktionellen Bildgebung. Mit der Kernspinresonanztomographie können Daten zur Volumetrie der Hippokampusformation bei PTBS Patienten erhoben werden.

Einige Studien (Bremner et al., 1995; Gurvits et al.; 1996, Stein et al., 1997; Bremner et al., 1997) stimmen in der Volumenminderungen der Hippokampusformation zwischen 5,0% und 26,0% bei Patienten mit einer PTBS und/oder Psychotrauma in der Vorgeschichte überein. Uneinheitlich sind die Ergebnisse, ob dieses Phänomen bilateral (Gutvits et al., 1996) oder unilateral (Bremner et al., 1995; Stein et al.; 1997, Bremner et al.; 1997) auftritt. Eine Atrophie der Hippokampusformation ist regelmäßig bei Anfallsleiden, Erkrankungen des ischämischen Formenkreises (Spielmeyer, 1925) und der Demenz vom Alzheimer Typ (de Leon et al.; 1993) anzutreffen. Auch bei schizophrenen (Bogerts et al.; 1993, Fukuzako et al.; 1996) und depressiven Störungsbildern (Sheline et al.; 1996; Sheline et al., 1999; Bremner et al.; 2000) konnte eine Hippokampusatrophie nachgewiesen werden. Der M. Cushing zeichnet sich durch einen Hyperkortisolismus und eine Hippokampusatrophie aus, die nach therapeutischer Intervention reversibel ist (Starkman et al., 1992). Rezidivierende Depressionen weisen endokrinologisch ebenfalls einen Hyperkortisolismus auf. Im Gegensatz hierzu ist bei der PTBS der Kortisolspiegel erniedrigt und das Cortico-Releasing-Hormon (CRH) erhöht (Yehuda, 1997). Dieses Phänomen ist als paradoxe Dysregulation der Stressachse bei der PTBS bekannt geworden.

Man nimmt an, dass die Ursache für die Hippokampusatrophie bei der PTBS einer heterogenen Ätiologie entspringt und aus dem Verlauf der Psychotraumatisierung interpretiert werden sollte. Hierbei sind prätraumatische Faktoren, Situationsfaktoren des Psychotraumas und der traumatische Prozess zu berücksichtigen. Da die Schwere des Traumas mit der Hippokampusatrophie Korrelationen aufweist, sollte die psychodynamische Analyse der traumatischen Situation in zukünftige Untersuchungen systematisch einbezogen werden, (Fischer G, 2000). Tierexperimentelle und empirische Untersuchungen mit bildgebenden Verfahren deuten darauf hin, dass die PTBS selbst den größten ätiologischen Anteil an der Hippokampusatrophie hat.

Tabelle 1. Übersicht über biologische Befunde bei PTSD-Kranken

	MRT PMRS, PET	
Autoren	Untersuchte	Befunde bei PTSD
Myslobodsky et al. (1995)	10 Kriegsveteranen mit PTSD 10 Kriegsveteranen ohne PTSD 11 Kontrollprobanden	Bei 50%: Cavum-pellucidum-Zyste
Bremner et al. (1995)	26 Kriegsveteranen 22 Kontrollen	Hippocampus rechts 8% kleiner (sign.)
Bremner et al. (1995)	26 Vietnam-Veteranen mit PTSD 22 Kontrollen	Hippocampus rechts 8% kleiner
Gurvits et al. (1996)	7 Kriegsveteranen mit PTSD 7 Kriegsveteranen ohne PTSD 8 Kontrollen	Hippocampus links 28%, rechts 30% kleiner Größerer Subarachnoidalraum Hippocampusvolumen ∪ je nach Kampferfahrung
Rauch et al. (1996)	8 PTSD-Fälle (versch. Traumen)	Unter traumatischen Vorstellungen: ∩ rechts: medialer orbitifrontaler Cortex, insulärer Cortex, visueller Cortex, Amygdala ∩ beiderseits: sensomotorischer Cortex ∪ links: temporaler Cortex, Broca-Areal Hippocampus: unverändert
Canive et al. (1997)	42 PTSD 20 Kontrollen	Corticale Atrophie, Fokale Läsionen subcortical
Bremner et al. (1997)	17 missbrauchte Kinder 17 Kontrollen	Hippocampus links 12% kleiner linker Schläfenlappen größer Nucl. Amygdalae größer
Stein et al. (1997)	21 missbrauchte Mädchen 21 Kontrollen	Linker Hippocampus 5% kleiner Hippocampusvolumen links ∪ korreliert mit dissoziativen Symptomen
Schuff et al. (1997)	7 Kriegsveteranen mit PTSD 7 Kriegsveteranen ohne PTSD	Hippocampus rechts: 18% geringere neuronale Dichte
Shin et al. (1997)	7 Kriegsveteranen mit PTSD 7 Kriegsveteranen ohne PTSD	Hypofunktion des Broca-Zentrums und des vorderen Gyrus cinguli, Hyperfunktion der rechten N. Amygdalae
Freeman et al. (1998)	21 Kriegsveteranen mit PTSD 7 Kriegsveteranen ohne PTSD	Signifikant verminderte neuronale Dichte im rechtsmedialen Temporalpol

Aus diesem Grunde sollte der traumatische Prozess durch eine Verlaufsdiagnostik ergänzt werden (Nathan et al., 2001; Fischer, 2000), da komorbide Störungsbilder (z.B. Alkoholabhängigkeit als traumakompensatorische Strategie) die Hippokampusatrophien begünstigen können.

Metakonzepte deuten auf eine gemeinsame pathophysiologische Endstrecke im Stress-, Epilepsie- und Ischämiemodell hin, die in der Aktivierung der Hyperexzitabilitätskaskade besteht. Auf molekularbiologischer Ebene fehlt der gemeinsame Nenner dessen, was einer PTBS im Tiermodell entspricht. Derzeitige Modellvorstellungen orientieren sich am Stresskonzept, welches von einem Hyperkortisolismus geprägt ist. Im Gegensatz hierzu zeichnet sich die PTBS durch ein erhöhtes CRH bei erniedrigtem Kortisolspiegel aus. Yehuda (Yehuda, 1999) geht bei der PTBS von einer Hypersensibilisierung der Glukokortikoidrezeptoren im Hippokampus aus, die – auch bei erniedrigtem Kortisol – Glutamatrezeptorbindung und -expression begünstigt und via NMDA-Rezeptoren (N-Methyl-D-Aspartat) die intrazelluläre Kalziumkonzentration erhöht. Proteolyse und Zelluntergang können die Folge sein.

Dieser Diskurs zum Forschungsstand und Forschungshypothesen der Hippokampusatrophie bei der PTBS macht deutlich, dass interdisziplinäre Konzepte aussichtsreich erscheinen, die psychische Traumatisierung als einen komplex-kybernetischen Verlaufsprozess erfassen. Eine Abstimmung und Integration der klinischen, bildgebenden, molekularbiologischen und psychodynamischen Zugangsweise ist somit erforderlich, um die Verlaufsgestalt der PTBS aus der Perspektive unterschiedlicher Forschungstraditionen zu betrachten (Bering et al., 2002).

PET und EEG

Unter der Nutzung der Positronen-Emissionstomographie (PET) lässt sich der regionale cerebrale Blutfluss (rCBF), eine Methode zur Erfassung der neuronalen Hirnaktivität, messen. Anhand das rCBF können mögliche funktionelle Veränderungen bei PTBS-Patienten nachgewiesen werden. Als Provokationsmethode hören die Patienten selbstberichtete Traumaschilderungen, Geräusche militärischer Kampfhandlungen oder die Patienten werden zur Imagination traumarelevanter Szenen animiert. Als Indikatoren einer erfolgreichen Stressprovokation werden psycho-physiologische Parameter wie die Herzfrequenz und subjektive Emotionsurteile herangezogen. Die Arbeitsgruppe um Shin und Rauch (Rauch et al., 1996; Shin et al., 1997) konnte unter Provokationsbedingungen bei PTBS-Patienten, nicht jedoch bei Kontrollpersonen, eine Erhöhung des rCBF rechtslateral im Gyrus cinguli und der Amygdala und linkslateral eine Reduktion, insbesondere in der Broca-Gegend, nachweisen. Die Autoren nehmen an, dass limbische und paralimbische Komponenten, insbesondere die rechtsseitige Amygdala, an der Verarbeitung traumatischer Reaktionen beteilgt sind (Ehlert et al., 1999).

Hinweise auf Defizite der Konzentrations- und Gedächtnisleistungen, die bei PTBS-Patienten in verschiedene Untersuchungen objektiviert wurden (Yehuda et al., 1996), finden sich auch in elektroenzephalographischen Untersuchungen (EEG). Die Erfassung und Beurteilung ereigniskorrelierter Potentiale (EKP) nach akustischer Stimulation verweisen auf eine verzögerte N2-und eine reduzierte P3-Amplitude (Charles et al., 1995). Diese Befunde lassen sich als Hinweis auf Schwierigkeiten bei der Unterscheidung zwischen relevanten und irrelevanten Stimuli interpretieren. In einem Test zur Erfassung von Reaktionszeiten bei Darbietung konkurrierender visueller Stimuli fand sich bei PTBS-Patienten neben einer verlängerten Reaktionslatenz ebenfalls eine reduzierte und verzögerte P3-Amplitude bei allen vorgegeben Wortgruppen, in besonderem Maße jedoch bei traumabezogenem Wortmaterial.

Die biologischen Forschungen zu PTBS haben eine Reihe von weiterführenden Ergebnissen erbracht. Die Charakterisierung der Mechanismen des Stresshormonsystems u.a., die an der Entwicklung von PTBS beteiligt sind, wird die Entwicklung neuer Behandlungsstrategien beeinflussen.

Literatur

Baker DG, West SA, Orth DN, Hill KK, Nicholson WE, Ekhator NN, Bruce AB, Wortman MD, Keck PE, Geracioti TD (1997) Cerospinal fluid and plasma β-endorphin in combat veterans with post-traumatic stress disorder. Psychoneuroendocrinology 22: 517–529

Bergin R, Fischer G, Johansen FF (2002) Neurovulnerabilität der Hippocampusformation bei der Posttraumatischen Belastungsstörung. Psychotraumatologie 34 DOI: 10.1055/s-2002-30642

Blanchard EB, Kolb LC, Prins A (1991) Changes in plasma norepinephrine to combatrelated stimuli among vietnam veterans with posttraumatic stress disorder. J Nerv Ment Dis 179: 371–373

Bogerts B, Lieberman JA, Ashtari M, Bilder RM, Degreef G, Lerner G, Johns C, Masiar S (1993) Hippocampus-amygdala volumes and psychopathology in chronic schizophrenia. Biol Psychiatry 33: 236–2464

Bremner JD, Licinio J, Darwell A et al. (1997) Elevated CSF corticotropin-releasing factor concentrations in posttraumatic stress disorder. Am J Psychiatry 154: 624–629

Bremner JD, Narayan M, Anderson ER, Staib LH, Miller HL, Charney DS (2000) Hippocampal volume reduction in major depression. Am J Psychiatry 157: 115–1181

Bremner JD, Randall P, Scott TM, Bronen RA, Seibyl JP, Southwick SM, Delaney RC, McCarthy G, Charney DS, Innis RB (1995) MRI-based measurement of hippocampal volume in patients with combat-related posttraumatic stress disorder. Am J Psychiatry 152: 973–9817

Bremner JD, Randall P, Scott TM, Capelli S, Delaney R, McCarthy G, Charney DS (1995) Deficits in short-term memory in adult survivors of childhood abuse. Psychiatry Res 59: 97–1071-2

Bremner JD, Randall P (1997) MRI-based measurement of hippocampal volume in posttraumatic stress disorder related to childhood physical and sexual abuse. Biol Psychiatry 41: 23–32

Bremner JD, Southwick SM, Johnson DR, Yehuda R, Charney DS (1993) Childhood physical abuse and combat-related posttraumatic stress disorder in Vietnam veterans. Am J Psychiatry 150: 235–2392

Chalmers DT, Lowenberg TW, de Souza EB (1995) Localization of novel corticotropinreleasing factor receptor (CRF2) mRNA expression to specific subcortical nuclei in rat brain: Comparison with CRF1receptor mRNA expression. J Neurosci 15: 6340–6350. de Bold AJ (1985) Atrial natriuretic factor a hormone produced by the heart. Science 230: 767–770

Charles G, Hansenne M, Ansseau M, Pitchot W, Machowski R, Schittecatte M, Wilmotte J (1995) P300 in posttraumatic stress disorder. Neuropsychobiology 32: 72–74

deKloet ER (1991) Brain corticosteroid receptor balance and homeostatic control. Front Neuroendocrinol 12: 95–164

de Leon MJ, Golomb J, Convit A, DeSanti S, McRae TD, George AE (1993) Measurement of medial temporal lobe atrophy in diagnosis of Alzheimer's disease. Lancet 341: 125–1268837

Dunn AJ, Berridge CW (1990) Physiological and behavioral responses to corticotropin releasing factor administration: Is CRF a mediator ofanxiety or stress response. Brain Res Rev 15: 71–100

Ehlert V, Wagner D, Heinrich M, Heim C (1999) Psychobiologische Aspekte der Posttraumatischen Belastungsstörung. Nervenarzt 70: 773–779

Fischer G, Kölner (2000) Dokumentationssystem für Psychotherapie und Traumabehandlung KÖDOPS. Deutsches Institut für Psychotraumatologie, Köln

Fischer G (2000) Mehrdimensionale Psychodynamische Traumatherapie (MPTT). Ein Manual zur Behandlung psychotraumatischer Störungen. Asanger, Heidelberg

Fukuzako H, Fukazako T, Hashiguchi R, Hokazono Y, Takeuchi K, Hirakawa K, Ueyama K, Takigawa M, Kajiya Y, Nakajo M, Fujimoto T (1996) Reduction in hippocampal formation volume is caused mainly by its shortening in chronic schizophrenia: assessment by MRI. Biol Psychiatry 39: 938–94511

Galley N, Hofmann A, Fischer G (2000) Psychobiologische Grundlagen von Traumanachwirkungen. Psychotraumatologie 1: 6. Thieme, Stuttgart

Grillon C, Southwick SM, Charney DS (1996) The psychobiological basis of posttraumatic stress disorder. Mol Psychiatry 1: 278–297

Gurvits TV, Shenton ME, Hokama H, Ohta H, Lasko NB, Orr SP, Kikinis R, Jolesz FA, McCarley RW, Pitman RK (1996) Reduced hippocampal volume on magnetic resonance imaging in chronic post-traumatic stress disorder. Biol Psychiatry 40: 1091–1099

Hanney HJ, Levin HS (1985) Selective remeinding test: An examination of the equivalence of four forms. J Clin Exp Neuropsychol 7: 251–263

Kellner M, Wiedemann K. Holsboer F (1982) ANF inhibits the CRH-stimulated secretion of ACTH and cortisol in man. Life Sci 50: 1835–1842

Nathan R, Fischer G (2001) Psychosomatische Störungsbilder als Langzeitfolge des psychotraumatischen Belastungssyndroms (PTBS). Explorative Untersuchung und Modellentwicklung zur psychosomatischen Symptombildung. Psychotraumatologie 2: 16. Thieme, Stuttgart

Patchev VK, Hassan AH, Holsboer F, Almeida OFX (1996) The neurosteroid tetrahydroprogesterone attenuates the endocrine response to stress and exerts glucocorticoid-like effects on vasopressin gene transcription in the rathypothalamus. Neuropsychopharmacology 15: 533–540

Patchev VK, Montkowski A, Rouskova D, Koranyi L, Holsboer F, Almeida O (1997) Neonatal treatment of rats with the neuroactive steroid tetrahydrodeoxycorticosterone (THDOC) abolishes the behavioral and neuroendocrine consequences of adverse early life events. J Clin Invest 99: 962–966

Paul SM, Purdy RH (1992) Neuroactive steroids. FASEB J 6: 2311–2322

Perry BD, Giller EL, Southwick SM (1987) Altered platelet alpha-adrenergic binding sites in posttraumatic stress disorder. Am J Psychiatry 144: 1511–1512

Pitman RK, van der Kolk BA, Orr SP, Greenberg MS (1990) Naloxone-reversible analgesic response to combat-related stimuli in posttraumatic stress disorder. Arch Gen Psychiatry 47: 541–544

Rauch SL, van der Kolk BA, Fisler RE, Alpert NM, Orr SP, Savage CR, Fischman AJ, Jenike MA, Pitman RK (1996) A symptom provocation study of posttraumatic stress disorder using positron emission tomography and script-driven imagery. Arch Gen Psychiatry 53: 380–387

Rupprecht R, Holsboer F (1999) Neuroactive steroids: Mechanisms of action and neuropsychopharmacological perspectives. Trends Neurosci 22: 410–416

Sheline YI, Wang PW, Gado MH, Scernansky JG, Vannier MW (1996) Hippocampal atrophy in recurrent major depression. Proc Natl Acad Sci 93: 3908–39139, USA

Sheline YI, Sanghavi M, Mintun MA, Gado MH (1999) Depression duration but not age predicts hippocampal volume loss in medically healthy women with recurrent major depression. J Neurosci 19: 5034–504312

Shin LM, Kosslyn SM, McNally RJ, Alpert NM, Thompson WL, Rauch SC, Macklin ML, Pitman RK (1997) Visual imagery and perception in posttraumatic stress disorder. A positron emission tomographic investigation. Arch Gen Psychiatry 54: 233–241

Southwick SM, Krystal JH, Morgan CA, Johnson D, Nagy LM, Nicolaou A, Heninger GR, Charney DS (1993) Abnormal noradrenergic function in posttraumatic stress disorder. Arch Gen Psychiatry 50: 266–274

Spielmeyer W (1925) Zur Pathogenese örtlich elektiver Gehirnveränderungen. Z ges Neurol Psychiat 99: 758–776

Squire LR (1987) The organization and neural substrates of human memory. Int J Neurol 22: 218–222

Starkman M, Gebarski S, Berent S, Schteingart D (1992) Hippocampal formation volume, memory dysfunction, and cortisol levels in patients with Cushing's syndrom. Biol Psychiatry 32: 756–764

Stein MB, Yehuda R, Koverola C, Hanna C (1997) Enhanced dexamethasone supression of plasma cortisol in adult women traumatized by childhood sexual abuse. Biol Psychiatry 42: 680–690

Ströhle A (2003) Die Neuroendokrinologie von Stress und die Pathophysiologie und Therapie von Depression und Angst. Nervenarzt 74: 279–292

Ströhle A, Jahn H, Montkowski A et al. (1997) Central and peripheral administration of atriopeptinisanxiolytic in rats. Neuroendocrinology 65: 210–215e

Ströhle A, Kellner M, Holsboer F, Wiedemann K (1998) Atrial natriuretic hormone decreases endocrine response to a combined dexamethasone corticotropin-releasing hormone test. Biol Psychiatry 43: 371–375

Uddo M, Vasterling JJ, Brairley K, Suker PB (1993) Memory and attention in combat related posttraumatic stress disorder (PTSD). J Psychopathology and Behavioral Assessment 15: 43–52

Vale W, Spiess J, Rivier C, Rivier J (1981) Characterization of a 41-residue ovine hypothalamic peptide that stimulates secretion of corticotropin and β-endorphine. Science 213: 1394–1397

van der Kolk BA, McFarlane AC, Weisaeth L (eds) (1996) Trauma and memory. Traumatic Stress, p 279–302. Guilford Press, New York

Yehuda R, Levengood RA, Schmeidler J, Wilson S, Guo LS, Gerber D (1996) Increased pituitary activation following metyrapone administration in posttraumatic stress disorder. Psychoneuroendocrinology 21: 1–16

Yehuda R, Southwick SM, Krystal JH, Bremner D, Charney DS, Mason JW (1993) Enhanced suppression of cortisol following dexamethasone administration in posttraumatic stress disorder. Am J Psychiatry 150: 83–86

Yehuda R, Boisneau D, Mason JW, Giller EL (1993) Relationship between lymphocyte glucocorticoidreceptor number and urinary free cortisol excretion in mood, anxiety, and psychotic disorder. Biol Psychiatry 34: 18–25

Yehuda R (1999) Linking the neuroendocrinology of post-traumatic stress disorder with recent neuroanatomic findings. Semin Clin Neuropsychiatry 4: 256–2654

Yehuda R (1997) Sensitization of the hypothalamic-pituitary-adrenal axis in posttraumatic stress order. Ann Acad Sci 821: 57–75, New York

Trauma – aus der Sicht der Psychologie

Brigitte Lueger-Schuster

1 Trauma und Traumatisierung – die Begriffe

„Trauma, griechisch: eine Wunde, die aufbricht, meint ursprünglich die körperlichen Konsequenzen, die ein Organismus nach einem gewaltigem Schlag erleidet. Ins psychologische übertragen, bedeutet Trauma, die Konfrontation mit einem Ereignis, das real stattgefunden hat, dem sich das Individuum schutz- und hilflos aufgeliefert fühlt und bei dem die gewohnten Abwehrmechanismen und Verarbeitungsstrategien erfolglos sind. Reizüberflutung und Reizüberwältigung sind so machtvoll, dass automatisch Angst entsteht, die nicht mehr beherrschbar ist. Als Folge treten kurz- und langfristige psychische Störungen auf. Traumatisierung meint den Prozess, Trauma ist das Ergebnis dieses Vorganges (vgl. Brand, 1986; Veer, 1992; Mertens, 1992).

Psychologisch bedeutet eine Traumatisierung einen tiefen Einbruch, nachdem nichts mehr so ist, wie es vorher war; das gewohnte Leben, Werthaltungen und Lebenseinstellungen sind durcheinandergeraten bzw. gestört. Traumatische Erfahrungen sind existentielle Erfahrungen, die eine Konfrontation mit dem Tod bedeuten, konkret oder im Sinne der Zerstörung der alten Existenz (vgl. Dhawan, 1993)" (Lueger-Schuster, 1996).

Doch Trauma – wie oben beschrieben – ist oft erst der Anfang. Die Traumatisierung setzt sich fort, ob nach Flucht, Vertreibung, Unfall oder für Angehörige nach traumatischen Ereignissen. Keilson, 1979 hat in einer Untersuchung an jüdischen Kriegswaisen in den Niederlanden, durchgeführt nach der NS-Zeit, den Begriff der sequentiellen Traumatisierung eingeführt. Am Beispiel dieser verfolgten Kinder aus den Niederlanden beschreibt er folgende Phasen der Traumatisierung:

1. die feindliche Besetzung der Niederlande mit beginnenden Terror gegen die jüdische Bevölkerung
2. direkte Verfolgung, Versteck in improvisierten Kriegspflegefamilien; Aufenthalt in Konzentrationslagern bzw. Aufenthalt in den Massenlagern
3. Nachkriegsperiode, die wenig realistische zukunftsorientierte Perspektiven gibt.

Wesentlich an der sequentiellen Traumatisierung ist, dass mit Beendigung der zweiten Phase (Verfolgung), die Traumatisierung keineswegs beendet ist. Laut Keilson ist eine ungünstige dritte Phase für die psychische Befindlichkeit wesentlich schädigender ist als eine ungünstige zweite Phase.

Khan (1963) betont ebenfalls die Prozesshaftigkeit der Traumatisierung, indem er den Begriff des kumulativen Traumas einführt. Er beschreibt das Trauma als ein sich aus einer Serie an sich nichttraumatischer Einzelerfahrungen entwickelnd, die sich allerdings in einem Rahmen entwickeln, verstärken und schließlich zum Zusammenbruch führen können. Khan führt die Abhängigkeit von den Rahmenbedingungen ins Treffen, innerhalb derer sich z.B. Flüchtlinge mit Beginn ihres Exodus bewegen.

Terr (1991) beschreibt Trauma ebenfalls dynamisch. Sie hat ihre Typisierung (Trauma Typ I und Trauma Typ II) ursprünglich für den Bereich der kindlichen Traumatisierung beschrieben. Trauma Typ I umschreibt die Traumareaktionen, die die Folgen eines unerwarteteten einzelnen Ereignisses sind. Dies können sein Vergewaltigung, Unfall, Überfall, Naturkatastrophen oder Unglücksfälle. Die Ereignisse prägen sich klar in das Gedächtnis einer Person ein und führen zu einer typischen Posttraumatischen Belastungsstörungen (PTSD). Die Folgen derartiger Ereignisse können traumatisierende Qualität aufweisen, wodurch Typ I zu Typ II werden kann. Typ II entsteht durch mehrmalige, sich wiederholende oder auch andauernde Traumata, beispielsweise andauernder sexualisierter Missbrauch. Anfangs mag die Reaktion noch Typ I entsprechen, doch treten durch die Wiederholung traumatischer Situationen Anpassungsprozesse auf. Damit sind Strategien gemeint, die traumatische Situationen leichter erträglich machen. Primär sind dissoziative Prozesse zu nennen, aber auch Selbsthypnose. Beides erlaubt ein „aussteigen" aus der traumatischen Situation. Auch Selbstbetäubung durch Alkohol oder Drogen sowie emotionale Abstumpfung sind Bewältigungsmechanismen. Längerfristig führen Typ II Traumatisierungen zu einer deutlichen Veränderung der Persönlichkeit, die durch die Klassifikation PTSD nur mangelhaft beschrieben wird.

2 Die Folgen Traumatisierung

Die Klassifikationssysteme DSM und ICD führen beide die Klassifikationen PTSD und ASR (Acute Stress Reaction), die an dieser Stelle nicht beschrieben werden. Hinsichtlich der Folgen langanhaltender Traumatisierungen führt das DSM-IV Persönlichkeitsveränderungen nach langfristiger Traumatisierung als begleitendes Symptommuster. Für das DSM-IV fordert man die Entwicklung einer neuen Kategorie, das „disorder of extreme stress" bzw. die „complex PTSD", dies da das DSM-IV auch für Forschungszwecke viel verwendet wird (vgl. Butollo, 1999). Die ICD-10 sieht die Kategorie „andauernde Persönlichkeitsveränderungen nach Extrembelastungen" vor. Sie umfasst eine feindliche und misstrauische Haltung gegenüber der Welt, Rückzug, Gefühle der Leere und Hoffnungslosigkeit, chronische Nervosität und das Gefühl von permanentem Bedrohtsein sowie Entfremdung.

Herman (1992, 1993) hat sich intensiv mit den Folgen von durch Menschen verursachter Traumatisierung beschäftigt, sie nennt drei Ebenen, die zu beschreiben sind:

1. Symptomatologie
2. Veränderungen in der Beziehungsfähigkeit und des Identitätsgefühls
3. Verhaltensebene, die sich im Speziellen mit der erhöhten Vulnerabilität gegenüber einer erneuten Viktimisierung beschäftigen soll.

Ebenfalls kritisch-konstruktiv äußert sich Van der Kolk (1996a) in Bezug auf die PTSD-Diagnostik/Klassifikation. Als fehlend beschreibt er die Bereiche Affektregulation, Dissoziationen und Somatisierung.

In Bezug auf die Affektregulation stellt Van der Kolk fest, dass Depressionen, Angst, Aggressionen und Verzweiflung in der traumatisierenden Situation unterdrückt werden mussten, wodurch die Affektregulation nachhaltig beeinträchtigt wird, wodurch überschiessende Reaktionen entstehen. Auch Beziehungsfähigkeit und Identität werden durch langdauernde interpersonale Traumatisierungen geschädigt. Grausamkeits- und Wertlosigkeitserfahrungen können auch bei Erwachsenen eine ursprüngliche gesunde Beziehungsfähigkeit zerstören. Herman (1992) spricht hier von einer traumatischen Bindung zwischen Opfer und Täter, bei der das Opfer in absurder und bizarrer Weise an den Täter gebunden ist, da er (der Täter) die einzige Quelle menschlicher Nähe ist. Noch wesentlich bedeutsamer ist die Bindungstheorie als Erklärungsansatz im Bereich der kindlichen Traumatisierung, bei der das Kind widersprüchliche Erfahrungen macht, die sowohl Gewalt als auch die Sehnsucht nach Nähe, Liebe und Geborgenheit beeinhalten und vor allem von Kindern in keiner Weise verstanden, reflektiert und gedeutet werden können.

Dissoziationen werden zu Beginn ihres Auftretens in traumatischen Situationen bzw. kurz danach als Schutzmechanismen verstanden, die helfen das Trauma zu ertragen. „Vergessenes", Abgespaltenes minimieren die Erinnerung an das Trauma und helfen – so die These – das Unbehagen zu löschen. Unter dissoziativer Amnesie versteht man das Unvermögen Aspekte des Traumas zu erinnern und wiederzugeben. Andere dissoziative Phänomene sind Depersonalisation bzw. Derealisation. Dahinter verbergen sich Eindrücke wie sich außerhalb des eigenen Körpers zu fühlen, sich irreal zu fühlen, sich selbst zuzuschauen, wie eine Maschine zu funktionieren, nichts mit dem ganzen zu tun zu haben, alles passiert jemanden anderen, aber nicht einem selbst. Dies wirkt alles beängstigend und befremdlich. Irrationale Kognitionen (werde ich verrückt – ich werde verrückt!) sind Folgen der ursprünglichen Schutzmechanismen. Die schwerwiegendste Ausprägung der dissoziativen Phänomene ist die dissoziative Identitätsstörung, die beschreibt, dass bei einer Person deutlich voneinander abgegrenzte Persönlichkeiten oder Identitäten existieren, wovon eine abwechselnd mit den anderen im Vordergrund steht (vgl. Nijenhuis et. al., 2002).

Hinsichtlich der Somatisierung hält Van der Kolk (1996) fest, dass es eine Relation zwischen der erhöhten Somatisierungstendenz vor allem von mehrfachtraumatisierten Personen und dem Alexithymie-Konzept geben kann. Er führt die Unfähigkeit sich und seine Gefühle zu verbalisieren an, die dazu führt, dass sich der Körper in Symptomen ausdrückt. Diese Körpererinnerungen weisen mit Schmerzen auf Erlebnisinhalte hin, die keiner bewussten Erinnerung zugänglich sind.

3 Ätiologie

Familienpathologie, Schweregrad der Konfrontation mit dem traumatischen Ereignis, Dauer und Nähe werden als wahrscheinlichkeitsbestimmend für die Entwicklung einer posttraumatischen Störung laut DSM-IV (490) angeführt. Ehlers (1998) verweist auf Zusammenhänge mit der Herkunftsfamilie, kindliche Verhaltensstörungen, früher bestehende psychische Störungen, Anpassung an das Trauma (z.B. Attributionsstil) oder die subjektiv wahrgenommene soziale Unterstützung nach der Traumatisierung als Risikofaktoren für die Entstehung einer PTSD. Nichtsdestotrotz sollte man diesen Faktoren nur eingeschränkt Glauben schenken, abgeschlossene Modellbildungen in Bezug auf die Ätiologie sind nicht vorhanden.

Es finden sich mehrere Erklärungsmodelle zur Entstehung und Aufrechterhaltung der PTSD:

- lerntheoretische Ansätze,
- Modelle gestörter Informationsverarbeitung,
- psychobiologische Modelle und integrative Modelle.
- psychoanalytische Modelle sind im wissenschaftlichen Diskurs marginal, im psychotherapeutischen Kontext aber nach wie vor von Bedeutung.
- bindungstheoretische Überlegungen sind vor allem für das Kinder- und Jugendalter relevant.

3.1 Lerntheoretisches und kognitives

Gemeinsam ist den lerntheoretischen und kognitiven Modellen der Gedanke, dass zentrale Gedächtnisinhalte in ihrer Struktur und Funktion durch das traumatische Erlebnis nachhaltig verändert werden.

Foa & Kozak (1986) benennen die durch das Trauma veränderten Gedächtnisstrukturen „Furchtstrukturen", die durch die hohe Angst und Aktivierung miteinander verbunden werden. Drei Elemente heben sie hervor: kognitive Stimuli (auch das Trauma mit seinen Merkmalen), physiologische Reaktionen sowie emotionale

Bedeutungen. Foa & Kozak erklären die PTSD als konditionierte emotionale Reaktion, die mit klassischer Konditionierung bzw. operanter Konditionierung schwer zu löschen ist. Klassische Konditionierung beschreibt, dass während des Traumas Merkmale der traumatischen Situation mit emotionalen und physiologischen Reaktionen verknüpft werden, in der Folge lösen ähnliche Merkmale „gleiche" Reaktionen aus. Die operante Konditionierung im Kontext des Traumas meint, dass eine Löschung durch die Vermeidung traumarelevanter Stimuli verhindert wird, sie – die Vermeidung – bleibt operant im Sinne einer negativen Verstärkung aufrechterhaltend. Steil, Ehlers & Clark, 1997 ziehen die negative Verstärkung als potenzielle Erklärung für die Aufrechterhaltung von aggressivem Verhalten, Rumination, das Empfinden von Wut und Ärger und Substanzmissbrauch heran, da sie ebenfalls die mit der Erinnerung verbundenen belastenden Emotionen beenden. Der spontane Aufbau einer Furchtstruktur nach dem Erleben eines traumatischen Ereignisses ist nach Foa & Kozak (1986) ein normaler und kein pathologischer Prozess. Pathologisch wird die Furchtstruktur erst, wenn es nicht zu einer spontanen Rückbildung innerhalb von Tagen oder einigen Wochen kommt, da dann die Furchtstruktur verhaltensrelevant wird. Bei den meisten traumatisierten Personen laufen spontane Teilaktivierungen der Furchtstruktur ab, durch z.B. plötzliches Erinnern oder durch Intrusionen, dies führt leider nicht zur Rückbildung oder Deaktivierung. Die spontane Aktivierung bewirkt eher das Gegenteil: eine immer ausgeprägtere Vermeidung in Folge des Angstanstieges. Das Furchtstrukturmodell kann den Unterschied zwischen Personen mit und ohne PTSD erklären durch die unterschiedliche Größe und Stärke der aktivierten Gedächtnisstruktur. Es kann Intrusions-, Vermeidungs- und Hyperarousalsymptome erklären und ist durch weiterführende Annahmen in der Lage, auch dissoziative Symptome und Teilamnesien zu erklären. Diese sogenannten Netzwerkmodelle (Chembot, Toitblat, Hamada, Carlson & Tweentyman, 1988, Foa, Steketee & Rothbau, 1989) nehmen an, dass die erhöhte Aktivierung des autonomen Nervensystems im Zusammenspiel mit der Aktivierung der Furchtstruktur die Informationsverarbeitung verhindert. Die Erregung kann so stark sein, dass die Amnesien durch Hemmung der Informationsverarbeitung zustande kommt. Die kann den Wechsel in der PTSD-Symptomatik zwischen Intrusionen und Erinnerungslücken erklären. Eine Veränderung dieses Furchtstrukturnetzwerkes kann nur durch die direkte Aktivierung, d.h. durch die gezielte Konfrontation mit traumarelevanten Reizen möglich werden. Maercker (1997) referiert Forschungsergebnisse, die diese Ansätze stützen.

In den Modellen kognitiver Schemata wird postuliert, dass eine Traumatisierung grundlegende Überzeugungen und Erwartungen massiv erschüttert und verändert (vgl. Janoff-Bulmann, 1992; Horowitz, 1976; 1986). Die Erschütterung ist eine grundlegende, die Veränderung meist dysfunktional. Auch werden prätraumatisch vorhandene dysfunktionale Schemata und Überzeugungen validiert. Schon während der Traumatisierung wird die Informationsverarbeitung durch bereits vorhandene Schemata gelenkt, die als im Gedächtnis repräsentierte Informationsverarbeitungsmuster definiert werden, die Wahrnehmung und das Verhalten steuern und organisieren. Beispielsweise ist damit das Ausmaß gemeint, mit dem ein Mensch Vertrauen in andere Menschen hat oder ob jemand mit einem ausgeprägten Selbstbewusstsein agiert.

Horowitz (1986) geht davon aus, dass nur kleine verkraftbare Mengen der traumatischen Informationen aufgenommen und in die Schemata integriert werden können. Zwei gegenläufige Mechanismen bewirken eine Oszillation: Verleugnung und emotionale Taubheit halten traumatische Informationen vom Bewusstsein fern, die Tendenz zur Vervollständigung der Informationsverarbeitung besteht dennoch. Die traumatischen Informationen bleiben solange im Bewusstsein, bis sie in die Schemata integriert sind. Horowitz postuliert eine festgelegte universelle phasische Abfolge von Reaktionen. Die Phase des Aufschreis tritt unmittelbar nach dem Ereignis ein, sie ist gekennzeichnet durch Flucht bzw. Kampfreaktionen und einer extremen physiologischen Reagiblität. Ihr folgen die Phasen der Intrusionen und der Verleugnung. Ist der Prozess der Oszillation beendet, sind die Erinnerungen weniger lebendig und die emotionalen Reaktionen weniger stark. In der Phase des Durcharbeitens werden die existierendn Schemata und die traumarelevanten Informationen in Einklang gebracht. An sich sind diese Phasen normale Reaktionen, werden aber dann pathologisch, wenn sie blockiert, verlängert oder sehr intensiv sind. Als die Symptomhaftigkeit erhöhend gelten der soziale Hintergrund, prämorbider Charakter, Bewältigungsstrategien und vor dem Trauma bestehende Konfliktmuster, Selbstkonzepte sowie die Interpretation des Geschehenen. Vor allem negative Rückkoppelungen können den Integrationsprozess stören. D.h. je stärker die Erinnerung mit negativen Emotionen verbunden ist, desto stärker wird die Tendenz zur Vermeidung sein, wodurch die Möglichkeit, das Erlebte zu integrieren, erschwert wird. So kann es z.B. in der Phase der Intrusionen zu neuen bedrohlicheren Interpretationen des Geschehenen kommen und die Befürchtung entstehen, neue ähnliche Geschehnisse nicht verhindern zu können, Gefühle der Hilflosigkeit und des Kontrollverlustes werden intensiver. Bislang gibt es wenig Beleg für die Universalität des Ablaufes der Phasen, was aber auch mit den realen Prozessen, in denen sich Personen nach Trauma bewegen, zu tun haben kann. Jedes Umfeld eines Menschen nach traumatischen Ereignissen birgt eine potenzielle Fülle traumatisierender Faktoren, die auf die Verarbeitung Einfluss nehmen.

Eine weitere Entwicklung in den kognitiven Modellen stellt die Rolle der idiosynkratischen Bedeutung der Traumatisierung und ihrer Folgen sowie der kognitiven Vermeidung bei der Aufrechterhaltung der Symptomatik dar (vgl. Ehlers & Clark, 2000; Steil & Ehlers, 2000). Ob eine Person ihre posttraumatischen Symptome als Teil eines normalen Genesungsprozesses oder als katastrophisierend interpretiert, ist von großer Bedeutung. Die subjektive Belastung wird durch die dysfunktionalen Kognitionen in Bezug auf auftretende Intrusionen determiniert. Es macht einen Unterschied, ob jemand diese massiven Erinnerungsblitze als „jetzt werde ich verrückt" oder „sie werden weniger werden und sie sind normal" interpretiert. Darüber hinaus vermitteln sie Symptome eines erhöhten Erregungsniveaus. Die dysfunktionalen Kognitionen motivieren Betroffene, Strategien zur Kontrolle der Intrusionen einzusetzen, die kontraproduktiv, d.h. symptomverstärkend sind. So wirkt Gedankenunterdrückung verstärkend auf das Auftreten von Intrusionen. Auch wird die Auseinandersetzung mit dem Trauma verhindert oder unterbunden.

Ebenfalls Ehlers & Clark (2000) beschäftigen sich mit dem episodischen bzw. autobiographischen Gedächtnis als wesentlichen Teil der Weiterentwicklung kognitiver Modelle zur Erklärung der PTSD. Sie vermuten, dass eine PTSD dann aufrechterhalten bleibt, wenn die traumatische Erinnerung ungenügend bearbeitet wird und zuwenig in den autobiographischen Kontext eingebunden wird. Dies hat Folgen hinsichtlich der Enkodierung traumatischer Informationen (ob primär Verarbeitung sensorischer Reize oder eine Verarbeitung der Bedeutung der Situation, ihres Kontexts in organisierter Weise). Angenommen wird, dass eine datengesteuerte Enkodierung das Risiko der Ausprägung der PTSD erhöht, während eine Verarbeitung der Bedeutung der Situation und ihres Kontexts das Risiko senkt. Durch diese Annahme wird die Relation zwischen Alter und Risiko der Entwicklung einer PTSD transparenter, da Kinder durch ihre eingeschränkte Fähigkeit eher zur datengesteuerten Verarbeitung neigen. Auch hilft diese Annahme die Relation zwischen Intelligenzniveau und Ausprägung einer PTSD zu verstehen.

Immer wieder zur Diskussion für die Erklärung der PTSD gestellt wird die Theorie der gelernten Hilflosigkeit (Seligman, 1975), vor allem um die Symptome der emotionalen Taubheit und der Passivität zu erklären, für Symptome wie Wiedererleben oder erhöhtes Arousal liegen keine empirischen Belege vor. Joseph et al. (1995) verweisen auf die Unterscheidung zwischen den Attributionen während der Traumatisierung und in Bezug auf die folgenden Reaktionen. Wie attribuiert wird, kann Gefühle wie Schuld, Scham, Wut und Ärger erklären.

Fasst man diese psychologischen Modelle zur Erklärung der PTSD zusammen, so zeigen sich Gemeinsamkeiten:

In Zentrum steht die Reaktion der Person auf das Auftreten der Intrusionen und der damit verbundenen Übererregung. Vermeidung, emotionale Taubheit, Rückzug werden so als sekundäre Symptome gewertet. Vermeidung gilt als wesentlich hinsichtlich der Aufrechterhaltung der Störung. Aktives Sich-Nicht-Erinnern verhindert die entsprechende Konfrontation mit dem traumatischen Erlebnis und damit deren Verarbeitung. Auch die Bedeutung der dysfunktionalen Kognitionen, d.h. der Bewertung des Traumas und der Folgen wird als wesentlich für die Entstehung und Aufrechterhaltung der PTSD erachtet. Daher wird auf psychotherapeutischer Ebene nach einer Phase der Stabilisierung eine Konfrontation mit den traumatischen Reizen empfohlen, ebenso wie Identifikation und Veränderung der dysfunktionalen Kognitionen. Im Zentrum der Intervention sollte eine Veränderung des Vermeidungsverhaltens stehen. Nicht erklärt werden durch die lerntheoretischen und kognitiven Ansätze die Symptome des Hyperarousal, hier werden biologische Erklärungsmodelle entwickelt.

3.2 Die tiefenpsychologischen Ansätze

Die psychoanalytisch orientierte Sicht lenkt im Bereich des Psychotraumas den Blick auf Übertragung und Gegenübertragung (vgl. Holderegger, 1993), die für die Traumabearbeitung und Integration wesentlich sind.

Peichl (2001) nimmt eine Einteilung von Traumata vor in:

- Verfolgungstraumata (alle verbrecherischen Handlungen, incl. Folter und Vertreibung), Entwicklungstraumata (Vernachlässigung, psychische und physische Gewaltanwendung, sexualisierte Gewaltanwendung und aggressiv entwertende Familienmuster)
- und additive Traumata (kumulative Traumatisierungen in der Kindheit führen zu erhöhtem Risiko im Erwachsenenalter erneut Opfer von Gewalt zu werden),

die in Beziehung zur psychoanalytischen Theorie gestellt werden.

Die Annahme der psychodynamischen Modellvorstellung bei Verfolgungstraumata ist, dass das Ich unter dem Druck des realen Macht-Ohnmachtsgefälles, der unkontrollierbaren Angst und der Hilflosigkeit regrediert. Im Zustand der Re-Infantilisierung verbindet sich die Realität mit den unbewussten Phantasien früherer Kindheitsängste. Es kommt zu einer psychosenahen Angst. Peichl kritisiert dieses kurz vorgestellte Konzept als zu psychologisch, da es die neurobiologischen Folgen zu wenig zur Kenntnis nimmt. In Bezug auf die Entwicklungstraumata stehen die internalisierten Objektbeziehungen im Zentrum eines Erklärungsansatzes. In Bezug auf Kernberg (1996) referiert Peichl die frühe Konfrontation mit Hass, Aggression und Entwertung durch das Beziehungsumfeld als verhindernd für eine phasengerechte Integration von Liebe und Hass. Sowohl das Selbst wie auch die Objektrepräsentanzen bleiben gespalten, es kommt zum Syndrom der Identitätsdiffusion.

Ziel der psychoanalytischen Behandlung traumatischer Störungen ist das Aufdecken traumatischer Erinnerungen und die Bearbeitung der Motive der Verdrängung. Bedeutung haben Scham, Schuld und Hass für den Verdrängungsprozess, welche, gilt es herauszufinden.

Die Psychoanalyse macht für die Störungen des Traumagedächtnisses das dynamische Unbewussste verantwortlich. Daher werden auch traumabedingte Störungen nicht wesentlich abweichend von neurotischen Störungen behandelt.

Reddemann (2001) hingegen schreibt: „wir meinen, dass die Psychoanalyse mit ihren Konzepten von Übertragung und Gegenübertragung und vom Unbewussten eine hilfreiche Verstehensgrundlage bietet, die psychoanalytischen Interventionen aber modifiziert werden müssen, um den Anforderungen, die traumatisierte Menschen an eine Behandlung stellen, gerecht zu werden" (S. 15). Sie lenkt auch den Blick auf die unabdingbare Notwendigkeit der Stabilisierung vor der Konfrontation mit dem Trauma. Stabilisierung ist Ich-Stärkung, aber das traumatisierte Ich ist kein Normal-Ich, daher braucht das psychoanalytische Vorgehen eine Modifizierung, sie zieht Konsequenzen aus den besonderen Bedingungen, die traumatisierte Personen mitbringen und d.h. „trauma first" (vgl. Reddemann, 2001). Reddemann geht noch einen Schritt weiter, indem sie imaginative Techniken entwickelt, die ihrer Erfahrung nach gut in psychotherapeutische Interventionen zu integrieren sind. „Dennoch behandeln wir immer den ganzen Menschen im Rahmen eines Gesamtbehandlungsplanes. Das kann tiefenpsychologisch fundierte Psychotherapie sein, die international psychodynamische Therapie genannt wird, oder auch analytische Psychotherapie, das kann auch Verhaltenstherapie sein, in die sich unser Vorgehen ebenfalls gut integrieren lässt (S. 19). Reddemann betont die Notwendigkeit der Stabilisierung vor der Traumakonfrontation und der folgenden Trauer und dem Neubeginn. Sie referiert eine Fülle von ressourcenorientierten Übungen und Techniken, die in der Psychotherapie mit traumatisierten Personen hilfreich sind.

3.3 Bindungstheorien

Bindungstheoretische Überlegungen kommen primär aus der Entwicklungspsychologie, hier vor allem in Bezug auf die Rolle der Familie bzw. der sozialen Umwelt.

Die Rolle von Familie und Umwelt

Die psychischen Reaktionen von Kindern und Jugendlichen sind im familiären Bindungsgefüge zu betrachten, d.h. Kinder tendieren dazu die Interpretation des Traumas von ihren Eltern zu übernehmen oder umgekehrt: die Eltern dienen als Filter, durch den die Kinder die Bedeutung der Bedrohung wahrnehmen. Die Eltern sind Modelle für den Umgang mit dem Trauma, sie können Strategien verstärken, die die Symptome lindern oder auch verstärken. Als Beispiel für die Verstärkung der Symptomgruppe „Intrusionen" (bildhafte sehr eindrückliche Erinnerungen an das traumatische Ereignis) ist das Schonen der Kinder durch die Eltern zu erwähnen. Eltern wollen ihre Kinder vor den schrecklichen Erinnerungen schützen, sie wollen den Kindern das Vergessen erleichtern, d.h. sie sprechen das Ereignis – wenn irgendwie möglich – nie mehr an, damit verstärken sie jedoch die Intrusionen und bewirken damit das Gegenteil von dem, was sie wollen. Dazu passt die Tendenz der Kinder, dass sie versuchen ihre Eltern zu schützen, indem sie das eigene Leiden nicht aussprechen, da sie mitbekommen, wie schwer es den Eltern fällt, über das traumatische Ereignis zu sprechen, vor allem auch dann, wenn Eltern und Kinder gemeinsam zu Trauma-Opfern wurden oder Kinder Zeugen der Traumatisierung der Eltern wurden. Der Teufelskreis zwischen Schützen und Schonen verstärkt die Symptomatik. Dazu kommt, dass Kinder alles auf sich beziehen, weil sie z.B. nicht brav waren. Sie sind nicht in der Lage – weder kognitiv noch emotional – nachzuvollziehen, dass z.B. die Vertreibung aus dem Haus durch Soldaten rein gar nichts mit ihrem Verhalten zu tun hat, also versuchen sie besonders brav zu sein, in der Hoffnung, dass dann alles wieder gut wird.

Bindung
Wenn nun traumatische Ereignisse passieren und Kinder betroffen oder involviert waren, versuchen Eltern ihre Kinder zu schützen, durch Reden und gemeinsames Essen, durch Festhalten. Sie tun, was Eltern mit Kindern tun, sie sorgen für sie und stabilisieren so den entwicklungsbedingten Bindungs- und Differenzierungsprozess. In und nach belastenden Situationen wird diese Stabilisierung besonders wichtig, denn damit wird die Erregung, die jede traumatische Situation hervorruft, modifiziert und reguliert. Darüber reden, fördert Denken und Denken modifiziert Gefühle und erhöht die Handlungsflexibilität, d.h. die Bewältigungsstrategien werden vielfältiger und „bunter" (vgl. Van der Kolk, 1998). Traumatisierte Eltern tun sich schwer, die Erregung ihrer Kinder zu regulieren, so können chronische Übererregung und trauma-spezifische Symptome entstehen. Die Kinder entwickeln automatisch Angst, aber auch Wut und die Sehnsucht nach kompetenten Eltern. Da keine äußere Möglichkeit besteht, diese Erfahrungen und Gefühle zu modifizieren, entwickeln Kinder innere Mechanismen: Vermeidung, Ambivalenz und chaotische Reaktionen.

Vermeidung heißt, die eigenen Gefühle zu vermeiden, inneres Unbehagen und Wünsche nicht zur Kenntnis zu nehmen und eine positive Fassade vorzuspiegeln. Sie bedeutet, dass die Kinder nach einiger Zeit nicht mehr wissen, was ihnen hilft. Nach außen wirken sie selbstständig, selbstständiger als sie sind. Sie sind emotional distanziert, meiden Nähe und Freundschaft, dafür sind sie sehr leistungsbereit. Aber der Körper spielt nicht mit, sie kränkeln, haben häufig Schmerzen wie Kopfweh, Bauchweh, sind müde und energielos und trotzdem findet kein Arzt entsprechende Erkrankungen. Die körperlichen Symptome drücken die ständige traumabedingte Übererregung bzw. Unruhe aus. Die Kinder brauchen psychische Unterstützung, d.h. vor allem qualifizierte Psychotherapie und weniger medikamentöse Behandlung.

Ambivalente Kinder entwickeln sich in der Mehrheit zu Menschen, die sich auf ihre Gefühle verlassen, aber das eigene Denken außer Acht lassen. Die Wahrnehmung der Realität macht sie konfus, sie stellen sich auf ihre Gefühle ein und denken nicht mehr über die Bedeutung ihrer Erfahrung nach. Sie richten sich auf die innere Realität ein und entfernen sich von der sozialen Realität. Damit geraten auch sie in die soziale Isolierung. Dennoch wissen sie, dass sie soziale Unterstützung brauchen, daher suchen sie sie, fühlen sich aber in den Beziehungen unverstanden und schlecht behandelt. Logische Argumente in derartigen Beziehungen können von ambivalenten Menschen nicht verstanden werden, da ihre Fähigkeiten eingeschränkt sind, Erwartungen an der Realität zu korrigieren. Eine Zusatzklassifikation in Bezug auf Bindung ist die des Kindes mit desorganisiertem Verhaltensmuster. Das Bindungssystem dieser Kinder ist zwar aktiviert, ihr Bindungsverhalten äussert sich aber nicht in ausreichend konstanten und eindeutigen Verhaltensstrategien. Das Desorganisationsmuster wurde überzufällig häufig bei Kindern von Eltern gefunden, die ihrerseits traumatische Erfahrungen wie Verlust- und Trennungserlebnisse, Misshandlungen und Missbrauch mit in die Beziehung zum Kind brachten (vgl. Brisch, 1999).

Insgesamt verweisen die Überlegungen der Bindungstheorie auf die Notwendigkeit eines sicheren Gehalten-werden sowie auf eine verlässliche soziale Unterstützung für Menschen jeden Alters nach traumatischer Erfahrung, auch wenn die vorliegenden empirischen Untersuchungen noch keine ausreichenden Belege für Erklärungsansätze erkennen lassen.

4 Forschung

Die psychologische Forschung zu PTSD kann in der Summe als eine reichhaltige, lebendige Szenerie beschrieben werden. Das Gros der vorgelegten Studien beschäftigt sich mit PTSD aus Sicht der kognitiven

Modelle bzw. aus Sicht der Neuropsychologie.

Empirische Belege finden sich für die Zusammenhänge von chronischer PTSD mit Selbstaufgabe (Ehlers et. al., 2000), peritraumatische Dissoziationen (Murray et al. 2002), negative Interpretation des Traumas im Sinne der w.o. beschriebenen kognitiven Dysfunktionen (Dunmore et al., 1999), negative Interpretationen der anfänglichen PTSD-Sypmptome (Mayou, Bryant & Ehlers, 2001; Steil & Ehlers, 2000), negative Interpretation der Reaktionen aus dem Umfeld (Dunmore, 1999), Gedankenunterdrückung (Mayou et al., 2001; Steil & Ehlers, 2000), Rumination (Mayou et al., 2001; Murray et al., 2002, Steil & Ehlers, 2000), Vermeidung (Dunmore et al., 1999). Wenig empirischen Beleg gibt es bislang für die von Ehlers und Clark aufgestellte These der datengesteuerten versus kontextgesteuerten Enkodierung von Informationen (Halligan, Clark und Ehlers, 2002). Insgesamt allerdings hat es die psychologische Forschung im Bereich von PTSD schwer, da die Gedächtnisorganisation komplex ist und die Messinstrumente dazu nicht immer konsistent sein können. Auch zeigen sich im Labor andere Verarbeitungsprozesse als im echten Leben. Die Kontrolle der Störvariablen ist des Weiteren ein komplexes Problem, dass in dieser Art der Kausalforschung schwer zu lösen ist. Auf psychotherapeutischer Ebene verweisen die vorlegten empirischen Studien auf die Notwendigkeit der Konfrontation, d.h. des Wiedererlebens der traumatischen Situationen, vor allem auf die damit verbundene kontextgebundene Speicherung. Unterschiedlich sind die Erklärungsansätze, warum dies hilfreich in der therapeutischen Traumabewältigung ist. Hier ist noch viel theoriegeleitete Forschung zu leisten. Auch fehlen nach wie vor Studien über die sozialen Faktoren, die bei der Traumabewältigung wirken. Das Zusammenspiel von pharmakologischen und psychologischen Interventionen ist auch erst wenig erforscht, Risikofaktoren, Art des Traumas, Dauer des Traumas, Ausgesetztheit gegenüber einer traumatischen Situation, Attribuierungen, biographischen Faktoren, Alter, Geschlecht ... sind Bereiche in denen es erste Ergebnisse gibt, die sich immer auf PTSD beziehen. Andere psychische Folgen, ob als Komorbiditätsforschung oder als andere Erkrankungsformen per se sowie in Bezug auf die Beeinträchtigung der Lebensqualität sind nahezu unerforscht. Dennoch ist aus heutiger Sicht festzuhalten, dass die psychologische Traumaforschung erste nachhaltige und umsetzbare Ergebnisse vorzuweisen hat, auch wenn sie noch in den Kinderschuhen steckt, sind diese doch schon recht stabil.

Literatur

Brand B (1986) Beratung für Flüchtlingsfrauen – Möglichkeiten und Grenzen am Beispiel des Sozialdienstes für Flüchtlinge in Frankfurt. In: Internationaler Sozialdienst deutscher Zweig Ev (Hrsg): Flüchtlingsfrauen in der Bundesrepublik, 115–125. Frankfurt am Main

Brisch KH (1999) Bindungsstörungen. Von der Bindungstheorie zur Therapie. Klett-Cotta, Stuttgart

Butollo W, Hagl M, Krüsmann M (1999) Kreativität und Destruktion posttraumatischer Bewältigung. Forschungsergebnisse und Thesen zum Leben nach dem Trauma. Pfeiffer bei Klett-Cotta, Stuttgart, S. 43

Chemtob D, Roitblat HL, Hamada RS, Carlson JG, Twentyman CT (1988) A cognitive-action theory of post-traumatic stress disorder. J of Anxiety disorders 2: 253–275

Dhawan S (1993) unveröfftl Manuskript zum Vortrag am Institut für Kunst und Wissenschaft. Wien am 23. 4. 1993: Einblicke in die psychotherapeutische Arbeit der Beratungsstelle Xenion

Dunmore E, Clark DM, Ehlers A (1999) Cognitive factors involved in the onset and maintenance of posttraumatic stress disorder (PTSD) after physical or sexual assault. Behaviour Research and Therapy 37: 809–829

Ehlers A, Mayou RA, Bryant B (1998) Psychological predictors of chronic posttraumatic stress disorder after vehicle accidents. J of Abnormal Psychology 107: 508–519

Ehlers A, Clark DM (2000) A cognitive model of posttraumatic stress disorder. Behaviour Research and Therapy 38: 319–345

Ehlers A, Maercker A, Boss A (2000) Posttraumatic stress disorder following political imprisonment: the role of mental defeat, alienation, and perceived permanent change. J of Abnormal Psychology 109: 45–55

Ellis A, Stores G, Mayou R (1998) Psychological consequences of road traffic accidents in children. European Child and Adolescent Psychiatry 7: 61–68

Essau CA, Conradt J, Petermann F (1999) Häufigkeit der Posttraumatischen Belastungsstörung bei Jugendlichen: Ergebnisse der Bremer Jugendstudie. Zeitschrift für Kinder- und Jugendpsychiatrie und Psychotherapie 27: 37–45

Foa EB, Kozak MJ (1986) Emotional processing of fear: Exposure to corrective information in rape victims. Psychological Bulletin 99: 20–35

Foa EB, Steketee G, Rothbaum BO (1989) Behavioral/cognitive conceptualisation of post-traumatic stress disorder. Behavior Therapy 20: 155–176

Halligan SL, Clark DM, Ehlers A (2002) Cognitive processing, memory, and the development of PTSD symptoms: two experimental analogue studies. J of Behavior therapy and Experimental Psychiatry 33: 73–89

Herman JL (1992) Trauma and Recovery. Basic Books, New York

Herman JL (1993) Die Narben der Gewalt. Kindler, München

Horowitz MJ (1976) Stress response syndromes. Aronson, New York

Horowitz MJ (1986) Stress response syndromes (2nd ed) Northvale, NJ: Jason Aronson

Janoff-Bulmann R (1992) Shattered Assumptions: towards a new psychology of trauma. Free Press, New York

Joseph S, William R, Yule W (1995) Psychosocial perspectives on post-traumatic stress. Clinical Psychology Review 15: 515–544

Keilson H (1979) Sequentielle Traumatisierung bei Kindern. Enke, Stuttgart

Khan, M (1963) Das kumulative Trauma. In: Khan M (Hrsg) Selbsterfahrung in der Therapie. Kindler, München

Kernberg OF (1996) Hass als zentraler Affekt der Aggression. Zeitschrift für psychosomatische Medizin 42: 281–305

Lueger-Schuster B (Hrsg) (1996) Leben im Transit. Wiener Universitätsverlag, Wien

Lueger-Schuster B (1998) Psychotraumatologie. In: Kryspin-Exner I, Lueger-Schuster B, Weber G (Hrsg) Klinische Psychologie und Gesundheitspsychologie. Postgraduale Aus- und Weiterbildung: 100–119. Wiener Universitätsverlag, Wien

Mayou R, Bryant B, Ehlers A (2001) Prediction of psychological outcomes one year after a motor vehicle accident. American Journal of Psychiatry 158: 1231–1238

Maerker A (1997) Therapie der posttraumatischen Belastungsstörungen, 2. überarb. u. erg. Aufl. Springer-Verlag, Berlin Heidelberg New York

Mertens W (1992) Psychoanalyse. Kohlhammer Verlag, Stuttgart

Murray J, Ehlers A, Mayou R (2002) Dissociation and posttraumatic stress disorder: two prospective studies of motor vehicle accident survivors. British J of Psychiatry 180: 363–368

Nijenhuis ERS, van der Hart O, Stelle K (2002) The emerging Psychobiology of Trauma-Related dissociation and dissociative disorders. Biological Psychiatry, John Wiley & Sons: 1080–1098

Peichl J (2001) Die Transformation der traumatischen Erinnerung – Techniken der Traumatherapie. Eine Revue der Erklärungsmodelle und Therapieansätze. In: Streeck-Fischer A, Sachsse U, Özkan I (Hrsg) (2001) Körper – Seele – Trauma. Biol Klin Praxis: 151–173. Vandenhoeck & Ruprecht, Göttingen

Reddemann L (2001) Imagination als heilsame Kraft. Pfeiffer Verlag, Stuttgart

Seligman MEP (1075) Helplessness. On depression, development and death. Freemann and Company, San Francisco

Steil R, Ehlers A, Clark DM (1997) Kognitive Aspekte bei der Behandlung der posttraumatischen Belastungsstörungen. In: Maercker A (Hrsg) Therapie der posttraumatischen Belastungsstörung. Springer, Berlin

Steil R, Ehlers A (2000) Dysfunctional meaning of posttraumatic intrusions in chronic PTSD. Behaviour Research and Therapy 38: 537–558

Terr LC (1991) Childhood Traumas. An outline and overview. Am J of Psychiatry 148 (1): 10–20

van der Kolk B, Pelcovitz D, Roth S, Mandel FS, McFarlane A, Herman JL (1996) Dissociation, somatization, and effect dysregulation: The complexity of adaption to trauma. Am J of Psychiatry 153 (suppl): 83–93

van der Kolk B (1998) Zur Psychologie und Psychobiologie von Kindheitstraumata (Developmental Trauma). In: Streeck-Fischer A (Hrsg) Adoleszenz und Trauma: 32–56. Vandenhoeck & Ruprecht, Göttingen

Veer G v (1992) Counselling and Therapy with Refugees. Psychological Problems of Victim of War, Torture and Repression. Wiley & Sons Ltd, West Sussex

Die traumatogene Gesellschaft – Soziologie und Psychotraumatologie

D. Vyssoki, A. Schürmann-Emanuely

Einleitung

Es ist ein permanenter Zustand, dass Menschen durch menschliches Handeln traumatisiert werden. Oft ist dieses *men-made-disaster* so gewaltig, dass ganze soziale Gebilde zerstört werden, mit direkten Folgen für die darin Lebenden. Die Beschreibung eines so entstandenen kollektiven Traumas, der Epidemiologie und der Prävalenzrate eines dadurch auftretenden PTSD benötigt neben den üblichen biologischen und klinischen Forschungsansätzen in der Psychotraumatologie dann vor allem sozialwissenschaftliche. Doch kritisch betrachtet kann es keinen solchen Ansatz geben, ohne ebenfalls einen gesellschaftspolitischen mit zu denken. Denn es sind die gesellschaftspolitischen Umsetzungen, wie das Errichten von psychosozialen Zentren und das Bekämpfen oder zumindest das Thematisieren der Ursachen der Traumatisierungen, die schlussendlich den Betroffenen zugute kommen und sie in einem menschenwürdigen Dasein unterstützen.

Über die Wissenschaft hinaus

Gerade in der Diskussion in den Niederlanden um die Überlebenden der Shoah und deren Nachkriegskindern in den 60er- und 70er-Jahren zeigte sich, dass ohne einen sozialwissenschaftlichen Ansatz wichtige Ergebnisse in der Behandlung der Betroffenen nicht möglich gewesen wären. Trotzdem rief die Form und die Art, wie dieser scheinbar gesellschaftspolitische Fall, samt seinen wissenschaftlichen Ansätzen in der holländischen Öffentlichkeit durch Psychiater und Psychoanalytiker thematisiert wurde, Kritik seitens von Soziologen hervor. Diese Thematisierung hatte 1973 zwar zum für Europa beispielhaften Regierungsbeschluss geführt, dass die öffentlichen Unterstützungsmaßnahmen nicht nur Shoah-Überlebenden gewährt werden sollten, sondern auch deren nach dem Krieg geborenen Kindern – aus der Erkenntnis heraus, dass diese ebenfalls massivst an den posttraumatischen Folgeerscheinungen des NS-Terrors zu leiden haben. Doch für so manchen kritischen Soziologen blieb diese „Medizinalisierung" und „Psychologisierung" des Schicksals der Shoah-Überlebenden eine „Strategie, um entscheidenden Fragen zur Vergangenheit aus dem Weg zu gehen." (van Gelder, www.ifs.uni-frankfurt.de). Dieses aus der Gesellschaft weg Delegieren, in die medizinische Praxis und in die Wohlfahrtsverbände ausschließlich hinein, würde die Fragen zu Kriegsursache und zum Antisemitismus trivialisieren und „institutionell einkapseln. [...] Die Psychologisierung und Proto-Professionalisierung der Opfer war somit eine Verkennung der Tatsache, dass das politische System fehlerhaft war, und vielleicht immer noch dieselben Mängel aufwies, die die Judenverfolgung ermöglicht hatten." (de Haan, 1997). Soziologische Forschungsansätze sollten demzufolge nicht nur neue Sichtweisen in der Erkenntnis eines PTSD bringen, sondern vor allem zu gesellschaftlich relevanten Ergebnissen führen, welche in der Öffentlichkeit für die Öffentlichkeit eine Auseinandersetzung mit den Ursachen eines Traumas fördert. Es ging um die Politisierung eines Krankheitsbildes, welches durch die Politik provoziert wurde. „Die politische Implikation von klinischen Ergebnissen wurde umso sichtbarer, als *die Gesellschaft als Ganzes* als traumatogen betrachtet wurde." (de Haan, 1997).

Gesellschaft und Trauma

„Der Kampf um die Menschenrechte der Verfolgten und für die Sicherstellung ihrer minimalen sozialen und gesundheitlichen Versorgung war untrennbar mit der Ausbreitung der Trauma-Diskussion verbunden." (Ottomeyer, 2002) Und bei diesem Kampf geht es um sehr viele Menschen: Trauma und PTSD sind keine Ausnahme- und Randerscheinungen, denn wenn in den Industrienationen rund 700.000 Menschen jährlich betroffen sind, so sind es in Entwicklungsländer 117 Millionen Menschen, die durch Krieg und Naturkatastrophen (Flatten, 2001) traumatisiert werden. Die Zahl der Neuerkrankungen ist also gewaltig und kaum fassbar, auch wenn nur eine Minderzahl das typische Bild einer Posttraumatischen Belastungsstörung entwickelt. Dass Menschen nach einer Traumatisierung kein PTSD haben müssen, führt auch in Richtung Erforschung der Fähigkeiten zur Anpassung und Bewältigung.

Der Kampf ist, therapeutisch gesehen, jedenfalls Teil der Bewältigung und kann Teil eines Heilungsprozesses sein. „Versagens-, Scham- und Schuldgefühle treten zurück, wenn offensichtlich auch viele andere betroffen sind und wenn der Einfluss des sozialen und politischen Milieus öffentlich diskutiert wird (Ottomeyer, 2002). Und „ohne die beharrliche Aktivität von MenschenrechtsaktivistInnen, Selbsthilfegruppen und sozialen Bewegungen" (Ottomeyer, 2002) wäre Psychotrauma kein öffentliches Thema geworden. Ob es um die Überlebenden der Shoah geht oder um Opfer sexuellen Missbrauches, von Folter oder von Krieg, jede Form menschlicher Gewalt findet sich durch die Trauma-Diskussion thematisiert. „Wer formuliert, wie zerstörerisch, langfristig und oft „unheilbar" sich Gewalt auswirkt, stellt damit nicht nur eine Diagnose, sondern macht auf einen Missstand aufmerksam." (Kühner, 2002)

Es ist das die Gesellschaft prägende Kollektiv von Menschen – Opfer, Täter und scheinbar Unbeteiligte – welches im Zentrum von jeder Diskussion um Gesellschaft, Gewalt und Trauma steht. Zur Erfassung der gesundheitlichen Folgerscheinungen und der gesellschaftlichen und politischen Auswirkungen massenhafter kollektiver Gewalt (Shoah, Verfolgung, Krieg) wird von einem kollektiven Trauma ausgegangen. Es geht beim kollektiven Trauma nicht um eine aufzählende Beschreibung einzelner Gewalterfahrungen in einem sozialen und historischen Kontext, sondern um die Beschreibung eines Ganzen. Zwar werden natürlich die verschiedenen einzelnen Traumata behandelt, doch gilt es beim kollektiven Trauma bestimmte Grundregeln und Muster zu beschreiben, von Symbolen bis soziale und historische Konstellationen. Angela Kühner weist in ihrer Arbeit über kollektives Trauma auf die Nähe zum Begriff des „kollektiven Gedächtnisses" des Soziologen Maurice Halbwachs hin.

Sozialwissenschaft und Psychotraumatologie

Es war Hans Keilsons Studie "Sequenzielle Traumatisierung bei Kindern" über das Schicksal u.a. holländisch-jüdischer Waisenkinder nach 1945 (Keilson, 1979), welche die Notwendigkeit eines offenen Forschens aufzeigte. Wegen der Tätigkeit Hans Keilsons als Berater der jüdischen Kriegswaisenorganisationen in den Niederlanden gleich nach dem Krieg und der 1967 begonnen und 1978 abgeschlossen *follow-up*-Untersuchung zu diesen Kindern überstieg seine Arbeit die „thematische Einheit von medizinisch-psychiatrischen, sozial-psychologischen und pädagogischen Problemen". Es ging um die Beschreibung eines Neuartigen Phänomens, wie Keilson schreibt, nämlich, dass es eine „enge Verknüpfung der Modalität [der] Waisenschaft mit der Modalität der sozial-psychologischen Landschaft, in der sich das traumatische Geschehen vollzog [gibt]" (ebenda). Keilson wollte einerseits einen Beitrag zur Geschichtsschreibung aus der Sicht des Arztes und nicht des Historikers liefern, anderseits „durch Klassifizierung und Gruppierung von Erscheinungen, Tatsachen und Eindrücken zu einer systematischen Gliederung [...] gelangen; mit dem Ziel, Ordnung in der Vielfalt und Verschiedenheit der Informationen zu schaffen" (ebenda) – es ging also um eine sozialwissenschaftlich, quantifizierend-statistische Bearbeitung. Dem klinischen Teil der Arbeit folgt somit zwangsläufig der soziologische. Es sollte dadurch „ein möglichst objektives Instrument [geschaffen werden], das eine klinische Aussage über eine Variable und den Zusammenhang zwischen den Variablen kritisch nachvollziehen kann, auch wenn so der Traumabegriff eingeengt wird, und man an Relevanz verliert, was man an Objektivität und Prägnanz gewinnt" (Keilson, 1979).

Bei den klassischen sozialwissenschaftlichen Forschungsansätzen in der Psychotraumatologie geht es in erster Linie darum, die Verbreitung des PTSD in der Bevölkerung, es also epidemiologisch, sowie die Häufigkeit des Syndroms, also die Prävalenzrate und das Ausmaß dessen Neuauftretens, also der Inzidenzrate zu erfassen. Doch „verlässliche epidemiologische Untersuchungen in der Allgemeinbevölkerung wie in klinischen Populationen liegen erst seit der Operationalisierung der diagnostischen Kriterien für die Posttraumatische Belastungsstörung im DSM-III" (Flatten, 2001), also seit 1980 vor. Die verschiedenen Forschungsmethoden und -strategien, sowie die erheblich variierenden zugrunde liegenden theoretischen Modelle bei allen vorhandenen Studien, lassen jedoch trotzdem noch kaum verallgemeinerbare Aussagen treffen. Den epidemiologischen Feldstudien mangelt es noch sehr oft, wegen der angewandten diagnostischen Instrumentarien, an genügender Sensitivität. Ein Vergleich verschiedener Studien lief z.B. darauf hinaus, dass den neueren unter ihnen, vorwiegend aus den USA „auch mit eng gefassten Diagnosekriterien höhere PTSD-Prävalenzen vorliegen" (Flatten, 2001).

Die Prävalenzraten der spezifischen Traumata lassen sich grob umfassen und zeugen von großen Unterschieden und zwar je nach Studie, wie es Guido Flatten, Torsten Siol und Wolfgang Wöller (Flatten, 2001) aufzeigen: Wenn auch Vergewaltigungsopfer möglicherweise die größte Einzelgruppe innerhalb der PTSD Patienten darstellen, so begegnet man schon der Schwierigkeit, dass in den verschiedenen Untersuchungen dieser Gewaltakt verschieden definiert wird und in den USA je nachdem 5 bis 22% der Frauen vergewaltigt wurden. Die Lebenszeitprävalenz von Posttraumatischen Belastungsstörungen, zumindest das kann eindeutig aus allen Studien entnommen werden, ist bei den Opfern von Vergewaltigung „im Vergleich zu allen anderen Traumata am höchsten", variiert jedoch noch immer zwischen 80% und 57%. Doch wie wird vorgegangen, um die anderen Gruppen, wie die Opfer des NS-Terrors, die Opfer diverser Verbrechen, den Kriegstraumatisierten (Prävalenzrate zwischen 2% und 70%), die Opfer von technischen Katastrophen und Naturkatastrophen, von Verkehrsunfällen, die Kranken, die Helfer und die Frühtraumatisierten zu erfassen und Aussagen zu treffen, die epidemiologisch eine Relevanz besitzen? Hinzu kommt, dass in der Psychotraumatologie, gerade wenn es um *men-made-disaster* geht, gesellschaftliche Tabus behandelt werden (Fischer, 1998). Somit wirken sich „einschlägige populäre Vorurteile und die persönlichen Abwehrstrategien als Forschungshindernisse aus".

Es mussten und müssen allgemein anwendbare Begriffe definiert werden, wie dies mit den diagnostischen Kriterien seit den 80er-Jahren geschah. Diese können als Variable dienen, um somit allgemein und medizinisch relevante Aussagen zu treffen. Diese variablenorientierten Aussagen werden dann mit Fallanalysen verglichen und umgekehrt. Es erfolgt also eine Forschungsstrategie, welche sich gleichzeitig auf nomothetischer und idiographischer Forschung stützt, also auf den Versuch den Gegensatz zwischen Verallgemeinerung und Einzelfall zu vereinen. Diese fallorientierte Verallgemeinerungsstrategie (Miles und Hubermann, 1994) erfolgt in folgenden Einzelschritten: der *Within-Case*-Phase, also der Einzelfallanalyse, ohne Berücksichtigung anderer Fälle, anhand festgelegter Variablen; dann der *Cross-Case*-Phase, also dem Vergleich der einzelnen Fälle untereinander; und schließlich mit Hilfe der *Monster-Dog-Matrix*, also einer Übersichtsmatrix, der Vergleichsphase zwischen den Fällen und den Variablen – woraus neue Variable entstehen können. Diese neuen Variablen werden als a posteriori-Variablen begrifflich unterschieden von den a priori-Variablen, die ursprünglich als Basis für die Skalenwerte herangezogen wurden (vgl. Fischer). Als Grundlage für die Variablen dienen neben den diagnostischen Kriterien auch Erkenntnisse aus Interviews, Gutachten und Statistiken. „Die qualitative, fallorientierte Forschungsstrategie kann zu kausalen wissenschaftlichen Aussagen führen [...]." und der Zusammenhang zwischen Situation, Reaktion und Prozess kann erstellt werden. Dieser fast paradoxe Forschungsansatz muss Fischer zufolge erfolgen, da universelle Regeln [...] „klinisch lediglich eine hypothesengenerierte Funktion erfüllen [können]", da es im Klinischen in erster Linie um idiographische, also individuelle Gesetzmäßigkeiten geht. Die Vermengung von qualitativen und quantitativen Methoden folgt nur einem allgemeinen Trend der Sozialwissenschaft, um brauchbare Resultate zu erzielen, wenngleich in der Kombination mit klinischen und psychologischen noch immer große Lücken existieren, was die Möglichkeiten von Aufstellungen allgemein anerkannter Variablen betrifft.

Die Variablen werden komplexer, wenn es um eine der beiden entgegengesetzten Annäherungen an das Kollektive Trauma geht: Die erste Annäherung hat als Basis das individuelle Trauma und lässt die Überlegung zu „ob und wie es auf gesellschaftlicher Ebene gedacht werden könne" (Kühner, 2002); die zweite versucht über „verschieden Disziplinen, was diese jeweils über Trauma-nahe kollektive Phänomene (wie Identität oder Gedächtnis) zu sagen haben und diskutiert deren Implikation für kollektive Traumata". Im zweiten Fall wird weit über den soziologischen Forschungsansatz hinaus gegangen und es werden historische und kulturelle Deutungsmuster in ihrer gesellschaftlichen Relevanz einbezogen. Und diese finden sich schon bei Sigmund Freud und Walter Benjamin (Bronfen, 1999) wieder. Diese Muster benötigen ein Repertoire an Variablen, welche auf mehr, als auf diagnostischen Kriterien, Interviews und Gutachten aufbaut. Sie benötigen solche, die ebenfalls in Geschichte, in den *Cultural Studies*, den Kunst- und Literaturwissenschaften, der Medienkritik und vielen mehr Anwendung finden.

Die Aussichten, dass die Komplexität einer Erklärung von gesellschaftlichen Ereignissen und von Trauma neue Ausmaße erreichen wird, sind gegeben und betonen nur die Notwendigkeit einer Interdisziplinparität. Ohne Medienkritik lässt sich auch nicht ergründen, wie die Grenze zwischen Sekundärer Traumatisierung und direkt erlebte Traumatisierung durch die Echtzeitberichterstattung der Medien immer mehr verschwimmt. Nach dem Terroranschlag vom 11. September 2001 konnten „gemäss einer landesweiten Befragung durch Psychologen [...] Millionen von Amerikanern durch die Bilder der *Twin Towers* ein [PTSD] entwickelt haben – und dies allein durch ihre Konfrontation mit dem Geschehen am Bildschirm" (Rötzer, 2003). Welche gesellschaftspolitische Maßnahmen, welche Therapien sind in diesem Zusammenhang notwendig, welche Schlussfolgerungen z.B. aus dem Bereich der Medienkritik lassen sich umsetzen?

Zusammenfassung

Als zentrale Notwendigkeit bei der Vermengung sozialwissenschaftlicher, medizinischer und psychologischer Forschungsansätze und gesellschaftspolitischer Diskussionen um eine Verbesserung der Lebensqualität traumatisierter Menschen, sollte jedoch die Möglichkeiten einer gesellschaftlichen Prävention sein, wenngleich die meisten Studien darauf aus sind, die Behandlungsformen zu ergründen. Denn genauso wie der politische Unterricht sich nach Adorno endlich darauf zentrieren sollte, dass Auschwitz nicht sich wiederhole, sollte das die Medizin und die Psychologie auch, gerade anhand der Traumatologie. Auschwitz und die meisten anderen Ereignisse, welche zu einer Traumatisierung geführt haben, sind eben durch massive *men-made-disasters* provoziert worden – und was von Menschen verursacht wurde, sollte auch von Menschen vermeidbar sein. Dazu müsste auch die Traumatologie in „Soziologie sich verwandeln, also über das gesellschaftliche Kräftespiel belehren, das hinter der Oberfläche der politischen Formen seinen Ort hat." (Adorno, 1969) – zweifellos führt der sozialwissenschaftliche Ansatz in der Traumatologie auch immer mehr dazu, gerade wegen des politischen Engagements von Menschen die durch die Missstände in der Gesellschaft traumatisiert wurden und jener, die sich für sie einsetzen.

Literatur

Adorno TW (1969) Stichworte – Kritische Modelle 2. Suhrkamp Verlag, Frankfurt/M, S. 101

Bronfen E, Erdle BR, Weigel S (Hrsg) (1999) Trauma. Zwischen Psychoanalyse und kulturellem Deutungsmuster. Böhlau, Wien, S. VII

De Haan I (1997) De betekenis van het vervolgingstrauma. In Na de ondergang – De herinnering aan de Jodenvervolging in Nederland 1945–1995. S. 132 f. IJKPUNT, Den Haag

Fischer G, Riedesser P (1998) Lehrbuch der Psychotraumatologie. Ernst Reinhardt Verlag, München Basel, S. 155, 157

Flatten G, Wöller W, Siol T u.a. (2001) Posttraumatische Belastungsstörung – Leitlinie und Quellentext. Schettlauer Verlag, Stuttgart New York

Keilson H (1979) Sequentielle Traumatisierung bei Kindern. Ferdinand Enke Verlag, Stuttgart

Kühner A (2002) Kollektive Traumata. Eine Bestandsaufnahme. Annahmen, Argumente, Konzepte nach dem 11. September. Berghof Report Nr 9. Berlin, S. 10, 17

Miles MB, Huberman M (1994) Qualitative data analysis. Sage Publications, London

Ottomeyer K, Peltzer K (Hrsg) Überleben am Abgrund. Psychotrauma und Menschenrechte. Drava, Klagenfurt, S. 9

Rötzer F (Mai 2003) Propaganda der Tat – Gewaltinszenierung in der Echtzeitmedienwelt. In: DU 736: 75 f

Van Gelder F (25. 2. 2003) Trauma und Gesellschaft – Debatte über Trauma und Kriegsfolgen in den Niederlanden und in Deutschland. http://www.ifs.uni-frankfurt.de/people/van_gelder/d_trauma.html

Testpsychologische Diagnostik und Gutachtensfragen nach traumatischen Ereignissen

Brigitte Lueger-Schuster

1. Klassifikationen

Im DSM-III wurde erstmals die Posttraumatische Belastungsstörung aufgeführt. Die Anerkennung als Krankheitsbild ermöglichte den Betroffenen erstmals vor dem Gesetz Ansprüche (Krankenstand, Behandlung, Rente, Schadenersatz ...) geltend zu machen.

Seit dieser Einführung wurde die Diagnose mehrmals revidiert, die Zuordnung der Symptome zu den einzelnen Clustern ist in den Klassifikationssystemen unterschiedlich und hat sich auch in den jeweiligen Klassfikationssystemen über die Zeit hinweg verändert. Beispielsweise erwähnt die ICD-10 die Amnesie nicht, die ICD-10 in den Forschungskriterien aber sehr wohl. Im DSM-IV wird sie als Vermeidungssymptom beschrieben. Die DSM-IV Definition (APA, 1996) fordert für die Diagnose PTSD die Erfüllung von 6 Kriterien, die im Kern das Vorhandensein eines traumatischen Geschehens, eine subjektive Reaktion auf das Erlebnis sowie das Ausbilden dreier Symptomcluster – Wiedererleben (Intrusionen), Vermeidungsverhalten/emotionales Betäubtsein und Überregung/Hyperarousal betreffen.

Posttraumatische Belastungsstörung, ICD-10: F43.1, Quelle: AWMF-Leitlinien)

1. Diagnostische Kriterien

Symptomatik

- Sich aufdrängende, affektiv belastende Gedanken (Intrusionen) und Erinnerungen bis hin zu einem realitätsnahen Wiedererleben des Traumas (Bilder, Albträume, Flashbacks, Nachhallerinnerungen) oder auch Erinnerungslücken (partielle Amnesie)
- Überregbarkeitssyndrome (Schlafstörungen, Schreckhaftigkeit, vermehrte Reizbarkeit, Affektintoleranz, Konzentrationsstörungen)
- Vermeidungsverhalten (Vermeiden traumaassoziierter Stimuli)
- Emotionale Taubheit (allgemeiner Rückzug, Interesseverlust, innere Teilnahmslosigkeit)
- Im Kinderalter teilweise veränderte Symptomausprägungen (z.B. wiederholtes Durchspielen des traumatischen Erlebens)

Begriffsbestimmung/Definition

- Posttraumatische Belastungsstörung (PTBS; engl.: Posttraumatic Stress Disorder → PTSD) sind Reaktionen auf singuläre wie mehrfache traumatische Ereignisse, die außerhalb der üblichen menschlichen Erfahrungen liegen und das Selbstverständnis wie auch das „Weltverständnis" eines Menschen erschüttern. Dazu können zählen:
  - Erleben von körperlicher und sexualisierter Gewalt (in der Kindheit → sexueller Missbrauch), Vergewaltigung
  - Gewalttätigkeit wie: Folter, KZ-Haft, politische Haft, Krieg und Kriegsgefangenschaft, Entführung, Geiselnahme, Terror

- Unfälle, Natur- oder durch Menschen verursachte Katastrophen

Weitere klinische Kriterien

- Hinweis: PTSD ausgelöst unabhängig von prämorbiden Persönlichkeitsfaktoren und neurotischen Erkrankungen in der Vorgeschichte
- Zeitkriterium: typische Symptome mit einer Latenz von Tagen bis (höchstens 6) Monaten
- Berücksichtigung traumatischer Auslöser bei der Beschwerdeentwicklung
- Berücksichtigung traumaassoziierter und komorbider Störungen (Angststörungen, Depression, somatoforme Störungen, Suchterkrankungen, Substanzmissbrauch, Organerkrankungen)
- Diagnosesicherung vorzugsweise durch PTBS-spezifisches Interview bzw. ergänzende psychometrische Diagnostik (cave: Verstärkung der Symptomatik durch unangemessene Exploration)
- Berücksichtigung subsyndromaler Störungsbilder mit klinischer Relevanz (z.B. Intrusionen und Überregungssymptome ohne Vermeidungsverhalten)

  Cave: Übersehen einer PTSD bei:

  - Lang zurückliegender Traumatisierung (z.B. sexueller Missbrauch)
  - Klinisch-aufffälliger Komorbidität (Depression, Angst, Somatisierung, Sucht, Dissoziation)
  - Unklaren, therapieresistenten Schmerzsyndromen (z.B. anhaltende somatoforme Schmerzstörung)
  - Persönlichkeitsstörungen (traumareaktives Misstrauen kann Diagnostik erschweren)

Differentialdiagnostisch ist die PTSD von den anderen, unter dem Oberbegriff „posttraumatische Störungen" subsumierten Störungsbildern abzugrenzen. Das sind:

- Akute Traumareaktionen, die das Trauma unmittelbar begleiten, und darüber hinaus noch einige Zeit anhalten (Leitaffekte: Wut, Furcht, Erstarrung)
- Bei der posttraumatischen Spätreaktion tritt eine bereits abgeklungene posttraumatische Reaktion spontan, ohne erkennbaren Anlass oder in evozierender Situation (z.B. Jahrestage) wieder in Erscheinung, um dann erneut abzuklingen.
- Die chronischen posttraumatischen Störungen sind bleibende Nachwirkungen, die mit multiplen Störungsbildern und Syndromen affiziert sind (Depressive und Angstsyndrome, Dissoziationen, Konversionen, Verhaltensstörungen). Die umfassen die „andauernde Persönlichkeitsveränderung nach Extrembelastungen" – ICD-10:F 62.0, die durch Misstrauen, phobischer Rückzug, Gefühle von Leere, Hoffnungslosigkeit und Bedrohung, Spaltung, Identifikation mit dem Angreifer gekennzeichnet ist.

AWMF-Leitlinien für PTSD: www.uni-duesseldorf.de/WWW/AWMF/11/psytm010.htm

Akute Belastungsstörung: Kriterien nach ICD-10, F 43.0

Eine vorübergehende Störung von beträchtlichem Schweregrad, die sich bei einem psychisch nicht manifest gestörtem Menschen als Reaktion auf eine außergewöhnliche körperliche oder seelische Belastung entwickelt und im Allgemeinen innerhalb von Stunden oder Tagen abklingt. (...) Die Symptome sind sehr verschieden, doch typischerweise beginnen sie mit einer Art von „Betäubung", einer gewissen Bewusstseinseinengung und eingeschränkten Aufmerksamkeit, einer Unfähigkeit, Reize zu verarbeiten und Desorientiertheit. Diesem Zustand kann ein weiteres Sich-zurück-ziehen aus der aktuellen Situation folgen (bis hin zu dissoziativem Stupor) oder aber ein Unruhezustand und Überaktivität wie Fluchtreaktion oder Fugue. Meist treten vegetative Zeichen panischer Angst wie Tachykardie, Schwitzen oder Erröten auf. Die Symptome erscheinen im Allgemeinen innerhalb von Minuten nach dem belastenden Ereignis und gehen innerhalb von 2 oder 3 Tagen, oft innerhalb von Stunden zurück. Es kann eine teilweise oder vollständige Amnesie für diese Episode vorliegen.

Diagnostische Leitlinie

1. Es tritt ein gemischtes und gewöhnlich wechselnden Bild auf; nach dem anfänglichen Zustand von „Betäubung" werden Depression, Angst, Ärger, Verzweiflung, Überaktivität und Rückzug beobachtet. Kein Symptom ist längere Zeit vorherrschend.
2. Die Symptome sind rasch rückläufig, längstens innerhalb von Stunden, wenn eine Entfernung aus der belastenden Umgebung möglich ist. In den Fällen, in denen die Belastung weiter besteht, oder in denen sie naturgemäß nicht reversibel ist, beginnen die Symptome in der Regel nach 24 bis 48 Stunden abzuklingen und sind gewöhnlich nach 3 Tagen nur noch minimal vorhanden.

Die DSM-IV-Klassifikation legt den Schwerpunkt auf dissoziative Reaktionen in Verbindung mit vorübergehenden PTSD-Symptomen. Bei einer längeren Symptomdauer ist die Diagnose PTSD zu stellen. In der ICD-10 Definition stehen die Bedeutung von Angst und Depression sowie der rasche Symptomwechsel im Vordergrund. Vorhersagequalität für die spätere Entwicklung einer PTSD scheinen die peritraumatischen Dissoziation sowie Stupor, Selbstaufgabe, die Wahrnehmung von Ereignissen als unkontrollierbar und unvorhersehbar und das Bild des „Eingefrorensein" zu besitzen (vgl. Wöller et al., 2001).

Problematik der Definition

Die Klassifikation PTSD im ICD-10 entspricht in etwa der im DSM-IV, die gilt ebenso für die Akute Belastungsreaktion in der ICD-10 für die acute stress disorder im DSM-IV. Weder IC-10 noch DSM-IV sehen die komplexe PTSD oder die Disorders of extreme stress not otherwise specified (DESNOS), also psychische Störungen in Folge von Folter und/oder sequentieller Misshandlung vor. Des Weiteren wird in beiden Klassifikationssystemen nicht zwischen von Menschen verursachten Traumen und schicksalhaft verursachten Traumen unterschieden. Dadurch wird die PTSD zu einer individuellen Reaktion Betroffener, die Bedeutung des Ereignisses, sein gesellschaftlicher Kontext bleibt im Hintergrund. Der Traumabegriff erhält durch diesen Mangel eine Qualität der Beliebigkeit, die klare ätiologische Voraussetzung – wie noch im DSM-III-R vorhanden, erschwert Begutachtung sowie Wahrnehmung als Opfer. Des Weiteren fehlen klinisch relevante Definitionen, die als subsyndromale PTSD oder partielle PTSD fassbar sind und unterhalb des geforderten Schwellenwertes liegen. Dafür liegen bislang keine einheitlichen Definitionen vor.

2. Diagnostik

Differentialdiagnostik ist die PTSD abzugrenzen von

- Anpassungsstörungen (F 43.2)
- Trauerreaktion
- Andauernde Persönlichkeitsveränderungen nach Extrembelastungen (F62.0)
- Akuten Belastungsreaktionen/Störungen (F 43.0)
- Anderen Angststörungen/Depressionen
- Anderen intrusiven Kognitionen und Wahrnehmungsstörungen
- Hirnverletzungen und anderen Organerkrankungen
- Somatoformen Störungen.

Die hohe Komorbidität ist zu berücksichtigen, etliche Symptome überschneiden sich, die Abgrenzung ist schwierig, daher ist eine sorgfältige Herangehensweise unabdingbar.

Zentral sind die diagnostischen Interviews, die die Symptomatik des Krankheitsbildes systematisch erfragen, allerdings sind die meisten Instrumente aus dem angloamerikanischen Raum und ins Deutsche übersetzt worden, wodurch sie an DSM-III-R bzw. DSM-IV ausgerichtet sind. Die in Europa gültige ICD-10 richtet sich zwar in vielen, aber nicht in allen Diagnosekriterien nach dem DSM.

Hofmann, Liebermann & Flatten (2001) schlagen folgende Procedere für den diagnostischen Prozess vor:

- Anamnese: Erhebung der Trauma-Geschichte sowie der Spontansymptomatik
- Durchführung von Fragebogentests (IES-R, PTSS-10) als Screening der Symptomintensität
- Durchführung eines Diagnostischen Interviews (SCIPD-PTSD – Structured clinical Interviews for DSM), falls die klinische Diagnosesicherung nicht ausreicht.

3. Begutachtung

Für die Begutachung im Bereich der Asyl-Werber haben wir im Rahmen von Hemayat (Wien, Verein zur Betreuung von Folter- und Kriegsüberlebenden) folgendes Procedere entwickelt. Es entspricht im Großen und Ganzen dem Procedere, das von der Projektgruppe SBPM (**S**tandards zur **B**egutachtung **p**sychotraumatisierter **M**enschen) vorgeschlagen wird.

Gutachten sollten wie folgt gegliedert werden.

1. Gutachtenauftrag
2. Quellen
3. Fragestellungen und Hypothese
4. Vorgeschichte
   a) Vorgeschichte anhand der Aktenlage
   b) Vorgeschichte nach eigenen Angaben
5. Untersuchungsbefunde
6. Diskussion und Beurteilung
7. Beantwortung der Fragen
8. Zusammenfassung
9. Literaturangaben

Im *Gutachterauftrag* wird beschrieben in wessen Auftrag das Gutachten erstellt wird und welchen Fragen im Einzelnen nachgegangen wird. Die Annahme eines Gutachterantrages setzt voraus, dass sich der Beauftragte vergewissert, dass die Beantwortung der Fragen in seinen fachlichen Kompetenzbereich fällt, dass der zu Begutachtende kein Patient von ihm ist und dass der Begutachter auch sonst in keinem Verhältnis zu ihm oder seinen Angehörigen steht. Die Unabhängigkeit des Gutachtens ist in jeder Hinsicht zu gewährleisten. Bei psychologischen oder ärztlichen Stellungnahmen verhält es sich hier anders, da behandelnder Arzt, Psychologe, Psychotherapeut vom Patienten beauftragt wird eine in der Regel kürzere Darstellung von Vorgeschichte, Beschwerdebild, Befunden und Beurteilung bei der Behörde vorzulegen. Diese Beauftragung durch den Patienten sollte in der Stellungnahme in einer eingangs gemachten Feststellung zur Kenntnis gebracht werden.

Die herangezogenen *Quellen* werden aufgelistet (etwa Protokoll der Einvernahme für den Erstantrag auf Asyl, vorliegende ärztliche oder psychologische Stellungnahmen, eigene Anamneseerhebungen, medizinische und testpsychologische Untersuchungen (Angaben von Datum und Dauer der Untersuchung, Angabe der verwendeten Instrumente, Name des Dolmetschers ...), fremdanamnestische Angaben (etwa Angaben der/des Partners, Betreuers, Lehrers...).

Fragestellungen und Hypothesen sollten hier angeführt werden. Im Asylbereich können diese Fragen z.B. lauten: „unter welchen Gesundheitsstörungen (psychischen) leidet Herr/Frau X? Leidet Herr/Frau X an einer posttraumatischen Belastungsstörung entsprechend ICD-10, DSM-IV? Wenn ja, ist diese posttraumatische Belastungsstörung durch Misshandlungen und/oder Folterungen im Herkunftsland hervorgerufen worden oder hat sie andere Ursachen? Sind bei Herrn/Frau X noch weitere körperliche und psychische Spuren bzw. Spätfolgen feststellbar, die Rückschlüsse auf eine erlittene Folter zulassen?" Bei Fragen zur Prognose auf eine Behandlung ist jedenfalls festzustellen, dass diese von einer aufenthaltsrechtlichen Frage zu entkoppeln ist, da es unsinnig ist eine Therapie für psychisch traumatisierte Menschen zu beginnen, wenn ein Therapieerfolg mit der Rückführung in das Land verknüpft wird, in dem die Traumatisierungen stattgefunden haben.

Der Gutachter ist verpflichtet zu überprüfen, ob diese Fragen in sein/ihr Fachgebiet fallen, falls nicht, sollte er den Gutachtensauftrag zurücklegen. Des Weiteren sollte der Gutachter prüfen, inwieweit die gestellten Fragen dem zugrunde liegenden Problem gerecht werden. Beispiele sind Fragen zur Glaubwürdigkeit von Angaben zur Begründung eines Asylantrages, da diese in den Bereich der Forensik (aussagenpsychologische Fragestellung) fallen und nicht in die Psychotraumatologie. Darüber hinaus gibt es m.E. auch im forensischen Bereich keine validierten und standardisierten Verfahren, die der Überprüfung der Glaubwürdigkeit von Aussagen psychisch traumatisierter Menschen dienen können. Andere Fragen wie etwa die nach der Reisefähigkeit eines psychisch traumatisierten Menschen sind ebenfalls in dieser Einschränkung nicht beantwortbar, da sie in Bezug auf die Problematik zu kurz greifen.

Hinsichtlich der Vorgeschichte sollte es sich um eine kurze und übersichtliche Zusammenstellung aller für die Beantwortung der Fragen relevanten Daten aus den Quellen handeln, zusätzlich sollte die Vorgeschichte anhand der Angaben der zu begutachtenden Person dargestellt werden und als solche kenntlich gemacht werden.

Die *Befunde* sollten klar erkenntlich als Ergebnisse der Untersuchungen dargestellt werden. Im psychologischen Bereich kann sich ein Befund aus Verhaltensbeobachtung/Beziehungsanalyse sowie den Ergebnissen der testpsychologischen Untersuchungsverfahren, die ebenfalls anzuführen sind, zusammensetzen. Der Befund sollte – so er fachlich richtig ausgeführt wird, im Rahmen einer gewissen Bandbreite (Tagesverfassung, Wirkungen von Behandlungen) reproduzierbar sein. Befunde haben daher in Relation zu den Angaben des Betroffenen einen objektiveren Charakter.

Diskussion und Beurteilung beziehen sich auf die im vorangegangenen Abschnitt dargestellten Befunde sowie deren Einordnung in einen Gesamtzusammenhang, aus dem sich die unter differentialdiagnostischen Gesichtspunkten heraus die Diagnosen ergeben. Liegen psychische Störungen vor, so sind deren *kausale Genese* nach Wahrscheinlichkeitsgraden zu erörtern.

Nach Diskussion und Beurteilung der Befunde sowie der Diagnoseerstellung und der Klärung der kausalen Genese werden die eingangs beschriebenen Fragen beantwortet.

Abschließend erfolgt eine *Zusammenfassung* des Gutachtens. In der Literaturangabe werden die für die Gutachtenerstellung verwendete Literatur aufgeführt.

Die SBPM hat nebst diesen Empfehlungen für die Standardisierung von Gutachten auch Empfehlungen für die Weiterbildung von Gutachtern entwickelt. Sie umfassen u.a. Themen wie Grundlagen der Psychotraumatologie incl. Differentialdiagnostik, Formen traumatisierender Gewalt, gutachterliche Techniken, z.B. Verhaltenbeobachtung, Exploration, Testverfahren, Arbeit mit Dolmetschern, rechtliche Grundlagen für die Begutachtung, praktische Übungen sowie begleitende Supervision.

Litz et al. (1995) betonen ebenfalls die Notwendigkeit einer multimodalen Herangehensweise in der Diagnostik von PTBS. Informationen aus einer Vielzahl von Quellen sollten berücksichtigt werden. „Tragende Säule eines solchen Ansatzes ist das klinische Interview. Die Aufgabe des Klinikers in der Beurteilung eines Patienten mit PTBS besteht darin, eine Verbindung zwischen den traumatischen Erfahrungen und der posttraumatischen Symptomatik herzustellen, weitere gleichzeitig bestehende Störungen zu diagnostizieren und über das Vorliegen anderer Schwierigkeiten zu entscheiden" (Litz et al. S. 66). Diese Autorengruppe referiert auch psychophysiologische Diagnosemethoden, die sich allerdings auf etwas ältere Studien beziehen.

4. Interviews, Klinische Tests und Fragebogenverfahren

Tests und Fragebogen werden immer als Ergänzung zu klinischen, i.d.R. strukturierten Interviews, SKID, DIPS und zur Verhaltensbeobachtung verwendet. Sie validieren die Ergebnisse des Interviewverfahrens. Im Bereich der Diagnose posttraumatische Störungen haben sie keine eigenständige diagnostische Funktion.

SKID: Strukturiertes Klinisches Interview für DSM-IV, Achse I und II.

SKID I und SKID II kann sowohl bei ambulanten auch als stationär behandelten Patienten mit psychischen Störungen im psychiatrischen und psychotherapeutischen Bereich eingesetzt werden. SKID I dient der Erfassung und Diagnostik ausgewählter psychischer Syndrome und Störungen der DSM Achse I. Auch für Achse III und Achse V gibt es Kodierungsmöglichkeiten. SKID II dient zur Diagnostik der zehn auf Achse II sowie der zwei im Anhang angeführten Persönlichkeitsstörungen. SKID II ist ein zweistufiges Verfahren (vgl. Wittchen et al., 1997).

DIPS: Diagnostisches Interview bei psychischen Störungen. Dieses Interviewverfahren sollte nicht nur eine Klassifikation psychischer Störungen ermöglichen, sondern erlaubt auch die Erhebung von therapierelevanten (v.o. VT) Informationen, die für die Planung durch Durchführung nützlich sind. Klassifiziert wird auf der DSM-Achse I, der Schwerpunkt liegt auf der Erfassung und Diagnostik von Angststörungen (vgl. Margraf et al., 1994).

Mini-DIPS: Es dient der raschen, überblicksartigen Erfassung für den psychotherapeutischen Bereich wichtigsten Störungen nach den DSM und ICD-Systemen. Das Mini-DIPS besteht aus einem Interviewleitfaden und einem speziellen Teil zur Erfassung von 17 psychischen Störungen, gruppiert nach 6 Problembereichen sowie einem Psychose-Screening und einer Kurzanamnese (vgl. Margraf, 1994).

Kinder-DIPS: es findet bei Kindern und Jugendlichen zwischen 6 und 18 Jahren sowie deren Eltern Anwendung. Es besteht aus drei Teilen: Erfassung von Problemen und belastenden Lebensereignissen in den letzten 6 Monaten im Überblick, spezieller Teil zur Erfassung der psychischen Störungen und Abschnitt zur Erhebung der Anamnese. Eine Diagnosestellung nach DSM und ICD ist vorgesehen, ebenso eine Einschätzung der störungsbedingten Belastung und Beeinträchtigung in den verschiedenen Lebensbereichen (vgl. Unnewehr, Schneider und Margraf, 1995).

Internationale Diagnosen Checklisten für DSM-IV (IDCL für DSM-IV): sie dienen zur Anwendung in der psychiatrisch-psychologischen Diagnosenstellung, zur Dokumentation des Befunds und zur Verlaufsbeschreibung. Insgesamt gibt es 31 Checklisten vor allem für die Routinediagnostik in der psychiatrischen und psychosozialen Versorgung. Sie können während der Exploration als Leitfaden herangezogen werden, um die diagnostischen Kriterien der in Frage kommenden Störungsbilder systematisch zu überprüfen. Psychotische Störungen, Affektive Störungen, Angststörungen, Somatoforme Störungen, Störungen durch die Einnahme psychotroper Substanzen, Essstörungen und organisch bedingte psychische Störungen wurden berücksichtigt (vgl. Hiller et al., 1997)

DIA-X Screening-Verfahren. Gescreent wird mit Hilfe von Fragebögen, die entweder das Vorliegen irgendeiner psychischen Störung (DIA-SSQ), einer Angststörung (DIA-ASQ) oder einer Depression (DIA-DSQ) bestätigen oder verneinen. Wenn der Verdacht auf eine psychische Störung bestätigt wird, sollte das strukturierte Interview zur weiteren Abklärung verwendet werden. Die Probanden benötigen pro Fragenbogen in der Regel um die zwei Minuten (vgl. Wittchen und Perkonigg, 1997). Das Screening-Verfahren zeigt hohe Sensitivität und gute Spezifität.

DIA-X: Diagnostisches Expertensystem für Psychische Störungen. Das standardisierte Interview dient zur Erfassung psychischer Störungen im Längsschnitt (gesamte Lebenszeit) oder im Querschnitt (die letzten 12 Monate). Beide Versionen können sowohl als Papier-Bleistift- oder als Computer-Verfahren eingesetzt werden. Die Auswertung, d.h. die Erstellung einer Diagnose erfolgt in jedem Fall durch ein Computerprogramm. Es umfasst mehr als 400 verschiedene Diagnosen, die aufgrund der Symptomkonstellation bei Patienten erstellt werden können (vgl. Wittchen und Perkonigg, 1997).

Allgemeine diagnostische Verfahren

Symptom Checklist-90 Revised (SCL-90-R): Die SCL-90-R dient der Erfassung subjektiver Beeinträchtigung durch körperliche und psychische Symptome. Sie umfasst 90 Items, 89 davon werden zu neun Skalen zusammengefasst. Die Bearbeitung durch den Klienten beträgt bei guten Deutschkenntnissen circa 15 Minuten, das Zeitfenster umfasst die letzten sieben Tage bis zum Zeitpunkt der Beantwortung. Die SCL-90 eignet sich gut für die Erfassung der aktuellen Belastungsstärke. Die Skala I Somatisierung umfasst einfache körperliche Beschwerden bis hin zu funktionellen Beschwerden, die Skala II Zwanghaftigkeit beschreibt leichte Konzentrations- und Arbeitsstörungen bis hin zur Zwanghaftigkeit, Skala III Unsicherheit im Sozialkontakt geht bis zur völligen persönlichen Unzulänglichkeit, Skala IV Depressivität umfasst Traurigkeit bis schwere Depression, Skala V Ängstlichkeit, körperlich spürbare Nervosität bis tiefe Angst, Skala VI Aggressivität/Feindseligkeit: Reizbarkeit bis zu starker Aggressivität mit feindseligen Aspekten, Skala VII Phobische Angst: leichtes Gefühl von Bedrohung bis zur massiven phobischen Angst, Skala VIII Paranoides Denken: Misstrauen und Minderwertigkeitsgefühle bis zu starkem paranoidem Denken und Skala IX Psychotizismus: mildes Gefühl der Isolation bis zur Evidenz psychotischer Episoden. Die Auswertung folgt einem leicht nachvollziehbaren Muster, nach einer Transformation in T-Werte (berücksichtigen soziodemographische Werte) ergibt sich eine orientierende Einordnung des Einzelfalls in Bezug auf Normalität und Abweichung.

Beschwerdeliste (BL) (Zerrsen, 1976)

Die Beschwerdeliste ist an sich Bestandteil der klinischen Selbstbeurteilungsskalen (KSb-S). Sie erfasst das Ausmaß subjektiver Beeinträchtigung überwiegend körperlicher und Allgemeinbeschwerden. Objektiviert und quantifiziert kann die Beeinträchtigung durch die Vorgabe der Parallelform B-L' werden. Sie eignen sich als Verlaufskriterien z.B. für klinische oder ambulante, somatische oder psychotherapeutische Behandlungsmaßnahmen. Die Ausfülldauer für eine der Formen beträgt bei Gesunden ein bis fünf Minuten, bei Kranken ein bis sieben Minuten. Der zeitliche Bezugsrahmen ist der Status präsens. Indiziert ist die Vorgabe bei Gesunden und körperlich Kranken zwischen 20 und 64 Jahren mit einem Verbal IQ von über 80. Vergleichswerte zu psychiatrischen Gruppen, Angst-Patienten, Patienten mit koronaren Herzerkrankungen sowie mit funktionellen Herzbeschwerden liegen ebenso wie eine Eichstichprobe vor.

Diagnostik bei affektiven Störungen

Instrumente zur Erfassung des Grades der Depressivität

Beck-Depressions-Inventar (BDI)(Beck, A. 1995): Das Inventar eignet sich für Menschen ab 16 Jahren, soweit eine selbstständige Bearbeitung möglich ist. Indiziert ist es bei Patienten mit Depressionen bzw. bei Verdacht auf Vorliegen einer Depression. Das Inventar ist ein Selbstbeurteilungsinstrument zur Erfassung des Schweregrades einer depressiven Symptomatik. Reliabilität und Validität sind in gutem Ausmaß gegeben, Normwerte von Prozenträngen für klinische Stichproben depressiver Patienten liegen da. Die Bearbeitungsdauer beträgt zehn bis 15 Minuten, allerdings haben der Grad der Antriebshemmung, die Entscheidungsfreudigkeit sowie das Alter Einfluss auf die Bearbeitungsdauer.

Allgemeine Depressionsskala (ADS) (Hautzinger, M, Bailer, M, 1993). Diese Skala ist für Menschen ab 16 Jahren einsetzbar: Die ADS ist ein Selbstbeurteilungsinstrument, welches Vorhandensein und Dauer der Beeinträchtigung durch depressive Affekte, körperliche Beschwerden, motorische Hemmung und negative Denkmuster erfragt. Die erhobenen Merkmale sind Verunsicherung, Erschöpfung, Hoffnungslosigkeit, Selbstabwertung, Niedergeschlagenheit, Einsamkeit, Traurigkeit, Antriebslosigkeit, Weinen, Rückzug, ... Das Zeitfenster umfasst die letzte Woche. Reliabilität und Validität sind gut gegeben. Sowohl eine Kurz- als auch eine Langform liegen vor.

Hamilton Rating Scale for Depression (HAMD) (Hamilton, M. 1986): Die Hamilton Depression Scale ist eine Fremdbeurteilungsskala, die zur Einschätzung des Schweregrades einer diagnostizierten Depression dient. Hamilton empfiehlt zwar das Rating durch zwei Beobachter, doch dürfte die Beurteilung heute eher auf dem Urteil eines Beobachters beruhen. Die Skala umfasst 21 Items, die sich auf die Intensität der Symptomatik beziehen. Das Interview mit dem Patienten dauert rund 30 Minuten, es ist darauf zu achten, dass die Informationen nicht durch direktes Abfragen der Items gesammelt werden, was klinische Erfahrung voraussetzt. Für die Beurteilung können Informationen von Verwandten, Pflegepersonal, Freunden ... herangezogen werden. Der zeitliche Bezugsrahmen beträgt die letzten Tage bzw. eine Woche vor dem Interview. Messwiederholungen sind möglich, man sollte dabei wie beim Erstinterview vorgehen und keine Bezüge zu bereits vorhandenen Messungen mit dem HAMD herstellen. Reliabilität und Validität sind ausreichend gegeben. Ergebnisse zu klinischen Stichproben liegen vor.

Instrumente zur Erfassung spezifischer Aspekte depressiver Stimmung

Fragebogen irrationaler Einstellungen (FIE) (Klages, U. 1986). Dieser Fragebogen kann für Menschen zwischen 18 und 70 Jahren eingesetzt werden. Der FIE erhebt inhaltliche Aspekte irrationaler Einstellungen vor allem im Sinne der Rational-emotiven Therapie und der kognitiven Verhaltenstherapie. Dafür gibt es vier Skalen: negative Selbstbewertung, Abhängigkeit, Internalisierung von Misserfolg und Irritierbarkeit. Vergleiche mit einer Normstichprobe sind möglich, Reliabilität und Validität sind zurfriedenstellend. Die Bearbeitung braucht circa 10 Minuten. Aus dem Testprofil lassen sich Hinweise für eine Therapieplanung ableiten.

Skalen zur Erfassung von Hoffnungslosigkeit (H-Skalen) (Krampen, 1994). Die H-Skalen werden für ältere Jugendliche und Erwachsene eingesetzt. Sie beziehen sich auf die negativen Erwartungen einer Person über sich selbst, die Umwelt und ihr künftiges Leben und erfassen damit im Wesentlichen die kognitive Triade der Depression. Ihr Schwerpunkt liegt auf den psychischen Symptomen. Die Standard-Form umfasst 20 Items, sie ist primär für klinische Gruppen indiziert, das Antwortformat ist richtig/falsch. Die Version für die nicht-klinische Population arbeitet mit einem sechsstufigen Antwortformat. T- und Prozentrangwerte sind vorhanden. Das Ausfüllen braucht rund zehn Minuten.

Diagnostik bei Angststörungen

Instrumente zur Erfassung des Grade der Ängstlichkeit

State Trait Angst Inventar (STAI) (Spielberger et al., 1970). Das STAI ist eine Selbstbeurteilungskala aus zwei Teilen. Skala XI erfasst die Zustandsangst (Angstintensität in einer bestimmten Situation. Skala X2 erhebt die allgemeine Ängstlichkeit als Persönlichkeitsmerkmal. Die Bearbeitungsdauer liegt bei circa zwei Minuten pro Skala, die je nach Fragestellung alleine oder gemeinsam vorgegeben werden können. Das Zeitfenster bezieht sich auf den Zeitpunkt der Ausfüllung bei Skala XI, bei Skala X2 ist wenig zeit- oder situationsgebunden. Indiziert ist das STAI sowohl bei gesunden als auch neuropsychiatrischen, allgemeinmedizinischen und chirurgischen Patienten. Eine Eichstichprobe ist vorhanden. Das STAI ist das am meisten verbreitete Instrument zur Erfassung von Angst.

Hamilton Rating Scale for Anxiety (HAMA) (Hamilton, 1976). Die HAMA ist ein Fremdrating-Instrument zur Erfassung von Angstzuständen, die sich vor allem auf das beobachtbare Verhalten des Patienten während einer Befragung beziehen.

Anwender können trainierte Beurteiler (Psychiater, klinische Psychologen) sein. Die für die Beurteilung relevante Zeitspanne sollte die Woche vor der Erhebung sein. Indiziert ist die Skala zur Erhebung des Schweregrades der Angst, nicht zur Diagnosestellung. Sie kann bei Patienten mit der Diagnose „generalisierte Angst" nicht jedoch für Patienten mit z.B. Panikattacken eingesetzt werden. Auch eignet sie sich nicht für die Schätzung der Angst bei Patienten mit agitierter Depression, mit Zwangsneurose, mit organischer Demenz, Hysterie oder Schizophrenie. Stichprobenergebnisse zu diversen Patientengruppen sind vorhanden. Die Bearbeitungsdauer ist für 14 Items gering.

Posttraumatische Belastungsstörung. Für die Feststellung einer PTSD gibt es zur Zeit am deutschsprachigen Markt bei den Anbietern keine psychodiagnostischen Instrumente.

Die Impact of Event Skala-revidierte Form (IES-R) wurde von Maercker und Schützwohl (1998) übersetzt. Sie ist ein Selbstbeurteilungsmaß zur Erfassung posttraumatischer Belastungsreaktionen. Angaben zu Reliabilität, Validität und diagnostischer Sensititvität finden sich, ebenso wie die Übersetzuung in Diagnostika, 44, Heft 3, 130–141, Hogrefe-Verlag Göttingen.

Das Post Traumatic Cognitions Inventory (PTCI) wurde von Ehlers (1999) übersetzt.

Im angloamerikanischen Sprachraum sind eine Reihe DSM-orientierter Screening-Verfahren vorhanden, die bei guter Sprachkompetenz zum Einsatz kommen können. Die angeführten Instrumente sind auf Reliabilität und Validität untersucht und weisen gute Werte auf.

Pynoos, R. et al. (1998) entwickelten den *UCLA-PTSD Index for DSM-IV* für Kinder, Jugendliche und deren Eltern. Es gilt als erstes ökonomisches Screening-Instrument bei Verdacht auf PTSD, kann aber ein differentialdiagnostisches Interview nicht ersetzen. Briere (1996) hat ebenfalls ein Instrument für PTSD bei Kindern vorgelegt, das auch für Diagnoseerstellung verwendet werden kann (Trauma Symptom Checklist for Children, TSCC).

Die PDS (Posttraumatic Stress Diagnostic Scale), (Foa, 1995) ist ebenfalls DSM-orientiert und kann sowohl für ein erstes Screening als auch für eine Diagnoseerstellung verwendet werden.

Weitere Instrumente sind: Clinical-Administered PTSD-Scale, (Blake et. al., 1998), die Mississippi PTSD-Scale, die ursprünglich für den militärischen Bereich entwickelt wurde, aber auch eine Transformierung für den zivilen Bereich erfahren hat (CMS, Keane et al., 1988). Die CMS ist noch DSM-III-R basiert.

Wie eingangs erwähnt empfiehlt es sich die Abklärung einer Posttraumatischen Belastungsstörung im Rahmen eines der angeführten differentialdiagnostischen Interviews durchzuführen.

Insgesamt ist der Einsatz von Testdiagnostik bei traumatisierten Menschen als Hilfsmittel zu betrachten, die Anforderungen an Konzentration, die Reduzierung auf vorgegebenen Formulierungen sind Faktoren, die Testungen erschweren und die betroffenen Personen zusätzlich belasten. Ein in Ruhe, durchaus mit Pausen durchgeführtes diagnostisches Interview ermöglicht es, die Informationen zu erheben und gleichzeitig stabilisierend zu wirken, was beim Ausfüllen von Tests nicht möglich ist.

Literatur

APA (1980) Diagnostic and statistical manual of mental disorders. 3. ed. American Psychiatric Association, Washington DC

APA (1994) Diagnostic and statistical manual of mental disorders. 4. ed. American Psychiatric Association, Washington DC

AWMF (Arbeitsgemeinschaft der Wissenschaftlichen Medizinischen Fachgesellschaften (1999) Leitlinie Posttraumatische Belastungsstörung. AWMF online 1999. http://

www.uni-duesseldorf.de/WWW/AWMF/II/psytm010htm

Blake DD, Weathers FW, Nagy LM, Kaloupek DG, Charney DS, Keane TM (1998) Clinican-Administered PTSD-scale for DSM-IV. National Center for PTSD, Behavioral Science division – Boston VA Medical Center, Neurosciences division – West haven VA Medical Center

Briere J (1996) Trauma Symtom Checklist for Children. Professional Manual. Psychological Assessment Resources Inc, Florida

Flatten G, Hofmann A, Wöller W, Siol T, Petzold ER (2001) Posttraumatische Belastungsstörung Leitlinie und Quellentext. Schattauer-Verlag, Stuttgart New York

Foa EB (1995) Posttraumatic Stress Diagnostic Scale Manual. National Computer Systems Inc, United States of America

Hiller W, Zaudig M, Mombour W (1997) Internationale Diagnosen Checklisten (IDCL) für DSM-IV. Hogrefe, Göttingen, Bern, Toronto, Seattle

Hofmann A, Liebermann P, Flatten F (2001) Diagnostik der Posttraumatischen Belastungsstörung. In: Flatten G, Hofmann A, Liebermann P, Wöller W, Siol T, Petzold E (Hrsg) (2001) Posttraumatische Belastungsstörung: Leitlinie und Quellentext: 71–84. Schattauer, Stuttgart New York

Keane TM, Caddell JM, Taylor LL (1988) Mississippi scale for combat-related posttraumatic stress disorder: Three studies in reliability and validity. Journal of consulting and Clinical Psychology 56: 85–90

Ehlers A (1999) Posttraumatische Belastungsstörung. Hogrefe, Göttingen

Litz B, Penk WE, Gerardi RJ, Keane TM (1995) Diagnostik der posttraumatischen Belastungsstörung. In: Saigh PhA (Hrsg) (1995) Posttraumatische Belastungsstörung. Diagnose und Behandlung psychischer Störungen bei Opfern von Gewalttaten und Katastrophen, 64–1001. Verlag Hans Huber, Bern Göttingen Toronto Seattle

Margraf J, Schneider S, Ehlers A (1994) Diagnostisches Interview bei psychischen Störungen. Springer-Verlag, Berlin Heidelberg New York

Margraf J (1994) Mini-DIPS Diagnostisches Interview bei psychischen Störungen. www.testzentrale.de/tests/t1900501.htm (24.04.03)

Maercker A, Schützwohl U (1998) Erfassung von psychischen Belastungsfolgen: Die Impact of Event Skala – revidierte Version (IES-R), Diagnostika 44, Heft 3: 130–141. Hogrefe-Verlag, Göttingen

Pynoos R (1998) UCLA-PTSD Index for DSM-IV, children version, adolescent version, parent version. Contact: UCLA Trauma Psychiatry Service, 300 UCLA Medical Plaza, Ste 2232. Los Angeles. CA 90095 (319) 206–8973. rypnoos@mednet.ucla.edu

Unnewehr S, Schneider S, Margraf J (1995) Kinder-DIPS Diagnostisches Interview bei psychischen Störungen im Kindes- und Jugendalter. www.testzentrale.de/tests/t1900401.htm

WHO (1992) The ICD-10 classification of mental and behavioural disorders. Clinical descriptions and diagnostic guidelines. World Health Organization, Geneva

Wittchen HU, Wunderlich U, Gruschwitz S, Zaudig M (1997) SKID – Strukturiertes Klinisches Interview für DSM-IV. Hogrefe, Göttingen Bern Toronto Seattle

Wittchen HU, Perkonigg A (1997) DIA-X Screening Verfahren. Swets. www.swetstest.de/testverfahren/tests/intelligenz/dia_x_screening_text.html (24.04.03)

Wöller W, Siol T, Liebermann P (2001) Traumaassoziierte Störungsbilder neben der PTSD. In: Flatten G, Hofmann A, Liebermann P, Wöller W, Siol T, Petzold E (Hrsg) (2001) Posttraumatische Belastungsstörung: Leitlinie und Quellentext, 25–39.Schattauer, Stuttgart New York

Die angeführten Testverfahren im Bereich allgemeine diagnostische Verfahren, affektive Störungen sowie im Bereich Angststörungen finden sich zur Ansicht und mit Angaben von Validitäts- bzw. Reliabilitätsaussagen in: CIPS (1996) Internationale Skalen für Psychiatrie. Collegium Internationale Psychiatriae Scalarum (Hrsg) 4. Aufl. Beltz-Test, Göttingen bzw. unter: www.testzentrale.de und www.swetstest.de (Stand per 26.06.03)

Die Standards zur Begutachtung psychisch reaktiver Traumafolgen in aufenthaltsrechtlichen Klageverfahren der Projektgruppe SBPM (Standards zur Begutachtung psychotraumatisierter Menschen) wurden zusammengestellt von Gierlichs HW, Aachen, Haenel F, Behandlungszentrum für Folteropfer, Berlin, Henningsen F, deutsche psychoanalytische Vereinigung, Schaeffer E, psychosoziales Zentrum für Folteropfer, Düsseldorf, Stranger H, Strande, Wenk-Ansohn M, Behandlungszentrum für Folteropfer, Berlin, Wirtgen W, Refugio München. Ich erhielt sie im Juli 2002 in Köln

Die Posttraumatische Belastungsstörung im psychiatrischen Gutachten

A. Friedmann

Die posttraumatische Belastungsstörung (PTSD – „posttraumatic stress disorder") ist im Zuge der letzten Jahrzehnte in zunehmendem Maße in den Mittelpunkt psychiatrisch-gutachterlichen Interesses geraten und ist so zum Gegenstand behördlicher und gerichtlicher Auseinandersetzungen geworden. Aus diesem Grund, aber auch, weil traumatisierte Menschen im Zuge solcher Verfahren oft unerträglichen Belastungen und Retraumatisierungen ausgesetzt sind, erscheint es unerlässlich, diesen Fragen eine besondere Bedeutung zuzumessen.

1 Orte der Auseinandersetzung

1.1 Polizeibehörden

Nicht selten wird die Polizei mit traumatisierten Personen befasst, wenn diese im Kontext üblicher gesellschaftlicher Situationen psychisch auffällig werden und Personen aus der Umgebung Beamte verständigen, sei es, weil das Verhalten des Betroffenen Angst macht, sei es aus Sorge um ihn. Es versteht sich von selbst, dass Sicherheitsorgane nicht das fachliche Wissen haben können, um einen PTSD-Betroffenen zu erkennen. Es muss aber eine *grundsätzliche* Forderung an den Sicherheitsapparat sein, das ruhige und deeskalierende Verhalten an den Tag zu legen, das sicherstellt, dass eine Krise nicht in eine menschliche Katastrophe ausartet. Das Gesetz sieht vor, dass Sicherheitsorgane auf Amts- oder Gemeindeärzte zurückgreifen, wenn sie den Eindruck einer psychischen Störung beim Gegenstand ihrer Amtshandlung haben.

In Anbetracht des Umstands, dass die mit dem Problem nun befassten Amtsärzte nur zu beurteilen haben, ob eine psychische Störung vorliegt, die das drohende Potential zur Gefährdung des Betroffenen oder anderer Menschen hat, und ob eine Alternative zur Vorstellung in einer psychiatrischen Fachabteilung besteht, ist nicht zu erwarten, dass diese Begutachtung tiefschürfend und exakt ist; dies gilt umso mehr, als Amtsärzte in der Regel nur oberflächliche Kenntnisse über psychische Störungen im Allgemeinen und bei Traumatisierten im Besonderen haben.

Die in der Folge meist stattfindende Vorstellung des betroffenen Menschen in einer psychiatrischen Spitalsabteilung hat oft schon Traumatisierte retraumatisiert, weil diese Vorgänge zumindest mit einer unausgesprochenen Drohung und nicht selten mit manifester Brachialität und erzwungener Sedierung verbunden sind. In der nun stattfindenden Untersuchung wird keine sehr differenzierte Diagnostik betrieben werden, in den meisten Fällen wird der Patient stationär aufgenommen und eine erste Zäsur zur Durchbrechung der Krisenspirale gesetzt. Erst später wird die Feindiagnostik Licht in die vorangegangene Entwicklung bringen können, vorausgesetzt, es kann sprachlich mit dem Kranken kommuniziert und/oder Information aus dritter Hand (Familie, Sozialarbeiter, Asylhelfer etc.) erlangt werden.

1. Fallbeispiel

In einem Lokal kommt es zu einem fremdsprachigen Wortwechsel zwischen zwei Männern, dem Handgreiflichkeiten folgen. Da sich der eine auch nach Trennung der Kontrahenten nicht beruhigen kann, zu schreien beginnt und wirr redet, ruft der Wirt die Polizei. Da der Betroffene kaum Deutsch spricht und keine Ausweispapiere bei sich trägt und darüberhinaus sich auch merkwürdig verhält, wird der Amtsarzt mobilisiert. Dieser stellt – über die Sprachbarriere hinweg – akustische Halluzinationen und Wahnideen fest und lässt den Mann trotz Gegenwehr ins Psychiatrische Krankenhaus bringen, wo er einem Arzt vorgestellt wird. Der Mann wird sediert und zu Bett gebracht. Erst Tage später und nach entsprechender Information durch einen Sozialarbeiter wird die Vermutungsdiagnose „akute schizophrene Episode" korrigiert und PTSD festgestellt: Der Mann stellt sich als Asylwerber aus dem Kosovo heraus, der massiven Brutalitäten durch marodierende serbische Milizionäre ausgesetzt gewesen und dessen Vater in seinem Beisein erschlagen worden war; an dem bewussten Abend im Lokal hatten einige serbische Gastarbeiter ein nationalistisches Lied angestimmt, das auch die abziehenden Mörder des Vaters des Patienten gesungen hatten – dies hatte die PTSD zum Ausbruch gebracht und den Mann in einen dissoziativen Zustand versetzt, in welchem er sich im elterlichen Haus im Kosovo wähnte und in den anderen Gästen des Lokals die Mörder seines Vaters und seine Misshandler sah. Der bloße Umstand, dass nun Uniformierte ins Lokal kamen, ließ ihn glauben, nun käme die reguläre serbische Armee, von welcher er sich auch nur Feindseligkeit erwartete.

1.2 Asylbehörden

Die mit Asylanträgen befassten Behörden – in Österreich handelt es sich um Beamte des Innenministeriums – sind sehr häufig mit Asylsuchenden konfrontiert, die erklären, in ihrer Heimat Verfolgungen, Gewalthandlungen oder sogar Folterungen ausgesetzt gewesen zu sein. Im Zuge des nun folgenden Asylverfahrens haben diese Beamten die Schilderungen des Asylsuchenden dahingehend zu überprüfen, ob sie den Bestimmungen der Genfer Konvention entsprechen und die Erteilung des Asyls legitimieren.

Aus mehreren Gründen ist dies ein Vorgang, der mit größten Schwierigkeiten für die Wahrheitsfindung verbunden ist:

Zum einen sind die betreffenden Beamten nicht ausreichend geschult, um Traumabetroffene zu erkennen; auch ist das gesellschaftliche Klima im Europa des beginnenden 21. Jahrhunderts wenig fremdenfreundlich und von der Vorstellung geprägt, ausnahmslos alle Menschen mit Herkunft aus ärmeren oder instabilen Ländern seien nur darauf aus, ihre ökonomische Situation mit legalen oder illegalen Mitteln zu verbessern und sich in Massen am Wohlstand Europas gütlich zu tun – auch der Asylbeamte kann sich dem gesellschaftlichen Klima nicht gänzlich entziehen. Und schließlich prägt der bloße Status, ein ermittelnder Beamter zu sein, die Haltung des Beamten dahingehend, dass er eher dazu neigt, den Asylsuchenden zu *verdächtigen* und seine Erzählung zu *falsifizieren*, als ihm primär *offen und mitmenschlich* zu begegnen und seine Erzählung zu *verifizieren*. Andererseits sind viele Fluchthelferorganisationen tatsächlich mafiös organisierte Schlepperbanden, und nicht wenige Asylwerber keine Verfolgten im Sinne der Genfer Konvention, sondern Armutsflüchtende.

Zum Zweiten steht in so gut wie allen Fällen eine massive Barriere zwischen Asylsuchenden und Asylbeamten: meistens muss mit Hilfe von Dolmetschern kommuniziert werden, was die Wahrheitsfindung nicht leichter macht. Darüber hinaus erschweren kulturelle Kluften ein tieferes gegenseitiges Verstehen, was Miss- und Fehlverständnissen Tür und Tor öffnet.

Zum Dritten fällt es dem Asylsuchenden in vielen Fällen extrem schwer, dem ihm mit offensichtlichem Misstrauen begegnenden Beamten Offenheit und Vertrauen entgegenzubringen, und zwar umso mehr, als er möglicherweise mit den Beamten in seiner Heimat schlechte Erfahrungen gemacht hat. Ein besonderer Grund aber, der die Wahrheitsfindung des Beamten erschwert, ist die oftmalige *Unfähigkeit* des Asylsuchenden, seine Geschichte kohärent, ausreichend detailliert und nachvollziehbar vorzubringen – nämlich dann, wenn sie die Geschichte eines psychisch schwer Traumatisierten ist: Zeitgitterstörungen machen eine Chronologie unmöglich, amnestische Lücken, oft auch Wesentliches betreffend, lassen seine Geschichte unglaubwürdig erscheinen, eine emotionelle Erstarrung oder eine feindselige Abwehrhaltung erwecken den Eindruck, er habe etwas zu verbergen.

Spätestens zu diesem Zeitpunkt sollte eine traumatologisch versierte Person in das Verfahren eingeschaltet werden – dieses ist allerdings nur selten der Fall. So kommt es, dass – wenn überhaupt – die Einschaltung der Psychiatrie/Psychologie erst durch die Flüchtlingsbetreuungsorganisation erfolgt, oder aber, dass die nächste Entscheidungsinstanz eine psychiatrische Begutachtung des Asylsuchenden verfügt. Primärer Sinn dieser Begutachtung ist es, die Rechte des Asylwerbers zu wahren; vor allem aber geht es darum, über die psychiatrische Diagnostik ein relevant erscheinendes Beweismittel zu sichern, nämlich, ob der Asylsuchende Opfer einer Traumatisierung wurde; bejahendenfalls stützt dieses seinen Asylantrag, verneinendenfalls untergräbt es ihn. Damit kommt dem Gutachter eine besondere Verantwortung zu, die er nur wahren kann, wenn er all jene Kompetenz einbringt, die ansonsten im Verfahren fehlt.

1.3 Zivilgerichte

Bis dato ist es in West- und Mitteleuropa nur selten zu zivilgerichtlichen Auseinandersetzungen zum Thema Psychotrauma gekommen. Im Gegensatz zu den USA gehört dieser Begriff beziehungsweise dieses Thema (noch) nicht zum Allgemeinwissen, auch nicht der Anwälteschaft und der Richter, und selbst das „Mobbing" – eine mildere Form der Traumatisierung – hat bislang nur selten die Gerichte beschäftigt.

Im zivilgerichtlichen Verfahren dürften aller Voraussicht nach das psychische Trauma und seine gesundheitlichen Folgen zum Thema werden, wenn Betroffene den Rechtsweg wählen, um Kompensation und Schmerzengeld zu erlangen, etwa nach fremdverschuldeten Unfällen, als Privatbeteiligte nach Strafverfahren gegen Traumaverursacher (z.B. Vergewaltiger, Räuber usw.) oder im Zuge von Unglücksfällen im öffentlichen Raum, in welchen Verantwortungsträgern schuldhaftes oder fahrlässiges Verursachen nachgewiesen werden kann (z.B.: Lifts, Katastrophen mit öffentlichen Verkehrsmitteln u. ä.).

1.4 Strafgerichte

Im Strafgerichtsverfahren dürfte die posttraumatische Belastungsstörung kein zentrales Thema sein oder werden. Allenfalls konnte sie als strafmildernder oder schuldausschließender Faktor ins Treffen geführt werden, wenn ein Traumabetroffener im Rahmen seiner Krankheitssymptome ein Delikt setzt. Als Beispiel sei auf den Beispielsfall 1 verwiesen: Der dort beschriebene Mann hätte vor Eintreffen der Polizei seinen Kontrahenten im Rahmen seines Ausnahmezustandes verletzen können – in diesem Falle wäre wohl Unzurechnungsfähigkeit zum Tatzeitpunkt festgestellt worden.

Allerdings könnte ein traumatisierter Zeuge in einem Strafverfahren gegen einen Dritten Schwierigkeiten haben, eine schlüssige Aussage vor Gericht zu leisten, weil seine Symptome ihn dabei behindern (Zeugen eines Banküberfalls, befreite Geiseln, Vergewaltigungsopfer usw.). Es wäre dann Sache des Gerichts, sicherzustellen, dass solche Zeugen in ähnlich schonender Weise behandelt werden, wie Kinder, die zur Zeugenschaft aufgerufen sind (insbesondere in Fällen sexuellen Missbrauchs).

Eine andere Frage ist die, ob ein Traumaverursacher, zum Beispiel ein Geiselnehmer, von den anderen strafbaren Aspekten seiner Handlungen (z.B. § 102 StGB, Erpresserische Entführung) abgesehen, wegen der Traumatisierung einer Geisel gesondert zur Rechenschaft gezogen werden könnte.

Im Österreichischen Strafrecht (§§ 83, 84, 85 StGB, Körperverletzung) ist ausdrücklich vom *Körper* die Rede, die Erläuterungen sprechen dabei von der Haut und den Organen (Foregger-Serini, 1984), von den psychischen Aspekten ist keine Rede. Dieses ist umso erstaunlicher, als an anderer Stelle über der Strafbarkeit der Zufügung *seelischer* Qualen (§ 92 StGB) gesprochen wird – allerdings nur, wenn das Opfer unmündig, jugendlich oder sonstwie wehrlos ist.

Bislang ist dem Verfasser jedenfalls kein Fall bekannt, in welchem ein Traumaverursacher auch wegen Körperverletzung verurteilt wurde.

1.5 Arbeits- und Sozialgerichte:

In diesem Bereich könnten akute Belastungsreaktionen und posttraumatische Belastungsstörungen eine wachsende Rolle spielen, wenn diese Störbilder häufiger erkannt werden. Generell sind bis dato solche Zustandsbilder in erster Linie durch ihre Komorbidität Gegenstand gerichtlicher Verfahren gewesen, die primären psychoreaktiven Aspekte wurden meist als wenig relevant beiseite geschoben; dies ist vor allem dem Umstand zuzuschreiben, dass die früher gültigen Klassifikationen (das Schneider'sche „Triadische System" und die ICD-9 der WHO) den Diagnosegewohnheiten zugrunde gelegt wurden und die Berechnungsgrundlagen bei der Feststellung von Minderungen der Erwerbsfähigkeiten bestimmten. Diese aber waren dem Geist der 30er- und 40er-Jahre des vergangenen Jahrhunderts verhaftet und haben allen „nichtbiologischen" Verursachungen von Funktionseinschränkungen eine strikte Absage erteilt.

Die akute Belastungsreaktion wird bislang in erster Linie als „Depression" oder als „Angststörung" ins Treffen geführt und konnte allenfalls zur Rechtfertigung eines kurzen oder mittellangen Krankenstandes vorgebracht werden. Das im Zeitverlauf spätere Auftreten einer PTSD wurde meist als „neurotische" oder als „reaktive Störung", nicht selten und abwertenderweise auch als Ausdruck einer „Persönlichkeitsstörung" interpretiert: Als krankenstandsverursachend oder gar als Pensionierungsgrund aufgrund psychischer Invalidität wurde sie nicht zur Kenntnis genommen beziehungsweise abgelehnt.

Dem steht die US-Rechtsprechung entgegen, die schon seit Jahrzehnten auch seelische Schäden, die kausal etwa mit einem Arbeitsplatzereignis oder mit anderen Ereignissen verknüpft sind, als kompensationswürdig beurteilt (Slovenko, 1995).

Mit der Zuwendung zur neueren Klassifikation, der ICD-10, wird sich auch in Europa diese Vorgangsweise ändern, allerdings erst dann, wenn die zum Einsatz gelangenden Sachverständigen den entsprechenden Ausbildungsstandard erreicht haben werden – bislang ist dieses in unzureichendem Maß geschehen. Am Rande sei erwähnt, dass die jüngste Aufteilung des Fachgebiets der Nervenheilkunde in zwei distinkte Fächer, nämlich der Neurologie einerseits, und der Psychiatrie andererseits, die Chancen auf Verbesserung der Ausgangslage erhöhen sollte.

2. Fallbeispiel

Eine nun 44-jährige Krankenschwester ist inmitten einer vielköpfigen Kinderschar in ihrem Elternhaus aufgewachsen. Die Situation in der Kindheit war harmonisch, gegeneinander sichernd und angenehm, wenngleich die räumliche Situation dem einzelnen Kind wenig Rückzugsmöglichkeiten bot. In der Adoleszenz und im Erwachsenenalter war sie gut integriert, motiviert und am Arbeitsplatz als arbeitsam und verlässlich bekannt.

Traumatologische Vorgeschichte

- Im Zuge ihrer Berufstätigkeit in einem psychiatrischen Spital war Sr. M. nicht selten mit aggressiven Verhalten von Patienten konfrontiert. Im 37. Lj. wurde sie auch tätlich angegriffen, ohne jedoch ein spezielles Aggressionsziel zu sein und in Gegenwart von Pflegern, die sofort eingriffen.
- Im 42. Lj. jedoch wurde sie von einem psychotischen Patienten gezielt und anhaltend attackiert, dabei auch leicht verletzt, wobei die Krisensituation diesmal anders gestaltet war: der Angriff erfolgte in einem verhältnismäßig engen Raum, Sr. M. war mit dem Angreifer alleine und es dauerte etwa eine Viertelstunde, bis der Vorfall bemerkt und eingegriffen wurde. Eine gezielte Tötungsabsicht war beim psychotischen Angreifer erkennbar, der auch weiter auf sein Opfer loszuschlagen versuchte, als er schon abgedrängt worden war.
- In der Folge kam es zu einer kurzandauernden akuten Belastungsreaktion, in welcher die Sr. M. am ganzen Leibe zitterte und unkontrollierbar weinte. In den darauffolgenden zwei Nächten schlief sie schlecht, beruhigte sich dann aber wieder.
- Zwei Monate später traten nächtliche Albträume auf, tagsüber frei flottierende Ängste und Panikattacken, sowie sich aufdrängende szenisch-detaillierte Erinnerungsbilder an obige Attackensituation. Die Betroffene wurde zunächst für nicht dienstfähig erklärt und einer Gruppentherapie zugewiesen; diese erwies sich als Psychodramagruppe, die bereits nach wenigen Terminen zu einer deutlichen Verschlimmerung der Symptomatik führte, in welcher Sr. M. nur noch weinte und sich vor Angst nicht mehr aus dem Hause wagte. In der Folge generalisierte sich der Angstzustand und vergesellschaftete sich mit einem aktiven Vermeidungsverhalten, in welchem sie auch nur den Anblick von *Krankenhäusern* mied und unter schweren klaustrophoben Symptomen in all jenen Situationen litt, in welchem sie das Gefühl hatte, den entsprechenden Raum nicht sofort verlassen zu können.
- Nach einem halben Jahr ließ die Symptomatik nach, eine gewisse Ängstlichkeit jedoch, die zu kontrollieren war, bestand weiter. Bald aber kam es unter Belastungen wieder zu einer Labilisierung der Affekte.
- Die Kontrolluntersuchungen bei den Betriebsärzten wirkten sich als Belastung aus, weil ein *neurologisches* Gutachten die Kausalität zwischen der oben geschilderten Attacke und dem danach aufgetretenen Störbild bestritt: Darin wurde argumentiert, dass die lange Dauer des Störbildes bedeutete, dass es nicht als trauma-, sondern persönlichkeitskausal zu interpretieren sei, dass es also eine vorbestehende Persönlichkeitsstörung gegeben haben müsse.
- Die Zuordnung Sr. M.'s zu einem nicht patientenbezogenen administrativen Bereich, sowie die Androhung der Einstellung ihrer Bezüge für den Fall ihres weiteren Krankenstandes verschlechterten ihre Verfassung erneut und stürzten sie in dramatische Existenzängste.

Aus einem späteren Privatgutachten über die Patientin

Diagnose: *Typische posttraumatische Belastungsstörung mit „Flash-backs", Intrusion und wiederkehrenden Angstverfassungen, sowie depressiver Reaktion.*

(...) Es konnte und kann kein Zweifel am kausalen Zusammenhang zwischen der Attacke auf die Patientin und ihre nachfolgenden Störbilder geben.

In diesem Zusammenhang ist darauf hinzuweisen, dass die Attackensituation sich insofern von allen davor erlebten Aggressionssituationen unterschied, als die Patientin hier alleine auf engstem Raum mit einem offensichtlich in seiner Psychose auf sie eingeengten Patienten konfrontiert und dabei einer gezielten und anhaltenden Aggression ausgesetzt war.

Es kann eine vorbestandene Vulnerabilität im Umstand vermutet werden, dass die Patientin von klein auf einen Teil ihrer Selbstsicherheit aus der Gruppensituation ableitet, der Umstand, dass sie dem Aggressor *alleine* ausgesetzt war, war wahrscheinlich *objektiv* schlimmer, als die Gewalthandlung selbst. *Subjektiv* aber war die Patientin sicher, einer Tötungsabsicht ausgesetzt und in ihrem Leben akut gefährdet gewesen zu sein.

Die hier vorliegende Posttraumatische Belastungsstörung steht in keinem Zusammenhang mit einer prämorbiden Persönlichkeitsstörung: „Es findet sich bei Sr. M. in keinem biographischen Detail und in keinem der erhobenen Befunde auch nur der geringste Hinweis auf eine vorbestehende Persönlichkeitsstörung ..."

1.6 Versicherungen

Auch im Rahmen von Inanspruchnahmen von Leistungen aus Versicherungen (Arbeitsunfähigkeitsversicherung, Unfallversicherungen u.a.) ist damit zu rechnen, dass traumabedingte psychische Störungen und Folgezustände zum Thema werden: Es ist nur folgerichtig, dass auch nachweisbare psychische Schäden etwa die Erwerbsfähigkeit eines Menschen so schwer beeinträchtigen können, dass sie auch als Selbstständige jene Einkommenseinbußen erleiden, gegen die sie sich versichern ließen.

Es ist auch nicht einzusehen, warum ein Betriebsunfall, der zu einer Querschnittslähmung und in Verbindung damit, zur Unfähigkeit führt, in einer Hochbauschule zu unterrichten, unfallversicherungsrechtlich abgegolten wird, diesbezüglich aber abschlägig beschieden werden sollte, wenn er zu einer chronischen posttraumatischen Belastungsstörung mit Konzentrationsverlust und agoraphoben Panikattacken geführt hat: In beiden Fällen kann es passieren, dass der Betroffene keine Baustelle mehr betreten kann ...

Am Rande sei angemerkt, dass eine konsequente Anerkennung der PTSD durch die Medizin als das, was sie ist, nämlich als Krankheit, weitreichende Konsequenzen haben wird. Eine davon wird nicht nur darin liegen, dass arbeitsrechtliche Folgen unausweichlich sind, sondern auch, dass das Gewährleistungsrecht im europäischen Raum an diesen Aspekt angeglichen werden muss.

Damit werden die psychiatrischen und klinisch-psychologischen Sachverständigen mit neuen Aufgaben befasst werden, die nicht nur entsprechende Kenntnisse, sondern auch eine wachsenden Sorgfaltspflicht und methodologischer Sauberkeit erfordern werden.

Umso mehr erscheint es notwendig, in diesem Buch die Methodik der Begutachtung bei Verdacht auf Vorliegen eines PTSD darzustellen.

Zwei Fallbeispiele

An dieser Stelle soll an zwei Fallbeispielen dargestellt werden, wie die emotionale Ausgangslage respektive die Ausbildungsroutine zum Hindernis einer korrekten diagnostischen Einschätzung von PTSD-Betroffenen führen können:

3. Fallbeispiel

Der hier wiedergegebene Auszug aus einem Gutachten aus dem Jahre 2000 betrifft einen Kärntner Slowenen, der 1952 einen Antrag auf Amtsbescheinigung und Rentenzuerkennung nach dem Opferfürsorgegesetz eingebracht hatte. Sein Antrag hat 48 Jahre (!) gebraucht, bis er zum Abschluss kam: Alle behördlicherseits bestellten Sachverständigen hatten gegen das Begehren des Betroffenen Stellung bezogen.

Der Betroffene ist Angehöriger der slowenischen Volksgruppe in Kärnten, wo er 1937 als eines von 6 Kindern von angesehenen Großgrundbesitzern geboren ist.

Seine Geschwister (s. Abb. 1):

- Ein Mädchen (geb. 1935), wurde als 9-Jährige im KZ durch Giftspritze in den Armen der Mutter ermordet. In der Folge ist die Mutter grenzpsychotisch geworden und hat sich zeitlebens davon nicht erholen können.
- Ein Mädchen (geb. 1936), machte ihr

Slawentum zum Inhalt einer akademischen Nachkriegskarriere, lebt nicht mehr in Kärnten, leidet bis dato unter PTSD.
- Ein Knabe (geb. 1938), leidet bis dato unter PTSD.
- Ein Knabe (geb. 1946), übernahm die väterliche Landwirtschaft, gesund.
- Ein Knabe (geb. 1948), Historiker, in der slowenischen Causa politisch sehr aktiv, gesund.

Ausbildungs- und Berufsweg: Da der Betroffene als 5-Jähriger deportiert wurde, konnte er erst im 9. Lj. zur Schule gehen. Seine im KZ erworbene Hörbehinderung war nicht bekannt oder wurde vielleicht auch ignoriert, so dass er die größten Schwierigkeiten hatte, dem Unterricht zu folgen. Eine allgemein-höhere Bildung kam daher nicht in Frage, er war dann in der Landwirtschaft tätig und schaffte mit Mühe die Meisterprüfung zum Landwirt. 1967 leistete er den Wehrdienst ab und blieb letztlich beim Bundesheer, wo er bis zur Pensionierung 1998 in der Militärpfarre tätig war.

Sozialer Status: Seit seinem 28. Lj. mit einer Kärntner Slowenin verheiratet, 3 mittlerweile erwachsene Kinder, alle mit akademischer Ausbildung.

Verfolgungsbiographie

- Im April 1942 wurde die ganze Familie des damals kaum 5-Jährigen von den nationalsozialistischen Behörden „ausgesiedelt", d.h. deportiert. Vorerst ging es in ein Sammellager in Klagenfurt; mit diesem Ort verbindet der Betroffene eine recht sinnliche Erinnerung an Soldaten, wilde Schreierei und vor allem das Bild seines weinenden Vaters. Dort seien die „Aussiedler" mit Nummernschildern versehen worden, ab nun hätten keine Namen mehr gegolten.
- In den folgenden zwei Tagen sei man in Baracken untergebracht gewesen, dann wurde man in Viehwaggons verladen und nach Lublin/Polen transportiert.
- Die Deportierten wurden hier in einem leerstehenden Landgut untergebracht, wo sie zur Landarbeit gezwungen wurden, auch die Kinder, die etwa Pflüge ziehen mussten. Es gab Schläge durch Kapos und man wartete (nach entsprechenden Bemerkungen der Wächter) darauf, „nach den Juden dranzukommen", das heißt, vernichtet zu werden.
- 6 Monate später wurden die Lagerinsassen in eine zum Lager umfunktionierten Schule in Mittelbayern gebracht. Der Alltag hier wurde von der HJ geprägt und diktiert, auch hier mussten die Älteren Zwangsarbeit verrichten; die Kinder – unter ihnen der Betroffene – mussten (auch bei Krankheit) in der Landwirtschaft arbeiten oder im Lager exerzieren; die Schikane sei Teil des Alltags gewesen.
- Einige Erlebnisse sind dem Betroffenen besonders bildhaft in Erinnerung geblieben:
  - Immer wieder wurden Häftlinge gezwungen, andere Häftlinge zu schlagen; dies habe auch für die Kinder gegolten. Er selbst habe ständig in der Angst gelebt, „dranzukommen", sei es als Täter, sei es als Opfer.
  - Er sei immer wieder in den Hintern und ins Kreuz getreten worden. Seither sei er in dieser Körperregion nie völlig schmerzfrei gewesen.
  - Auch Stiefeltritte gegen die Unterschenkel habe er oft bekommen. Ein solcher Tritt gegen sein rechtes Bein habe die Haut zum Platzen gebracht; die Wunde sei noch nach 8–10 Jahren offen geblieben, habe nachgeeitert und sei erst dann narbig verheilt.
  - Er hatte eine infektiös-entzündliche Schwellung am Hals (Karbunkel?). Einer der Uniformierten habe diese Schwellung ohne weitere analgetische oder antiseptische Maßnahme mit seinem Dolch aufgeschnitten, was schrecklich geschmerzt habe und wovon er sich lange nicht erholen konnte.
  - Dramatisch ist die Erinnerung daran, dass er bei „Disziplinierungsmaßnahmen" gegen andere zusehen musste, am schlimmsten bei einer

Hinrichtung, wo zwei Häftlinge an Eisenhaken aufgehängt wurden.
- Am schlimmsten wohl dürfte die Erinnerung an die Tötung seiner um 2 Jahre älteren, 9-jährigen Schwester in den Armen der Mutter wiegen; der Betroffene erinnert sich auch sehr bildhaft an den Zustand der Mutter nach diesem Ereignis.

Nachkriegsbiographie

- Als die Familie des Betroffenen im August 1945 heimkehrte, fand sie ihren enteigneten Besitz ausgeplündert und zerstört vor und war gezwungen, sich sofort an den Wiederaufbau zu machen. Weder waren finanzielle Mittel verfügbar, noch gab es von öffentlicher Seite Vorkehrungen zur notwendigen psychosozialen Betreuung der Heimkehrer, ganz im Gegenteil:
- Das politische Klima in der deutschsprachigen Bevölkerung war von antislowenischen Ressentiments durchsetzt, den Überlebenden und Heimkehrern wurde mit mehr oder weniger offener Wut und Verachtung begegnet. Diese Haltung sollte noch jahrzehntelang die Atmosphäre des Landes prägen und auch nicht ohne Wirkung auf die hier heranwachsende Jugend bleiben. Die als „Ortstafelsturm" bekannte Krise (1972) und die zeitungsnotorischen öffentlichen Bekenntnisse vieler Kärntner Würdenträger (LHpt. Wagner „Ich war ein hochrangiger HJ-ler") bis hin zu den Ulrichsberger Treffen sprachen eine deutliche Sprache.
- Dies hatte zur Folge, dass die Heimkehrer sich für das Durchstandene schämten, mehrheitlich Konflikte mieden und ihren Kindern keine tauglichen psychologischen Mittel geben konnten, mit solchen Situationen zurechtzukommen, die seelischen Folgen der Verfolgung zu verarbeiten und ihre pathogenen Auswirkungen in Grenzen zu halten. Erlebnisse, wie sie der Betroffene in seiner Schilderung seines Lebens nach Kriegsende wiedergibt, sind in diesem Lichte nicht nur subjektiv, sondern auch objektiv als Retraumatisierung anzusehen. Der Betroffene jedenfalls wurde aufgrund seines Slowenentums immer wieder ausgegrenzt und unter anderem als „Tito-Partisan" beschimpft.
- Auch beim Bundesheer sei er immer wieder slowenenfeindlichen Schikanen ausgesetzt gewesen, wurde aber von der Generalität und der Diözese abgesichert. Er erinnert sich daran, dass während der „Ortstafelkrise" 1972 unter Kärntner Offizieren offen darüber gesprochen wurde, „die Kärntner Slowenen zu liquidieren". Er habe all das mitangehört, aber geschwiegen, was ihm immer ein schlechtes Gewissen bereitet habe. Er gibt nun an, innerlich dauernd eine Mauer gegenüber slowenenfeindlichen Personen und „Nationalgesinnten" zu verspüren.

Somatische Anamnese:

- Während der Lagerhaft habe er unter anderem Scharlach durchgemacht. Wegen der schlechten Lebensbedingungen war der Krankheitsverlauf schwer, verbunden mit einer schmerzhaften Mittelohrbeteiligung und Ohrfluss. Es habe im Lager keine Behandlungsmöglichkeit gegeben bzw. sei eine solche verweigert worden („Für euch Untermenschen gibt es keine Medikamente"), wodurch eine Schwerhörigkeit zurückgeblieben sei.
  [Das Vorgutachten hat diesen Aspekt mit 10% Minderung der Erwerbsfähigkeit eingeschätzt. Die Begründung liest sich wie folgt: „Scharlach ist eine übliche Kinderkrankheit. Die Komplikation Mittelohrentzündung hat zu leichter bis mittlerer Schwerhörigkeit rechts teilweise beigetragen, degenerative Altersveränderungen führen beiderseits zu leichter bis mittlerer Schwerhörigkeit."]
- In der Lagerhaft sei ein eitriger Abszess am Hals unsachgemäß eröffnet worden und nur narbig abgeheilt.
- **Traumen**: Während der Lagerhaft offenbar Verletzung der UE, möglicherweise

gefolgt von Osteomyelitis oder besonders schlecht heilender eitriger Verwundung.

- **Familienanamnese**: Bis zur Verfolgungszeit sind in der Familie des Betroffenen keine Blutsverwandten mit psychischen Störungen bekannt.

Psychopathologischer Status:

Der Untersuchte erschien pünktlich, war solide und sauber gekleidet, im Verhalten höflich und vorerst vorsichtig-entgegenkommend, dann offen, seine Kooperationsbereitschaft war durchgehend gut.

Sein Schilderungsmodus war ohne Zögern und in der Sache glaubwürdig: „Testfragen" nach Details und spätere Wiederholungen schon beantworteter Fragen in neuen Formulierungen ergaben keinerlei Anlass, an seiner Aufrichtigkeit zu zweifeln. Seine Kommunikationsfähigkeit und Sprache waren unauffällig, sieht man von der höheren Lautstärke, die wohl im Zusammenhang mit der Hörminderung zu sehen ist.

Der Betroffene war über weite Strecken thematisch unbelasteter Erörterungen emotionsfrei und entspannt, reagierte bei Annäherungen an belastende Themen emotional aber sehr stark: Er wurde angespannter, seine Körperhaltung andeutungsweise geduckter, dann trat eine psychomotorische Unruhe zutage und schließlich kämpfte er mit den Tränen, schluckte wiederholt trocken und musste ein Versagen seiner Stimme überwinden. Speziell während der Erörterung solcher Themen wurden eine erhöhte Nervosität, feinschlägiges Zittern der Hände, unterdrückte Ängstlichkeit und Schreckhaftigkeit (bei Geräuschen außerhalb des Untersuchungszimmers) deutlich. Angelegentlich einer Berührung seiner Handflächen erwiesen sich diese nun als schweißnass, während sie beim späteren Händedruck zum Abschied wieder völlig trocken waren.

Er war bewusstseinsklar sowie voll und allseits orientiert. Intelligenzleistungen *und Gedächtnisfunktionen* waren unauffällig, ebenso die Auffassung und das Abstraktionsvermögen. Hinsichtlich der Konzentrationsleistungen war eine gewisse Minderung feststellbar.

Der Gedankenductus war regelrecht und zielführend, alleine bei der Schilderung seines Schicksals in der Verfolgungszeit wurde er apologetisch, wortreicher, zeitweise logorrhoisch und perseverativ.

Realitätsstörungen, Wahnideen, Sinnestäuschungen oder andere Zeichen psychotischer Produktivität waren nicht erhebbar.

Die Stimmung erschien anfangs stabilausgeglichen und etwas bitter, wurde im Zuge des Gesprächs jedoch zunehmend labiler, so dass es mehrfach zu tiefen Trauerzuständen, Weinanfällen, sowie zu gereizten und gehemmt-zornigen Verfassungen kam. Die Affektlage war entsprechend korrespondierend, die Affizierbarkeit erhöht.

Die Antriebslage war während der Untersuchung unauffällig; anamnestisch sind Zeiten verminderten Antriebs, insbesondere frühmorgens zu vermerken.

Die Befindlichkeit als Ausdruck des körperlichen Selbsterlebens war durchgehend negativ bis extrem negativ getönt, was sich anamnestisch als dauernde leichte und zeitweise intensivere Schmerzzustände, überwiegend des Kopfes (Hemicranie und haubenartiger Spannungskopfschmerz) und des Bewegungsapparates, insbesondere der Wirbelsäule und der großen Gelenke, aber auch in Form pseudocardialer Beschwerdezustände auswirkt.

Psychomotorik: Während anfangs eine gewisse Hemmung bzw. psychomotorische Armut das Bild beherrschte, trat zunehmend im Laufe des Untersuchungsgesprächs psychomotorische Unruhe mit Gestenreichtum und einer Belebung der Mimik auf.

Der U. schilderte Ein- und Durchschlafstörungen, die früher zeitweise, seit seiner Pensionierung jedoch häufiger und letztens permanenter Natur waren. Es kämen wiederkehrende Albträume vor, die sich inhaltlich und szenisch auf Kindheitserlebnisse in der Verfolgungszeit zurückführen lassen. Auch tagsüber käme es wiederholt zum Einschießen bildhafter, zeitweise auch akustischer Erinnerungsmomente („flashbacks"), die ihn unruhig und bedrückt zurückließen.

Appetit und Verdauung derzeit unauffällig, Körpergewicht stabil.

Vegetativum: Labilisierung, es wechseln episodenhaft und in kurzen Zeiträumen Mundtrockenheit, Blutdrucksteigerung und Schwitzen, spinale Arousal (myogene cervicooccipitale und lumbale Verspannungssymptomatik), Obstipation und Diarrhoen ab.

Suizidale Einengungen seien zeitweise aufgetreten, dies jedoch selten und nur flüchtig; in letzter Zeit sei er zwar immer wieder sehr unglücklich, jedoch ohne Ansätze von Suizidalität.

Befund, Befunddiskussion und Gutachten

Diagnostisch liegen beim Untersuchten aus psychiatrischer Sicht vor:

1. Ein **chronifiziertes endogenomorph-depressives Zustandsbild** wechselnden Ausmaßen, jedoch immer wieder besonders schwerer Ausprägung, von **eindeutigem Psychosewert**, unbeschadet seiner Pathogenese. Es ist davon auszugehen, dass sich diese Krankheit aus dem jahrzehntelang unbehandelt gebliebenen und die dynamischen Reserven erschöpfenden Posttraumatischen Stresssyndrom herausentwickelt hat.
   Wesentliche Symptome: Depression, Antriebsstörung, somatische Beschwerden, Schlafstörung.
   [Das Vorgutachten liest sich hierzu wie folgt: „Die über 40 Jahre nach der Aussiedlung aufgetretene und völlig kompensierte Zustand fachärztlich gut behandelter Depression kann mit der Pensionierung altersbedingt aufgetreten sein, was die teilweise Anerkennung der Kausalität bedingt (15% MdE, weil $^1/_2$ kausal). ..."]

2. Ein schwer ausgeprägtes **Posttraumatisches Stresssyndrom (PTSD)**, welches weitgehend therapieresistent, jedoch unbedingt therapiebedürftig ist, will man weitere Verschlechterungen hintan halten. Es ist dies in anderen Terminologien auch als „Holocaust-Syndrom", „Post-KZ-Syndrom" (Niederland, 1956) oder als „Holocaust-Survivor-Syndrom" bekannt.
   Wesentliche Symptome: Gestörte soziale Integration und Integrierfähigkeit durch passives Vermeidungsverhalten, Ängste, Störungen im Sozial-, Ess- und Sexualverhalten, erhöhte Verstimmbarkeit und Reizbarkeit, Auslösung szenischer Erinnerungen schon bei banalen, jedoch assoziierenden Situationen, negative Zukunftsprojektionen und Schlafstörungen.

3. Psychalgetisch verstärkte **myospondylogene Spannungsschmerzen** im Bereich des Schädels, des Nackens und der Lendenwirbelsäule (nosologisch zwischen den Psychosomatosen, den Somatisierungsstörungen und den Konversionssyndromen stehend), mit zeitweisen parästhetischen Ausstrahlungen in die OE.
   Wesentliche Symptome: Schmerzzustände, zeitweise Bewegungs- und Fühlbehinderungen.

Kommentar

Was die Frage nach der **Kausalität** betrifft, so ist mit aller gebotenen Eindeutigkeit festzustellen, dass mit Sicherheit die ersten zwei Erkrankungen und mit größter Wahrscheinlichkeit auch das dritte Störbild in einem **direkten Kausalzusammenhang** mit dem Schicksal des Untersuchten während seiner Verfolgungszeit stehen (Lagerhaft im Vorschul- und Volksschulalter).

Die wiederkehrenden spezifischen emotionalen Belastungen in den Jahren nach der Befreiung müssen als Retraumatisierungen angesehen werden, die zur Chronifizierung eines ohnehin schon sehr schweren Störbildes beigetragen haben, ohne die jedoch ein nicht wesentlich weniger schwerer Verlauf auch stattgefunden hätte. Dass eine möglichst früh eingesetzte therapeutische bzw. psychotherapeutische Betreuung zu einem milderen Verlauf geführt hätte, ist zu vermuten, jedoch waren das Wissen um das zukünftige Schicksal solcherart Geschädigter bis in die frühen 70er-Jahre, die Erfahrungen über ein zielführendes methodologisches Vorgehen zu gering und darüber hinaus die konkreten Möglichkeiten dazu für den Untersuchten und seine Familie de facto nicht vorhanden.

Die im Gutachtensauftrag gesondert formulierte Frage nach dem gegebenenfalls vorliegenden **Anteil endogener Faktoren** bei der Kausalität der Erkrankungen des U. (*die im zitierten Vorgutachten undiskutiert angenommen wurde*) ist in diesem Lichte zu sehen und bedarf nicht nur der Beantwortung, sondern auch einer Erläuterung vorab:

Der Begriff der „Endogenität" wurde Ende des 19. Jahrhunderts eingeführt und besagte, dass es sich um Störungen handelte, deren Genese nicht in äußeren Umständen, sondern im „Inneren" des menschlichen „Seelenapparates" zu suchen sei. Dem damaligen wissenschaftlichen Zeitgeist entsprechend lagen diesen Annahmen genetische Überlegungen zugrunde ... (...) Diese Thesen wurden allerdings in den 70er- und 80er-Jahren unseres Jahrhunderts relativiert, insbesondere deswegen, weil äquivalente Störbilder auch *ohne* Endogenitätshinweise nachgewiesen wurden, Störbilder, die in ihren Auswirkungen und in ihren Ausprägungen kaum von den „echten", also wahrscheinlich genetisch mitbedingten „endogenen Erkrankungen" zu unterscheiden waren.

Im vorliegenden Fall war daher zu prüfen, ob es neben den psychoreaktiven bzw. neurotogenen Kausalitätsfaktoren auch Hinweise für eine „endogene", also wenigstens familiär gehäuft aufgetretene Kausalitätsbeteiligung gegeben hat.

Faktum ist, dass dies *nicht* der Fall ist – das Los der Kinder der betroffenen Familie zeigt einen eindeutigen Zusammenhang ihres weiteren posttraumatischen Lebens mit ihrem Lagerschicksal, sowie eine deutlich andere Lebenswendung bei jenen, die erst nach dem Krieg geboren sind (siehe nachfolgende Graphik). *Damit muss die Wahrscheinlichkeit des Vorliegens eines „endogenen Kausalfaktors" als gleich Null beurteilt werden.*

Daher ist aus psychiatrischer Sicht hier durch eine sogenannte „Endogenität" eine Nicht- oder auch nur eine Teilkausalität des Störbildes bzw. der Krankheiten des U. auszuschließen: Prinzipiell ist die Minderung der Erwerbstätigkeit unreduziert als

Stammbaum der blutsverwandten Verwandschaft des Untersuchten:

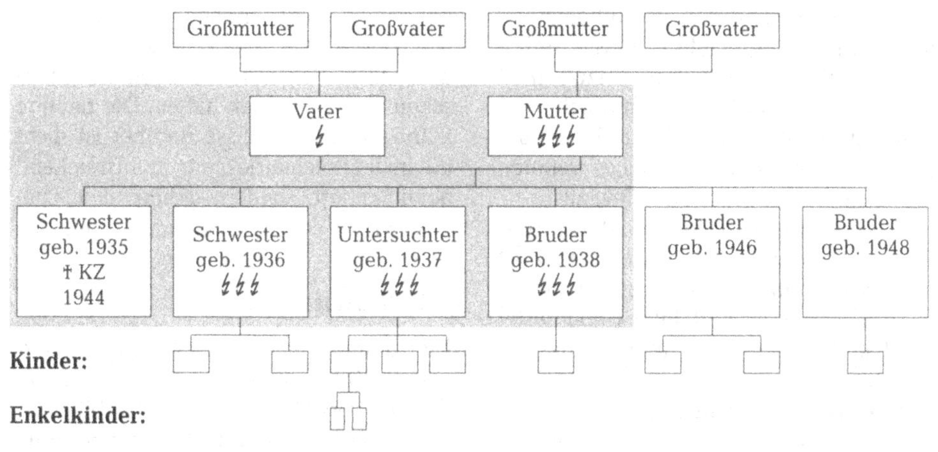

Posttraumatische Störbilder
Lagerhäftlinge

Abb. 1

vollkausal und in direkter und uneingeschränkter Weise mit seinen Verfolgungserlebnissen während der nationalsozialistischen Gewaltherrschaft verbunden zu beurteilen.

Bei der Einschätzung der Minderung der Erwerbsfähigkeit, die sich aus dem Gesagten ergibt, stehen die Konsequenzen der genannten Diagnosen für den Banal- und Arbeitsalltag des Untersuchten im Vordergrund und dem Raster der Richtsätze unterzulegen.

Dabei ist davon auszugehen, dass das Krankheitsbild in Ausmaß, Chronizität und Prognose (Verschlimmerungstendenz), sowie in seiner Konsequenz einer chronischen, symptomschweren Depression mit Psychosezeichen oder einem schizophrenpsychotischen Prozess mit Instabilität, hoher Schubbereitschaft und alltagsbehindernden Residualsymptomen gleichzusetzen ist.

Der Umstand, dass der U. sein gesamtes Jugendlichen-, Adoleszenten- und Erwachsenenleben intensiver pharmako-, psycho- und soziotherapeutischer Maßnahmen bedurfte (die er erst spät erhielt) und für den Rest seines Lebens bedürfen wird, stellt eine weitere Begründung für diese Einschätzung dar. Die körperlichen und damit in Zusammenhang stehenden sekundär psychischen Folgen der erlittenen Misshandlungen (Schläge, Tritte, unbehandelte Scharlach und Otitis mit Schwerhörigkeit) müssten kumulativ hinzugezählt werden, sind jedoch allein angesichts der rein psychotraumatisierenden Erfahrung des damaligen Kindes und seines weiteren Schicksals nicht mehr von Relevanz:

Zusammenfassend ist daher die fragsrelevante Minderung der Erwerbsfähigkeit des Untersuchten aufgrund seines kindlichen Schicksals als Verfolgter, Deportierter und Lagerhäftling ohne Einschränkung mit 90–100% zu beurteilen.

Die Erwägungen in den Vorgutachten über die Frage nach der Endogenität, die ohne jegliche Begründung eingeflossen sind, sind nicht nachvollziehbar. Folgte man diesen, müsste man pauschal jeden Rentenwerber von vorneherein $1/2$ Kausalität aberkennen, völlig unabhängig vom wahren Ausmaß der zu beurteilenden Behinderung und ihrer Ursachen, da ja jeder Mensch einen vorgeprägten Charakter hat. Der Feststellung, es sei in jüngster Vergangenheit wissenschaftlich erwiesen, dass der Charakter zu $1/3$ genetisch angelegt und zu $2/3$ erworben sei, ist schlicht falsch. Als ein Beispiel unter unzähligen anderen ist auf die publizierten Untersuchungen über die Persönlichkeitsveränderungen bei Geiseln in der Folge ihrer Geiselnahme hinzuweisen. Der bloße Umstand, dass manche Menschen mehr und andere weniger vulnerabel sind, reicht bei weitem nicht aus, von einer „Endogenität" bei der Verursachung solcher Störbilder zu sprechen.

Im gegenständlichen Fall müsste man mit mindestens gleichem Fug und Recht die Frage stellen, welchen Stellenwert „endogene" Charakteranlagen des U. hatten, die ihn daran gehindert haben, sich zu suizidieren – eine der vielen möglichen und gar nicht seltenen Spätfolgen bei ehemaligen KZ-Häftlingen (Jean Améry u.v.a.).

Am Rande sei noch erwähnt, dass der im Vorgutachten erwähnte Umstand, dass Rehnitz und Eichstätt/Bayern nicht mit den „typischen" Vernichtungslagern Auschwitz oder Bergen-Belsen verglichen werden können, ohne Bedeutung ist. Relevant sind einzig und allein die Auswirkungen, die das Erleben und Durchmachen eines hier geschilderten mehr als dreijährigen Lagerlebens für ein Kind zwischen 5 und 8 Jahren haben. Der heutige Stand der Erkenntnisse darüber ist nicht nur in der Psychiatrie mehr als ausreichend dokumentiert, sondern gehört auch zum Basiswissen der Entwicklungspsychologie.

4. Fallbeispiel

Die zu untersuchende Person ist eine derzeit 35-jährige Frau, geschieden, 1 Kind. Sie wird vorstellig, weil sie im Hinblick auf die Folgen einer sexuellen Belästigung psychiatrisch untersucht werden will. Sie ist seit nun 12 Jahren bei einem Neurologen wegen „paranoider Schizophrenie" in medikamentöser Behandlung.

Zur Biographie

Die Frau entstammt einer sehr religiösen katholischen Familie aus dem ländlichen Raum und wurde in ihrer Kindheit überwiegend von der Großmutter versorgt. Diese ließ das Kind täglich beten, für ihre Sünden um Vergebung bitten und implantierte eine tiefe sexuelle Abwehr. Mit der Pubertät wurde das Mädchen Mitglied einer charismatischen christlichen Gruppe, die täglich zusammenkam, um gemeinsam zu beten. Nach ihrer Matura kam sie nach Wien, wo sie Theologie studieren wollte. Nebenher besuchte sie auch andere Vorlesungen, darunter eine über die Frankl'sche Logotherapie. Sie strebte nun eine Ausbildung zur Logotherapeutin an und wurde von einem Lehrtherapeuten abgenommen.

Dieser lud sie nach einiger Zeit ein, mit ihm einen Logotherapiekongress zu besuchen. Auf der Bahnfahrt saßen die Frau und ihr Lehrtherapeut alleine in einem Bahnabteil; hier begann der Mann, ihr von seinem Intimleben zu erzählen und sich in Phantasien über ihrer beider möglichen Beziehung zu ergehen, wobei seine sexuellen Absichten immer deutlicher wurden. Schließlich begann er, die sprachlose und erstarrte Frau zu küssen und sie intim zu betasten: „In diesem Moment ist etwas in mir zerbrochen, ich war völlig verwirrt, hatte Höllenvisionen und konnte keinen klaren Gedanken mehr fassen". Zu einem Geschlechtsverkehr kam es nicht, im Hotel sperrte sich die Frau ein und fuhr am nächsten Tag wieder zurück. „Danach war ich nie wieder die alte – ich habe immer unter Konzentrationsstörungen gelitten, mir nichts mehr gemerkt, dann mein Studium abgebrochen und bin wieder heim (zur elterlichen Landwirtschaft) gefahren."

Kurze Zeit danach heiratete sie einen entfernten Cousin, der ihr von ihren Eltern zugeführt wurde. Das folgende Leben war für die Frau lustlos, auch nach der baldigen Geburt ihres Kindes konnte sie sich nie freuen. Auch das sexuelle Leben war spärlich und der Frau eine Belastung. Als ihr Mann sich darüber beschwerte, „waren plötzlich die Erinnerung an die Bahnfahrt wieder da und wieder überfielen mich Höllenvisionen. Ich war so verwirrt und redete so durcheinander, dass mein Mann den Hausarzt rief. Dieser wies mich ins psychiatrische Spital ein". Dort blieb die Frau eine knappe Woche, wurde diagnostisch als „paranoid-schizophren" eingestuft, auf klassische antipsychotische Neuroleptika eingestellt und in ambulante Weiterbetreuung durch einen Neurologen in ihrer Wohnnähe geschickt.

Sie war nun zwar weitgehend angstfrei, ihre Konzentration blieb aber eingeschränkt und ihre Emotionalität arm. Ihr Neurologe stellte sie daraufhin auf ein atypisches Neuroleptikum um, doch auch dieses änderte wenig. Schließlich wurde die Ehe geschieden und ihr Kind von den Eltern der Frau zur Betreuung übernommen. Nach jahrelanger unveränderter Situation blieb die Frau der nervenärztlichen Weiterbehandlung fern und setzte schließlich die Medikation ab. Ein Jahr später wurde sie nun zur Untersuchung vorstellig.

Psychopathologischer Status

Die Frau war wach, voll orientiert und im Verhalten unauffällig. Sie brachte subjektive Konzentrationsstörungen vor, objektiv waren solche praktisch nicht festzustellen. Die Mnestik war unbeeinträchtigt, alleine für den Zwischenfall im Zug und für die damalige Heimfahrt mehr als 10 Jahre zuvor bestanden kleine amnestische Lücken. Die Stimmungslage war gedrückt, der Affekt jedoch adäquat und die Affizierbarkeit rundum erhalten. Der Nachtschlaf war einige Zeit nach Absetzen der Medikation gestört gewesen, danach nur ganz selten, dann, wenn in ihren Träumen belastende Erinnerungen hochkamen: „An den Tagen danach erfüllt mich eine schreckliche, hilflose Wut, auf den Therapeuten damals, aber auch auf meine Großmutter und die ganze Welt". Darüber hinaus besteht die einzige Auffälligkeit der Frau in hin und wieder aufkommenden bildhaften Erinnerungen an die Belästigung durch ihren Lehrtherapeuten, wobei sie vermeint, sein Rasierwasser zu riechen – dann fühle sie sich irgendwie schuldig und sehr bekümmert. Trost in der Religion suche sie keinen mehr.

Diagnose:
Abnorme Persönlichkeitsentwicklungsstörung mit nachfolgender hochgradiger Vulnerabilität, dissoziative Störung nach subjektiv traumatischer Erfahrung; Status post neuroleptikabedingter Persönlichkeitsverformung.

Kommentar:
Es liegt hier keine klassische PTSD vor, jedoch besteht ein PTSD-artiges Bild, das durch ein nur vor dem Hintergrund der pathogenen Erziehung als Trauma wirksam gewordenes Ereignis erklärbar ist (s. Burstein, 1985; Resnick et al., 1992). Die PTSD-bedingte dissoziative Störung wurde als Schizophrenie fehldiagnostiziert, die weitere Folge waren Jahre der neuroleptischen Beeinträchtigung.

Unter den gegebenen Umständen würde einem Klagsbegehren zumindest in Österreich wahrscheinlich kein Erfolg beschieden werden, weil ein Gutachterstreit über die Diagnosen („Schizophrenie" vs. „PTSD") und darüber entbrennen würde, ob die Hauptlast der Verantwortung nicht der (längst verstorbenen) Großmutter zuzuschreiben wäre, ob der Lehrtherapeut um die spezielle Sicht der Welt der Frau hätte wissen müssen etc. etc.

2 Die psychotraumatologische Begutachtung

2.1 Rahmenbedingungen

Eine Reihe von Vorkehrungen erscheinen zur Vorbereitung einer psychiatrisch-psychologischen Begutachtung einer (möglicherweise) traumatisierten Person unumgänglich:

- Der betroffene Mensch muss über Sinn und Zweck der Untersuchung genau vorinformiert werden (Shuman, 1994). Er muss wissen, dass die Untersuchung weder dazu da ist, ihm therapeutische Hilfe zu bringen, noch, als Beweiserhebung gegen ihn gedacht ist. Die Aufgabe des Gutachters ist es, Feststellungen zu einer ganz bestimmten Frage zu treffen, die der Laie (Richter, Beamte etc.) ohne diese Beratung nicht klären kann.
- Die kommunikativen Bedingungen müssen optimal oder zumindest so gut wie möglich sein: Es muss von Fall zu Fall entschieden werden, ob ein gleichgeschlechtlicher Gutachter (etwa bei Vergewaltigten) indiziert ist oder ob zumindest eine Person gleichen Geschlechts wie der/die Untersuchte zugegen sein sollte. Von großer Bedeutung ist die Sprache: Es muss sichergestellt werden, dass Fremdsprachlichkeit keine Kommunikationsbarriere ist. Günstig wäre die gemeinsame Sprache zwischen Untersucher und Untersuchtem, andernfalls müsste ein verlässlicher und neutraler Dolmetscher gewählt werden, der, wenn möglich, auch die kulturellen Hintergründe des Untersuchten kennt.
- Der Untersuchungsraum sollte möglichst neutral sein und eher kahl, jedoch nicht „klinisch". Einige Fotos an der Wand, aus der Familie des Gutachters, schaden nicht, erinnern sie doch den Begutachteten daran, dass ihm ein Mensch gegenübersitzt, nicht anders, als er selbst. Wichtig ist, dass der Raum von äußeren Geräuschen abgeschirmt ist und dass die Untersuchung weder von Eintretenden noch von Telefonaten gestört wird. Es sollten Papiertaschentücher vorhanden sein, sowie Trinkwasser und -glas. Zuweilen kann es sehr sinnvoll sein, Kaffee oder Tee anbieten zu können – solche Maßnahmen verstärken die Beziehungsbrücke und sind vertrauensbildend, ohne den Untersucher emotional mit dem Untersuchten zu verflechten.
- Dass die Rahmenbedingungen bei der Begutachtung von Kindern und Jugendliche deren Bedürfnissen besonders angepasst sein müssen, versteht sich wohl von selbst: Solche Räume müssen dem Alter der zu Untersuchenden entspre-

Tabelle 1

Rahmenbedingungen	Grundhaltung	Kognition	Gefühle	Wissen
– Ruhiger, nicht allzu befrachteter, aber auch nicht klinisch-steriler Raum – Kommunikation zum Untersuchten (Sprache, Vertrauenspersonen etc.)	– Ich respektiere diesen Menschen und seine Gefühle. – Ich bin kein Detektiv. – Ich bin aber auch kein Idiot	– Ich bin ausgeruht – Ich bin hellwach und neugierig	– Ich bin ruhig – Ich bin nicht gefühllos UND – Meine Gefühle beherrschen mich nicht	– In zumindest groben Zügen kenne ich die (politischen, kulturellen etc.) Hintergründe – In zumindest groben Zügen kenne ich die Geschichte des Untersuchten

chend angepasst sein und Wärme, Sicherheit und Geborgenheit vermitteln (Quinn, 1995).

2.2 Persönliche Vorbereitung

Es ist wichtig und nützlich, wenn der Gutachter über den Fall und die Fragestellung **vorinformiert** ist. Das gibt ihm Gelegenheit, sich darauf vorzubereiten und einzustellen.

Gerade bei der Begutachtung von Asylsuchenden ist es wichtig, einiges über das Herkunftsland, die dortigen Sitten, Religionen, zwischenmenschlichen Beziehungen und die politisch-menschenrechtlichen Rahmenbedingungen zu wissen. In diesem Zusammenhang sei angemerkt, dass auch in Ländern die kein Krisengebiet sind Fluchtgründe für Einzelne oder Gruppen entstehen können, die sie zur Inanspruchnahme der Genfer Konvention legitimieren.

Die **kognitive Ausgangslage** des Gutachters muss bestimmte Grundvoraussetzungen erfüllen: Er muss wach, ausgeruht und neugierig sein. Übermüdung nach anstrengenden Tätigkeiten oder durchwachter Nacht ist hinderlich, ebenso das Glas Bier zu Mittag. Ein Desinteresse „an der ganzen Sache" würde zu einem „Husch-pfusch"-Gutachten führen.

Die **emotionale Ausgangslage** des Gutachters ist nicht minder wichtig: Umstände, die ihn voreingenommen machen würden (z.B. Fremdenfeindlichkeit bei ausländischen Begutachteten), sind schon vom Gesetz her ein Ausschlussgrund aus dem Verfahren. Es gibt aber auch andere emotionale Belastungen, die für den Ablauf der Untersuchung wichtig sind, zum Beispiel politische Orientierungen oder unverarbeitet gebliebene analoge Eigenerfahrungen. Diese Überlegungen gelten im Übrigen auch für Haltungen, die *zu Gunsten* des Untersuchten und seinem Vorbringen vorgeprägt sind.

Schließlich ist es wichtig, ausreichend Zeit für die Untersuchung zu haben; nötigenfalls sollte die Untersuchung an geeigneter Stelle unterbrochen und am nächsten Tag fortgesetzt werden.

Die **Grundhaltung** des Untersuchers sollte die sein, dass er sich der Wahrheit verpflichtet fühlt, dass er seinen Sachverständigeneid im Bewusstsein hat, aber auch, dass er weder ein Detektiv zu sein hat, noch zur Naivität verpflichtet ist (Tabelle 1). Selbstverständlich hat die Grundhaltung dem Untersuchten gegenüber mitmenschlich-respektvoll zu sein.

2.3 Probleme des Gutachters

Gerade weil traumatisierte Menschen emotional hochgradig befrachtet sind und im Zuge deren Begutachtung diese Last auf den Untersucher überzugehen droht, kommt es fast zwangsläufig dazu, dass des-

Tabelle 2. Extreme Reaktionsstile von TherapeutInnen auf Schilderungen von Traumatisierten

Abwehr, Abwertung	Überidentifizierung
■ Abweisender oder verschlossener Gesichtsausdruck ■ Unwillen oder Unfähigkeit, die Traumageschichte aufzunehmen, zu glauben oder zu verarbeiten ■ Distanzierung	■ Unkontrollierbare eigene Affekte ■ Rächer- oder Rettersphantasien ■ Übernahme einer Rolle als Leidens- oder Kampfgenosse ■ „Hochspannung" im therapeutischen Setting
Folgen: ■ Defensivität (nichts nachfragen) ■ Teilnahme an der „Verschwörung des Schweigens" ■ Retraumatisierung	**Folgen:** ■ Verlust der Grenzen ■ „Mitleid" statt Akzeptanz, Scheinsolidarisierung ■ „Burn-out" beim Therapeuten (Gentry, 2003)

sen Unparteilichkeit unter Druck gerät. Dieses „Reaktionsrisiko" ist aus vielen Erfahrungsberichten von Therapeuten (Wilson und Lindy, 1994) bekannt und kennt zwei Ausformungen, die an dieser Stelle wiedergegeben werden (Tabelle 2).

Diese selben Phänomene können auch bei Gutachtern auftreten – Gentry (2003) spricht von „compassion fatigue", also von einer Erschöpfung aus Mitgefühl.

Demzufolge läuft der Gutachter – besonders in jenen Fällen, in welchen der Untersuchte aus der Begutachtung Vor- oder Nachteile erfahren kann, also etwa in Asylverfahren oder bei Schadensersatz- und Schmerzengeldverfahren – auf zweierlei Weise Gefahr, auf Irrwege zu geraten, die in Tabelle 3 dargestellt werden.

2.4 Probleme des Begutachteten

Der nun zu begutachtende Mensch ist in einem noch viel höheren Maß belastet. Einerseits findet seine Begutachtung in den meisten Fällen mit dem Ziel statt, darüber entscheiden zu können, ob er in der Folge in den Genuss eines Vorteils kommt (Anerkennung als Opfer, als Konventionsflüchtling, Schmerzengeld, Rente, Krankenstand etc.). Andererseits führt seine traumabedingte Störung dazu, dass er sich nur höchst widerwillig mit den Trauma-

Tabelle 3

Der Gutachter ...

- ... identifiziert sich mit dem Untersuchten und will helfen,
- ... benützt das Schicksal des Untersuchten, um den echten oder imaginären Gegner (Polizei, Gericht, politische Regime, Versicherungen etc.) anzugreifen,
- ... wird also zum Verteidiger des Untersuchten

oder:

- ... identifiziert sich mit den obengenannten Gegnern und greift den Untersuchten an,
- ... lehnt Opfer, die mehr wollen, als Mitleid ab,
- ... will „solche Geschichten" nicht glauben,
- ... wird also zum Ankläger des Untersuchten

Beide Typen ...

- ... tun den echten Traumaopfern nichts Gutes,
- ... verletzen ihren Sachverständigeneid,
- ... schaden dem Rechtsprinzip,
- ... bringen ihren Beruf in Misskredit und schaffen Unglaubwürdigkeit

Tabelle 4

Der Untersuchte...

- ... fürchtet oder schämt sich, die (volle) Wahrheit zu sagen,
- ... erfindet etwas (dazu), um glaubwürdiger zu erscheinen,
- ... misstraut dem Gutachter oder/und dem Dolmetscher,
- ... hat resigniert oder will sich (unbewusst) selbst schaden,
- ... kann sich nicht über Sprach- oder/und Kulturgrenzen hinweg verständlich machen,
- ... ist – über die traumatische Störung hinaus – psychisch krank, wodurch die Traumasymptome im Hintergrund übersehen werden

Umso wichtiger...

- ... ist die Grundhaltung des Untersuchers,
- ... ist es, sich nicht à priori in die Rolle des „Detektivs" zu begeben,
- ... ist die explorative und diagnostische Kompetenz,
- ... ist die spezifische Erfahrung im Umgang mit traumatisierten Menschen und seine Kenntnisse des etwaigen soziokulturellen Hintergrundes,
- ... ist es, sich von der Vorstellung zu verabschieden, es sei die „Nachfühlbarkeit" des Zustandes des Untersuchten, die zu diagnostischer Sicherheit beim Untersucher führt

ereignissen befasst und dass ihm manche wichtigen Details nicht erinnerlich sind. Alles zusammen machen den traumatisierten Menschen zu einem „schlechten Zeugen in eigener Sache".

Die Probleme des Begutachten sind in der Folge aufzählend wiedergegeben (Tabelle 4).

2.5 Die 10 Gebote der explorativen Untersuchung

Es wird die Aufgabe des Gutachters sein, eine „übliche" psychiatrische Untersuchung durchzuführen und dabei ein besonderes Augenmerk auf die eigentliche Frage (Hat ein Trauma stattgefunden? Lei-

Tabelle 5. Die 10 Gebote des psychotraumatologischen Gutachtens

Fakten	Erlebnissymptome	Ausdruckssymptome
1. Erhebung der Lebensgeschichte und der sozio-ökonomo-kulturellen Zusammenhänge im Hintergrund der traumatisierten Person VOR dem Trauma und DANACH. 2. Feststellung des Bildungsniveaus und der kognitiven Funktionen des Untersuchten. 3. Schilderung des/der Traumen im Zusammenhang mit der persönlichen Biographie.	4. Schilderung der Folgesituationen, der Gefühle und der erlebten Traumafolgen. 5. Schilderung der Symptomatik des Untersuchten (PTSD-Kriterien?) 6. Welche Symptome BERICHTET der Untersuchte? Tritt bei ihm eine Änderung auf, wenn „heikle" Themen angesprochen werden? Trägt er seine Causa apologetisch, verhalten, zornig, traurig, distanziert, monoton vor?	7. Welche Symptome kann man während der Untersuchung BEOBACHTEN? Ändern sie sich in Abhängigkeit von den angesprochenen Themen? 7. Treten spezifische Reaktionsweisen im Zeitzusammenhang zwischen Fakten und Schilderung auf (z.B. Schreckreaktionen, Stammeln, Stimmversagen, Änderung der Prosodie)? 9. Treten körperliche Reaktionen auf (Schwitzen, Rot-/Weißwerden, Tremor, Mundtrockenheit, Tonusänderung der Muskulatur ...)? 10. Fügen sich Schilderung, berichtete Symptome und beobachtbares Verhalten zu einem „runden Bild"?

det der Untersuchte an PTSD und deren Begleitproblemen?) zu richten. Ein weiterer besonderer Aspekt ist die Frage nach Kausalzusammenhängen zwischen biographischen Fakten und Lebensentwicklungen, stattgefundenen Ereignissen, dem oder den Traumen und der nun festzustellenden Störung – die Entscheidungsinstanzen (Versicherungen, Behörden, Gerichte), an die das zu erstellende Gutachten gerichtet ist, sind ja weniger an Geschichten und Leidenszuständen, als vielmehr an Feststellungen über Ursachen, Verursachern und Folgen interessiert.

In der Folge wird tabellarisch die komplexe Aufgabe des Sachverständigen bei der Erarbeitung seiner Gutachtensbasis dargestellt (Tabelle 5).

2.6 Die Entscheidungsinstanzen

Am Ende des Verfahrens liegt das Gutachten auf dem Tisch der entscheidenden Instanzen (Behörden, Ämter, Gerichte), die die Begutachtung veranlasst hatten und sich nun mit den Ergebnissen auseinanderzusetzen haben.

Sehen wir einmal davon ab, dass die Menschen, die die Funktionen der Entscheidungsinstanzen innehaben, mit den gleichen Problemen behaftet sind, wie die Gutachter (Tabelle 2 und 3) und von ihnen das selbe gefordert werden muss, wie von jenen, ein menschenwürdiges und behutsames Sprechen und Befragen inklusive: Die korrekte Berücksichtigung des eingeholten Gutachtens rührt an ein Kernproblem, das uns an den Anfang zurückführt (siehe „Allgemeine Psychotraumatologie", S. 5 ff):

Ein *erstes* Problem besteht darin, zu akzeptieren, dass auch ein körperlich Unversehrter ein Schwerstverletzter sein kann. Hier manifestieren sich kulturelle Einflüsse der westlichen Hemisphäre (Leib-Seele-Dualismus, s. auch Goodman, 1991) und die Schwierigkeit, der Medizin jenseits des unmittelbar Körperlichen in Funktion zu belassen.

Ein *zweites* Problem besteht darin, dass Laien glauben, man könne psychiatrische Störbilder simulieren. Das mag zwar dort stimmen, wo die Adressaten der Simulation Laien sind, vor einem erfahrenen Psychiater oder klinischen Psychologen zu simulieren ist aber ungleich schwieriger, wenn nicht unmöglich. Simulation setzt das Wissen um das Simulierte voraus, und dieses ist bei weitem nicht Allgemeingut. Jeder Psychiater hingegen weiß, wie schwer er es als Wissender hätte, eine psychische Krankheit zu simulieren. Nichtsdestoweniger variieren die Ergebnisse von Studien über Simulierungsfälle bei PTSD-Begutachtungen zwischen 1% (Keiser, 1968) und 50% (Miller et al., 1972). Andere Autoren halten reine Simulation für selten, mehr oder weniger übertriebene Leidensdarstellung hingegen für recht häufig (Trimble, 1981).

Die Legende von der Simulierbarkeit psychischer Krankheiten ist sehr alt und fand in manchen Epen, Romanen und Theaterstücken ihren Niederschlag, z.B. bei Hamlet. In modernen Zeiten wird diese Legende vom Film genährt: Hier spielen Schauspieler psychisch Kranke, und manchmal in durchaus überzeugender Weise, denkt man an Jack Nicholson in „Shining", an Dustin Hoffman in „Rain Man", an Catherine Deneuve in „Ekel" oder an Roman Polanski in „Le locataire" (Der Untermieter). Es darf dabei aber nicht vergessen werden, dass solche Filme in Stücken entstehen, das heißt, dass der Schauspieler eine kurze Sequenz, meist mehrmals, aufnimmt, dann aber Pause hat und ausreichend Zeit, sich auf die nächste Sequenz vorzubereiten – er wäre jedoch niemals imstande, die Darstellung in einem durch und rund um die Uhr fortzusetzen.

Es gibt auch einige Filme, in welchen Schauspieler Kriminelle spielen, die sich durch Simulation psychischer Störungen einer Verurteilung entziehen wollen – was in manchen Drehbüchern auch gelingt. Doch auch hier gilt das Obengesagte: Man kann kurz psychische Symptome simulieren, aber nicht durchgehend, und erfolgreich schon gar nicht, wenn das Publikum fachkompetent ist.

Die dargestellte Tabelle 5 gibt einen Eindruck dessen wieder, worauf der Gutachter zu achten hat – nämlich nicht nur auf die Kohärenz des Erzählten, diese steht auch auf dem Prüfstand der Erhebungsbeamten und der Richter, sondern auch darauf, ob das Ausdrucksverhalten (Muskeltonus, Mimik, Gestik, Sprache) mit den Erzählinhalten kongruent sind. Man stelle sich nun vor, dass der Untersuchte ein diesbezüglich Wissender ist und darauf achten müsste, genau jene Kongruenz simulatorisch darzustellen: Es ist zwar mittels diverser autogener Techniken möglich, „künstlich" zu schwitzen (oder zu zittern oder blass zu werden oder zu erröten), und es ist möglich, dieses Schwitzen wieder einzustellen, es ist aber nicht möglich, sich gleichzeitig der autogenen Technik zu bedienen und sich bei erfundenen Schilderungen auf Kohärenz und natürliche Details zu konzentrieren.

Abschließend sei Stone (1993) zitiert, der angesichts der wachsenden Relevanz der Begutachtung von echten und behaupteten Traumaopfer vor US-Gerichten anmerkt:

„In der ganzen Geschichte der amerikanischen Psychiatrie hat keine andere Diagnose eine dramatischere Bedeutung für die Rechtsprechung und die soziale Gerechtigkeit dieses Landes gehabt, als es bei der posttraumatischen Belastungsstörung der Fall war ..."

Umso eher sind die Schlüsse zu bedenken, die einer der anerkanntesten forensischen Psychiater der USA, Robert I. Simon 1995 zieht:

„Die Entwicklung von Richtlinien für die forensisch-psychiatrische Begutachtung von traumabetroffenen Klägern wird dazu beitragen, den Beteiligten an solchen Verfahren gleiche faire Chancen einzuräumen. Glaubwürdige und seriöse Begutachtungen werden berechtigte Forderungen von Klägern ebenso stützen, wie sie Beklagte vor unberechtigten Forderungen und Nachstellungen schützen werden ..."

Literatur

Burstein A (1985) Posttraumatic Stress Disorder (letter). J Clin Psychiatry 46: 554

Foregger E, Serini E (1984) Kommentare zum Strafgesetzbuch. Manz, Wien

Gentry JC (2003) Compassion Fatigue: A Crucible for Transformation, Gift from Within. IOSTV, USA

Goodman A (1991) Organic Unity Theory: the mind-body-problem revisited. Am J Psychiatry 148: 553–563

Keiser L (1986) The Traumatic Neurosis. JB Lippincott, Philadelphia

Miller H, Cartlidge N (1972) Simulation and malingering after injuries to the brain and spinal cord. Lancet 1: 580–585

Quinn KM (1995) Guidelines for the Psychiatric Examination of Posttraumatic Stress Disorder in Children and Adolescents. In: Simon R I (ed) Posttraumatic Stress Disorder in Litigation, American Psychiatric Press, Washington

Resnick HS, Kilpatrick DG, Best CL et al. (1992) Vulnerability – stress factors in development of posttraumatic stress disorder. J Nerv Ment Dis 180: 424–430

Shuman DW (1994) The Use of Empathy in Forensic Examinations. Ethics and Behavior 3:289-302

Simon RI (1995) Toward the Development of Guidelines in the Forensic Examination of Posttraumatic Stress Disorder Claimants. In: Simon RI. (ed) Posttraumatic Stress Disorder in Litigation. American Psychiatric Press, Washington

Slovenko R (1995) Introduction. In: Simon RI (ed). Posttraumatic Stress Disorder in Litigation. American Psychiatric Press, Washington

Stone AA (1993) Posttraumatic Stress Disorder and the Law: Critical Review of the new Frontier. Bull Am Acad Psychiatry Law 21:23-36

Strafgesetzbuch der Republik Österreich (1984) Manz, Wien

Trimble MR (1981) Post-Traumatic Neurosis From Railway Spine to the Whiplash. Wiley, New York

Wilson JB, Lindy J (1994) Counter-Transference Processes in the Study and Treatment of Post-Traumatic Stress Disorder. Guilford Press, New York

Psychopharmakologische Therapie der posttraumatischen Belastungsstörung

P. Hofmann, T. Lahousen, R. Bonelli

Wie kaum bei einer anderen psychischen Störung wogt die Diskussion um den primären Einsatz von Psychopharmako-Therapie oder Psychotherapie ungebremst hin und her. Es klingt tiefst überzeugend und ist es auch, dass ein offensichtlich vorhandener äußerer Auslöser, der den Menschen aus der Lebensbahn wirft, psychische Spuren hinterlässt, wo es naheliegend ist, den Ansatz so zu wählen, dass man sich gesprächsweise dem Problem nähert. Es geht um Dinge wie Auf- und Verarbeiten, umgehen lernen mit dem Trauma, etc. Dies sind alles sehr wichtige und richtige Ansätze.

Auf der anderen Seite ist es so wie bei allen menschlichen Wahrnehmungen, dass Sinneseindrücke, und bei Traumatisierungen handelt es sich um solche, im weitesten und umfassendsten Sinn entsprechende biologische Veränderungen zeitigen. Wir wissen zwar nicht, wie unser Denken auf das Gehirn wirkt, aber wir wissen, dass unser Denken nachhaltig Veränderungen in der Physiologie, z.B. des Hirnstoffwechsels, hervorruft. Als einfaches Beispiel sei hier eine Angstsituation angeführt, wo es durch eine entsprechende Bedrohung, die auf Sinnesebene wahrgenommen wird, zu einer Vielzahl von körperlichen Begleitreaktionen wie beschleunigter Herzschlag, beschleunigte Atmung, Erweitern der Pupille, etc. kommt. Ebenso ist davon auszugehen, dass es bei einer schweren Traumatisierung zu entsprechenden krankhaften Hirnstoffwechselveränderungen kommt. Genau dort setzt die Rationale für den Einsatz von Psychopharmaka in der Behandlung der posttraumatischen Belastungsstörung an. Auch die EMDR-Methode (s. dort) wäre nicht anders, als aus diesem Aspekt heraus, erklärbar. Daher sollte aus einem ganzheitlichen Ansatz auf jeden Fall davon abgegangen werden zu polarisieren, die eine oder andere Methode zu favorisieren, sondern gerade hier ist die Kombination, ein Ineinandergreifen verschiedener Therapieansätze unumgänglich.

Keinesfalls soll die Psychopharmaka-Gabe als Monotherapie gesehen werden. Es soll auch nicht die Gabe von Tranquilizern dazu dienen, Probleme zuzudecken, nein, vielmehr geht es darum, die Möglichkeiten der Psychopharmakologie synergistisch zu nützen.

Bei der posttraumatischen Belastungsstörung gilt eine instabile psychosoziale und körperliche Situation, mangelnde Affekttoleranz, anhaltende Dissoziationsneigung, unkontrolliert – autoaggressives Verhalten, akute Suizidalität als relative bzw. absolute Kontraindikation für das Anwenden traumaverarbeitender Verfahren. Gerade an dieser Stelle kann die Psychopharmako-Therapie Wegbereiter für eine später erfolgreiche Psychotherapie sein. Im Wesentlichen sind sich alle darüber einig, dass der Umgang mit PTSD zum einen in edukativen Maßnahmen der professionellen Betreuer, zum anderen dann tatsächlich im psychotherapeutischen Handeln und drittens im psychopharmakologischen Ansatz besteht. Nur wenn diese drei Säulen gegeben sind, kann man der Herausforderung tatsächlich gerecht werden (Ballenger et al., 2000).

Erhebungsinstrumente

In der Wirksamkeitsprüfung von Antidepressiva bei Depressiven stehen uns etablierte Erhebungsinstrumente wie die Hamilton Depressionsskala, die Montgomery Asberg Skala und viele weitere seit Jahrzehnten erprobte Messinstrumente zur Verfügung. Die Forschung auf dem Gebiete der PTSD ist noch relativ jung. Es gibt zwar bereits zahlreiche Skalen deren Stellenwert und Aussagekraft noch nicht eindeutig evaluiert ist (zur methodischen Kritik s. später).

Beispiele:

- CAPS-2 = Clinician administered PTSD Scale
- TOP-8 – Treatment – Outcome PTSD Scale
- Davidson Trauma Scale

und andere ...

Im Wesentlichen wurden in den im Folgenden zitierten Studien die genannten Messinstrumente zum Einsatz gebracht. Es würde aber den Rahmen dieses Beitrages sprengen im Detail darauf einzugehen. Im Wesentlichen werden mit diesen Instrumenten die Kernsymptome der PTSD erhoben.

Einsatz von Tranquilizern

Unter den Tranquilizern sind die Benzodiazepine die meist verbreiteten Medikamente. Sie haben sich deshalb überall durchgesetzt, weil sie hervorragend beruhigend, sedierend, entspannend, aber auch entängstigend wirken, dies bei kaum vorhandenen Nebenwirkungen. Der Grund ist natürlich darin gegeben, dass man gerade bei der Behandlung der posttraumatischen Belastungsstörung zunächst zur akuten Entlastung des Patienten an die Gabe eines Benzodiazepins denkt. Die Kernsymptomatik der Übererregungssymptome wie Schlafstörungen, Schreckhaftigkeit, vermehrte Reizbarkeit lassen den Einsatz dieser Medikamentengruppe besonders sinnvoll erscheinen. Daher ist es nicht weiter verwunderlich, dass es nicht nur in der Vergangenheit, sondern auch noch gegenwärtig gängige Praxis ist, bei Patienten mit posttraumatischer Belastungsstörung Benzodiazepine zu verordnen. Dies sicher aus dem Gedanken heraus, dass viele um die Wirksamkeit der Antidepressiva in diesem Bereich nicht Bescheid wissen, zum anderen den oben genannten Denkmodell anhängen, wo nur auch bei einem konkreten Auslöser typischerweise Psychotherapie zum Tragen zu kommen hat, als einzig mögliche suffiziente Therapie und dass auf dem Weg dorthin am besten unspezifisch mit Benzodiazepinen zu beruhigen ist.

Die Erfahrung zeigt, dass es gerade bei Patienten mit posttraumatischer Belastungsstörung zu Missbrauchsverhalten auch in der Anwendung der Benzodiazepine kommt, d.h., nicht nur das Alkoholproblem ist ein gängiges Problem, das sich aus falschen Bewältigungsstrategien ergibt, sondern auch der Missbrauch von Tranquilizern. Des Weiteren zeigt sich hier, dass in der Langzeitbehandlung mit Benzodiazepinen bzw. wenn sich diese Therapie im unkritischen Verhalten von Arzt und Patient verselbstständigt, die positiven Effekte rasch verloren gehen, das Suchtproblem eine Eigendynamik entwickelt und sich somit zu einem eigenständigen bedeutenden Problem mausert. Darüber hinaus scheint es so zu sein, dass die Betroffenen durch die Einnahme der Benzodiazepine auf Langzeit deutlich weniger Chancen haben, einen gesundheitsfördernden Verarbeitungsprozess einzugehen.

Die klinische Datenlage ist diesbezüglich kontroversiell einzuschätzen, so gibt es Studien, die eindeutig aufzeigen, dass es z.B. beim Einsatz des Benzodiazepins Alprazolam zu keiner Besserung kommt (Braun et al., 1990). Bei dieser Untersuchung diente Placebo, wenn gleich auch an einer sehr kleinen Gruppe von Patienten von Kriegsveteranen und anders traumatisierten als Kontrollsubstanz. Es fand sich zwar unter Alprazolam-Therapie eine anxiolytische Wirkung, die höher als bei Placebo war, es wurde jedoch die Grenze der statistischen Signifikanz im Wirksamkeitsunterschied nicht erreicht bzw. nicht überschritten. Daher sollte man tunlichst die Gabe der Benzodiazepine, wenn überhaupt, auf die Akutphase der Behandlung beschränken und eher mit langwirksamen Substanzen wie Diazepam, Clomazepam, Bromazepam, etc. arbeiten, da kurzwirksame Substanzen bekanntermaßen rascher Entzugszeichen zeitigen.

Einsatz von Antikonvulsiva

Es gibt zwei Untersuchungen über den Einsatz von Antikonvulsiva bei Kriegsveteranen. Bei der einen wurde Carbamazepin (Lipper et al., 1986) bei der anderen Valproat (Kessler et al., 2000) zum Einsatz gebracht. Bei beiden Untersuchungen handelt es sich um offene Studien ohne Placebo-Kontrolle bei einer kleinen Gruppe an Betroffenen. Daher kann man hier natürlich keine großartigen Ableitungen machen. Es ist lediglich festzustellen, dass es unter beiden Therapieregimen zu einer deutlichen Verbesserung posttraumatischer Kernsymptomatik gekommen ist. Es kam zur positiven Beeinflussung von Albträumen, Flashbacks, aber auch Überregungszuständen. Es kann hier natürlich keine allgemein gültige Empfehlung abgeleitet werden. Nur so viel: es macht sicher Sinn, wenn die Indikation und die Rahmenbedingungen passen, auch an die Gabe eines Antikonvulsivums zu denken. Dies wäre sicherlich bei gleichzeitig bestehender rezidivierender Depression der Fall.

Einsatz von Neuroleptika

Hinsichtlich des Einsatzes sowohl niedrig- als auch hochpotenter Neuroleptika in der Behandlung der posttraumatischen Belastungsstörung gibt es keinerlei wissenschaftliche Evidenz, d. h., bis heute wurden keine Therapiestudien mit Neuroleptika durchgeführt. Aus der klinischen Erfahrung ist zu berichten, dass es natürlich Sinn machen kann, vor allem niedrigpotente Neuroleptika statt Tranquilizer einzusetzen. Dies deshalb, da sie mitunter eine recht gute schlafanstoßende, sedierende bzw. anxiolytische Wirkung haben, welche zwar mit Benzodiazepinen nicht vergleichbar ist, aber durchaus ausreicht, um eine entsprechende Reduktion der Überaktivitätszeichen herbeizuführen. Des Weiteren sollte immer wieder auch an die Möglichkeit des Einsatzes von Flupentixol gedacht werden. Bei diesem hochpotenten Neuroleptikum handelt es sich um eine Substanz, die sicherlich auch gewisse antidepressive Eigenschaften und vor allem recht gute Wirksamkeit bezüglich der kognitiven Begleiteffekte wie Grübeln, Flashbacks, etc. hat. Die neuen atypischen Neuroleptika sind tatsächlich zu kurz auf dem Markt, um Aussagen treffen zu können. Es bleibt abzuwarten, ob Substanzen wie Olanzapin, Risperidon, Quetiapin, Ziprasidon therapeutische Effekte bei PTSD zeitigen können. Ein erstes Hineinschauen, wobei diese Wissenschaftsmethode nicht überzeugend gemacht wurde, war für Olanzapin eher enttäuschend (Butterfield et al., 1999).

Wirksamkeit der Antidepressiva

Die psychopharmakologische Therapie der PTSD ist und bleibt eine Domäne der Antidepressiva. Es gibt hinreichend klinische Erfahrung, aber auch, wie in der Folge ausgeführt werden wird, fundierte, methodisch ausgereifte, kontrollierte Studien zu verschiedenen antidepressiven Wirksubstanzen, die von den Ergebnissen her eindeutig aufzeigen, dass es sich allemal lohnt, Antidepressiva in dieser Indikation zum Einsatz zu bringen.

Trizyklische Antidepressiva

In den Anfängen der psychopharmakologischen Therapieforschung bei PTSD wurden Kriegsveteranen behandelt. Die Ausweitung auf Traumatisierungsopfer aller Art erfolgte erst Jahre später. In diesen ersten Untersuchungen wurden die trizyklischen Antidepressiva Amitryptilin und Imipramin zum Einsatz gebracht. Es handelt sich dabei um kontrollierte Doppelblindstudien gegen Placebo, wobei jeweils eine sehr gute Wirksamkeit hinsichtlich aller symptomatischen Parameter nachgewiesen werden konnte. Desipramin im Gegensatz dazu, welches eher noradrenerg wirkt, konnte nicht überzeugen (Ballenger et al., 2000).

SSRI (selektive – Serotonin – Wiederaufnahmehemmer)

Die posttraumatische Belastungsstörung hat offensichtlich eine Störung im Serotonin-Haushalt als biologische Grundlage, wobei das Noadrenalinsystem eher dann betroffen ist, wenn gleichzeitig eine typische depressive Episode vorliegt (Maes et al., 1999; Arora et al., 1993). Diese Ergebnisse aus der Grundlagenforschung bieten einen Erklärungsansatz, warum gerade die selektiven Serotonin-Wiederaufnahmehemmer wie Sertralin, Paroxetin, Fluoxetin, Fluvoxamin und Citalopram in der Behandlung der PTSD wirksam sind. Es sind eher Substanzen, die in den Serotonin-Haushalt therapeutisch eingreifen, die eine klinische Wirksamkeit aufweisen. Daher ist es nicht weiter verwunderlich, dass wie oben ausgeführt aus dem Bereich der trizyklischen Antidepressiva eher Substanzen, die auch am Serotanin angreifen wie Amitriptylin und Imipramin wirksam sind und Desipramin eher nicht. In einer ersten Analyse (Penava et al., 1997) kontrollierter Studien konnte diese Hypothese beeindruckend bestärkt werden .

Tabelle 1. Relative Wirksamkeit der Antidepressiva bei PTSD

	N	Effektgröße[a] PTSD	Effektgröße[a] Insgesamt	5HT/NA[b]
DMI	27	–	0.14	0.0026
IMI	60	0.26	0.28	0.31
AMI	62	0.37	0.56	0.36
FLU	64	0.77	0.65	23.0

[a] Höhere Effektgröße bedeutet größere Wirksamkeit; > 0.8 bedeutet hoch
[b] Relative Potenz Serotonin receptors mehr zu blockieren als Noradrenalinrezeptoren (Penava et al.)
DMI = Desipramin; IMI = Imipramin; AMI = Amitriptylin; FLU = FLuoxetin

Hinzu kommt die gute Verträglichkeit der SSRI, die sicherlich dazu beigetragen hat, dass die Betroffenen eher geneigt sind, ein Antidepressivum einzunehmen. Es ist naheliegend, dass wenn man eine entsprechende Symptomatik aufweist, durch Flashbacks gequält wird, insgesamt einen großen Leidensdruck hat, das Hinzukommen von unangenehmen Nebenwirkungen, wie es z.B. die antikolinergen Nebenwirkungen bei den trizyklischen Antidepressiva darstellen, eher zu Incompliance führen bzw. zu einem kategorischen Ablehnen von pharmakologischer Begleittherapie. Dies hat sich mit den SSRI tatsächlich nachhaltig geändert. Neben den anderen breiten Indikationsfeldern dieser Substanzgruppe wie Depressionen aller Art, generalisierte Angststörung, soziale Phobie, prämenstruelle Dysphorie, Zwang, etc. kann heute die posttraumatische Belastungsstörung sicherlich als Indikation definiert werden. Auch hier gelten die SSRI mittlerweile als Therapie erster Wahl. Wie in folgendem ausgeführt wird, liegen groß angelegte, kontrollierte Multicenterstudien vor, die uns in die Lage versetzen, unsere Schlussfolgerungen aus für die Psychiatrie tatsächlich ungewöhnlich großen Behandlungsgruppen abzuleiten. Erst im letzten Jahrzehnt des vorigen Jahrhunderts ist es gelungen, Studien mit hunderten Patienten durchzuführen. Dies kommt uns nun als überzeugende rationale Beurteilungsgrundlage sehr entgegen.

Paroxetin

In einer ersten offenen Untersuchung konnten Marshall und Mitarbeiter (2001) nachweisen, dass der SSRI Paroxetin in einer durchschnittlichen Dosierung von 30 mg pro Tag dem trizyklischen Antidepressivum Noatryptilin mit einer durchschnittlichen Dosierung von 77,5 mg pro Tag ebenbürtig ist. Beide Substanzen sowohl der SSRI Paroxetin als auch der Trizyklikum Nortryptilin waren in den wesentlichen Kernsymptomen sehr gut wirksam. Es kam zu einer mehr als 50%igen Reduktion der Symptomatik. Der Nachteil dieser Untersuchung war sicherlich die kleine Patientenanzahl von jeweils 22 Untersuchten pro Gruppe und dass es sich um einen offenen retrospektiven Vergleich handelte. Aber die Daten waren doch soweit ermutigend, dass sie auch andere Kollegen dem Thema stellten und im selben Jahr veröffentlichen Marschall und Mitarbeiter ihre Arbeit zum Thema Paroxetin bei PTSD in einer offenen Dreimonatsstudie. Bei all diesen Patienten konnte in 65% der Fälle eine deutliche Verbesserung erreicht werden. Interessanterweise fand sich ein Hinweis darauf, dass Menschen, die unter Traumatisierungen in der Kindheit litten, eher schlechter auf die Therapie ansprachen. Bei ihnen fand sich nur in 48% der Fälle eine Besserung (Marshall et al., 1998).

Paroxetin – kontrollierte Studien

In einem groß angelegten Vergleich in der Behandlung mit Paroxetin gegen Placebo bei über 300 Patienten wurde von Tucker et al, 1998 ein flexibles Dosisregime über 3 Monate zur Anwendung gebracht. Immerhin wurden in der Paroxetingruppe 151 und in der Placebogruppe 156 Personen mit PTSD nach DSM-IV untersucht. In der Woche 4 kam es bereits zur Feststellbarkeit einer statistisch signifikanten besseren Wirksamkeit des Paroxetin im Vergleich zu Placebo. Es gab die Möglichkeit Paroxetin zwischen 20 und 50 mg flexibel je nach klinischem Bedarf zu dosieren. Die Steigerungsmöglichkeit betrug 10 mg/Woche. Hinsichtlich der funktionellen Beeinträchtigungen fand sich eine signifikante Besserung hinsichtlich Arbeitsfähigkeit, Sozialleben und Familienleben. Insgesamt konnte durch die einmal tägliche Gabe des Paroxetin eine deutliche Symptomminderung in allen 3 Kernsymptomclustern der PTSD nämlich Wiedererleben, soziale Vermeidung und Überaktivität erzielt werden.

In einer zweiten groß angelegten Untersuchung mit Anwendung von Paroxetin bei PTSD wurde von Marshall und Mitarbeitern ein Fixdosisregime verwendet. Über 3 Monate erhielten 183 Patienten 20 mg, 182 Patienten 40 mg Paroxetin und 186 Patienten Placebo. In beiden Paroxetinbehandlungsgruppen fand sich statistisch signifikant höhere Wirksamkeit hinsichtlich aller Kernsymptome der PTSD im Vergleich zu Placebo. In beiden Dosierungsgruppen des Paroxetin kam es zu einer signifikanten Verminderung der 3 Hauptsymptomcluster wie Wiedererleben, Vermeidung und Überaktivität. Der Wirksamkeitseffekt war bei Männern und Frauen gleich stark ausgeprägt. Der Wirksamkeitsunterschied im Vergleich zu Placebo fand sich auch bei gleichzeitigem Vorhandensein einer typischen depressiven Episode. Wie in zahlreichen anderen Untersuchungen zur pharmakologischen Monotherapie der PTSD fand sich doch ein Teil der Patienten zwar klinisch deutlich gebessert, aber nicht vollständig remittiert hinsichtlich der Symptomatik (Marshall et al., 1998).

In der dritten bisher jedoch unpublizierten Studie (study 627 data on file GSKB) wurde an 322 PTSD Betroffenen Paroxetin

Tabelle 2

	Paroxetin (n=160)	Placebo (n=162)
Alter	39 (18–75)	39 (18–72)
Geschlecht weiblich (%)	53	54
Physischer o. sexueller Angriff (%)	70 (44)	65 (40)
Augenzeuge: Verletzung/Tod (%)	25 (16)	32 (20)
		41 (25)
Schwerwiegender Unfall/		21 (6)
Brand/Verletzung (%)	33 (20)	4 (1)
Kriegs/Gefechtsteilnehmer (%)	12 (7)	
Naturkatastrophe (%)		31 (8)
Andere (%)	3 (2)	
	18 (11)	

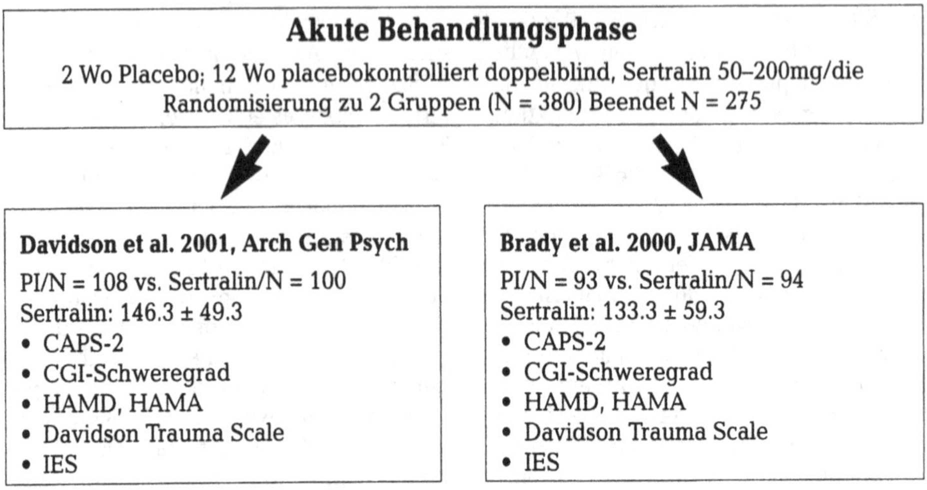

Akute Behandlungsphase

2 Wo Placebo; 12 Wo placebokontrolliert doppelblind, Sertralin 50–200mg/die
Randomisierung zu 2 Gruppen (N = 380) Beendet N = 275

Davidson et al. 2001, Arch Gen Psych
PI/N = 108 vs. Sertralin/N = 100
Sertralin: 146.3 ± 49.3
- CAPS-2
- CGI-Schweregrad
- HAMD, HAMA
- Davidson Trauma Scale
- IES

Brady et al. 2000, JAMA
PI/N = 93 vs. Sertralin/N = 94
Sertralin: 133.3 ± 59.3
- CAPS-2
- CGI-Schweregrad
- HAMD, HAMA
- Davidson Trauma Scale
- IES

Abb. 1. Sertralin bei PTSD I

in einem flexiblen Dosierungsregime bis zu 50 mg mit Placebo hinsichtlich der Wirksamkeit verglichen. Die Verteilung der Traumatypen findet sich geradezu typisch wie bei allen anderen Antidepressivastudien, außer solche wurden bei speziellen Gruppen wie Kriegsveteranen durchgeführt. Daher hier Tabelle 2.

In dieser randomisierten Doppelblind-Studie über 12 Wochen war das Paroxetin dem Placebo signifikant in der Wirksamkeit überlegen – dies bei allen Traumatypen und bei Frauen und Männern gleichermaßen.

Sertralin

Bei diesem SSRI liegt das umfangreichste Studienmaterial vor. Sertralin wurde nicht nur in Kurzzeitstudien über einige Wochen, sondern auch über eine Langzeitphase untersucht.

Zunächst ein Überblick (s. Abb. 1).

Zunächst wurden in zwei parallel laufenden Doppelblindstudien Patienten mit Sertralin bzw. Placebo behandelt. In der ersten Untersuchung gaben Davidson und Mitarbeiter 100 Patienten Sertralin in einer flexiblen Dosierung zwischen 50 und 200 mg, 108 Patienten Placebo. Bei dieser Untersuchung war Sertralin statistisch signifikant besser wirksam als Placebo. Die Therapieansprechquote lag bei Placebo bei 38% für die Sertralingruppe bei 60%. Die Abbruchquote unter Sertralin betrug 9% wegen Nebenwirkungen im Vergleich zu 5% bei Placebo. Interessanterweise fand sich kaum eine Beeinflussung von depressiven Kernsymptomen, was den Rückschluss nahe legt, dass die antidepressive Wirksamkeit des Sertralin nicht das wesentliche Agens hinsichtlich der Wirksamkeit bei der PTSD ist. Alles in allem fand sich bei den mit Sertralin behandelten Patienten eine deutliche Verbesserung hinsichtlich sozialer Aktivitäten, Lebensqualität, Arbeitsfähigkeit etc., des Weiteren auch in den Kernsymptomen der PTSD wie Flashbacks, Vermeidung und Überaktivität (Davidson et al., 2001).

Tabelle 3. Verteilung der Traumatypen (Davidson et al., 2001)

	Sertralin (n = 100)	Placebo (n = 108)
Physischer o. sexueller Angriff	64	60
Augenzeuge: Verletzung/Tod	11	12
Schwerwiegender Unfall/ Brand/Verletzung	8	15
Kriegs/Gefechtsteilnehmer	5	5
Naturkatastrophe	0	1
Andere	12	7

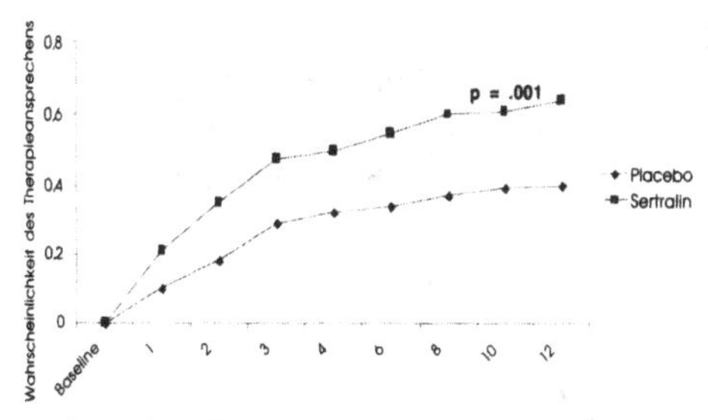

Abb. 2. CGI Therapieansprechquote bei PTSD: Sertralin vs. Placebo

Parallel dazu untersuchten Brady und Mitarbeiter im gleich angelegten Design wie bei der Arbeit von Davidson und Mitarbeitern die Wirksamkeit des Sertralin in einer flexiblen Dosierung zwischen 50 und 200 mg an 94 Patienten im Vergleich zu einer Placebogruppe die aus 93 Patienten bestand. Auch hier fand sich das Sertralin dem Placebo statistisch signifikant überlegen, die Therapieansprechquote lag in der Sertralingruppe bei 53%, in der Placebogruppe bei 32%. Auch hier wurden die Kernsymptome der PTSD wesentlich reduziert (Brady et al., JAMA). In beiden Untersuchungen wurde Sertralin initial mit 25 mg/d dosiert und nach einer Woche auf 50 mg erhöht. Danach gab es die Möglichkeit je nach klinischer Wirksamkeit in

Tabelle 4. Verteilung der Traumatypen (Brady et al., 2000)

	Sertralin (n = 94)	Placebo (n = 93)
Physischer o. sexueller Angriff (%)	59,6	63,4
Augenzeuge: Verletzung/Tod (%)	10,6	6,5
Schwerwiegender Unfall/Brand/Verletzung (%)	5,3	11,8
Kriegs/Gefechtsteilnehmer (%)	7,4	4,3
Naturkatastrophe (%)	0	1,1
Andere (%)	17	12,9

50 mg Schritten zu steigern. Die Enddosis lag jeweils um die 150 mg/d.

Jene Patienten die eine der beiden zitierten Studien beendeten, wurden schließlich in eine 24-wöchige Weiterbehandlungsphase übernommen. Dabei wurde Sertralin offen gegeben, d.h. es erfolgte kein Placebovergleich.

Londberg und Mitarbeiter konnten schließlich 128 Patienten in diese Untersuchung einschließen. Zuvor waren 128 Patienten (50,8%) mit Sertralin behandelt worden und 124 Patienten (49,2%) mit Placebo, dies in der Doppelblindphase. Diese insgesamt 252 Patienten erfüllten die

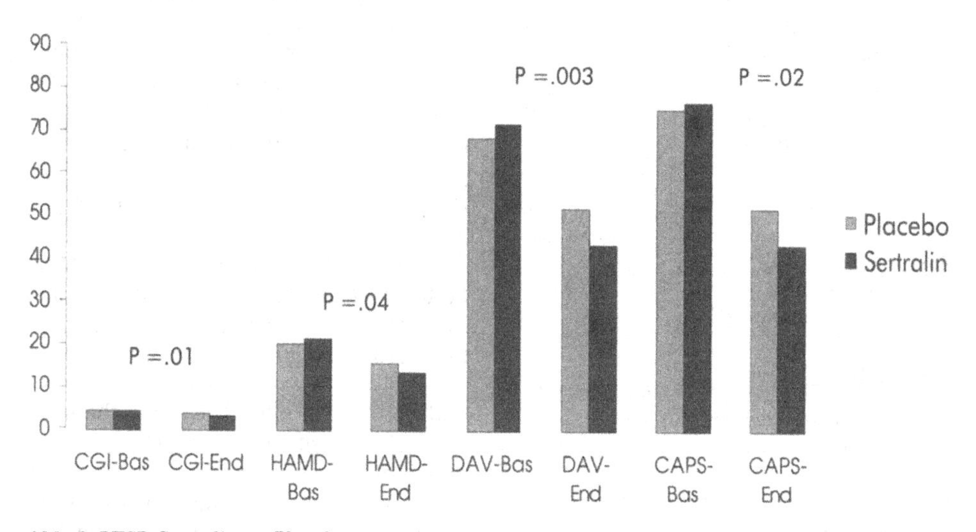

Abb. 3. PTSD Sertralin vs. Placebo

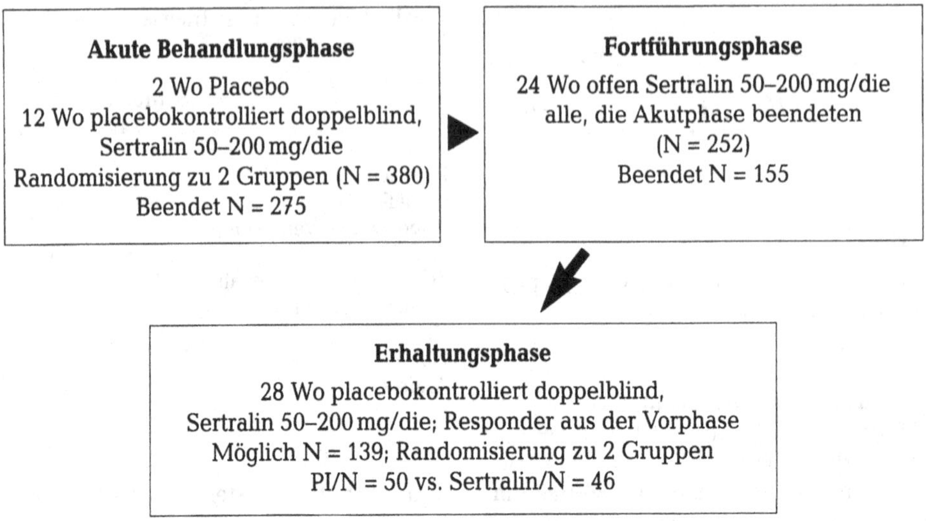

Akute Behandlungsphase
2 Wo Placebo
12 Wo placebokontrolliert doppelblind,
Sertralin 50–200 mg/die
Randomisierung zu 2 Gruppen (N = 380)
Beendet N = 275

Fortführungsphase
24 Wo offen Sertralin 50–200 mg/die
alle, die Akutphase beendeten
(N = 252)
Beendet N = 155

Erhaltungsphase
28 Wo placebokontrolliert doppelblind,
Sertralin 50–200 mg/die; Responder aus der Vorphase
Möglich N = 139; Randomisierung zu 2 Gruppen
PI/N = 50 vs. Sertralin/N = 46

Abb. 4. Sertralin bei PTSD II

Kriterien für die Weiterbehandlung in der offenen Weiterführung. Es wurden jedoch lediglich jene 128 eingeschlossen die auf Sertralin eingestellt waren, 74% davon waren Frauen und hatten eine durchschnittliche Krankheitsdauer von über 11 Jahren. Die Traumatypen waren wie folgt verteilt (s. Tab. 5):

Zusätzlich fand sich bei 34,7% der Frauen und bei 60,6% der Männer eine Diagnose einer Major depression bzw. einer Dysthymie nach DSM-IV.

Ganze 92% jener, die in der akuten Behandlungsphase von 12 Wochen Therapieansprechen gezeigt hatten, konnten diesen Therapieeffekt aufrechterhalten. 54% jener Patienten, die zunächst die Kriterien des Therapieansprechens nicht erfüllt hatten, wurden schließlich während der Fortführungsphase doch noch in die Kategorie der Therapieansprecher eingeordnet, d.h. es kam zwar verzögert aber doch zu einem Therapieansprechen.

Tabelle 5. Verteilung der Traumatypen; 24 Wo (Londberg et al., 2001)

	Frauen (n = 95)	Männer (n = 33)
Physischer o. sexueller Angriff (%)	66,3	33,3
Augenzeuge: Verletzung/ Tod (%)	9,5	27,3
Schwerwiegender Unfall/ Brand/Verletzung (%)	6,3	6,1
Kriegs/Gefechtsteilnehmer (%)	1,1	24,2
Naturkatastrophe (%)	0	0
Andere (%)	16,8	9,1

Sertralin-Dosis: 128.7 ± 68,9 mg

Hohe Ausgangswerte hinsichtlich der PTSD-Symptomatik am Beginn der Untersuchung waren ein Prädiktor für verzögertes Therapieansprechen, d.h. je ausgeprägter die Symptomatik um so länger hat es gedauert, bis es dann doch noch zu einem Therapieansprechen gekommen ist. Die PTSD dürfte hinsichtlich Therapieansprechen eher dem Zwang als der Depression entsprechen (Londberg et al., 2001).

Jene 96 Patienten, die auch die offene Fortführungsphase, die Londberg und Mitarbeiter durchgeführt haben, durchliefen, wurden schließlich randomisiert einem kontrollierten Vergleich zwischen Placebo und Sertralin in einer Erhaltungstherapie über 28 Wochen zugeführt. Sertralin wurde dabei in einer Dosierung zwischen 50 und 200 mg bei 46 der Patienten gegeben, dabei waren 78% Frauen, 50 Patienten

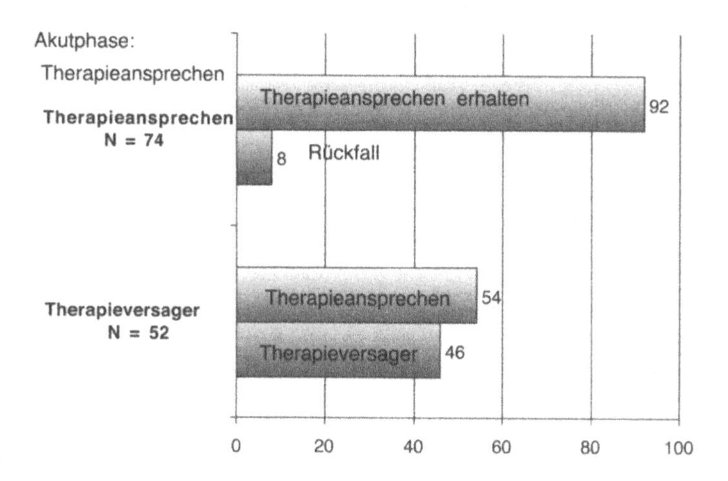

Abb. 5. Ergebnis nach 24 Wochen

erhielten Placebo (62% davon waren Frauen). Die Rückfallquote in der Sertralingruppe war statistisch signifikant niedriger als in der Placebogruppe. In der Sertralingruppe fand sich lediglich eine Quote von 5%, im Vergleich zu 26% unter Placebo. Dies bedeutete eine 6,4-fach höhere Wahrscheinlichkeit unter Placebo einen Rückfall zu erleiden. Die durchschnittliche Enddosierung von Sertralin war 137 mg.

Bei den angeführten Untersuchungen wurde über den gesamten Zeitraum die Lebensqualität differenziert miterhoben. Es fand sich bei jenen 58% der Therapieansprecher auf Sertralin ein Erreichen einer Lebensqualität wie sie jener der Allgemeinbevölkerung entspricht, d.h. die symptomatische Reduktion der PTSD-Kernsymptome, aber auch begleitender depressiver Symptome führte zu einem entsprechenden Wiederherstellen des gesellschaftlichen Ausgangsniveaus (Rappaport et al., 2002).

Die oben angeführten Untersuchungen mit Sertralin wurden primär bei zivilen Traumata durchgeführt. Frühere Untersuchungen mit verschiedenen Wirksubstanzen bei posttraumatischer Störung betrafen zunächst Kriegsveteranen. So sind Zohar und Mitarbeiter schließlich der Frage nachgegangen, ob Sertralin auch bei Kriegsveteranen wirksam ist. Dazu wurde eine kontrollierte klinische Studie an insgesamt 42 Patienten durchgeführt. Dabei handelt es sich überwiegend um Männer. Jene 23 Patienten der Sertralingruppe erhielten zwischen 50 und 200 mg Sertralin pro Tag, die restlichen 19 erhielten Placebo. In der statistischen Auswertung fand sich zwar eine Überlegenheit des Sertralin hinsichtlich klinischer Wirksamkeit, diese erreichte jedoch nicht statistische Signifikanz in der **CAPS-II**. Sehr wohl fand sich eine statistisch signifikante Überlegenheit des Sertralin im CGI. Die Therapieansprechquote lag dabei für Sertralin bei 53%, für Placebo bei 20%. Großer Nachteil dieser Untersuchung war sicherlich, dass relativ kleine Gruppen an Patienten (Zohar et al., 2002) untersucht wurden.

Bei all diesen Untersuchungen waren Sertralin & Paroxetin von sehr guter Verträglichkeit, es fanden sich die SSRI-typischen Nebenwirkungen, wie gastrointestinale Beschwerden und Kopfschmerzen.

Neben den zitierten groß angelegten, kontrollierten Studien mit mehreren 100 Teilnehmern, finden sich noch kleinere offene Untersuchungen, wie jene von Garfield und Mitarbeiter in welcher Nefazodon bei Kriegsveteranen mit posttraumatischer Belastungsstörung über 9 Wochen zum Einsatz gebracht wurde. Nefazodon, das hierbei in einer Dosierung von letztlich 528,6 mg/d gegeben wurde, erwies sich als wirksam in allen Kernbereichen der PTSD-

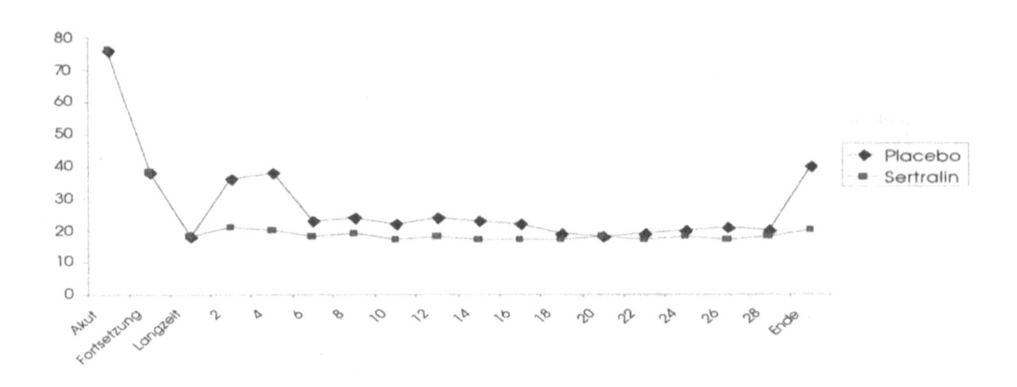

Rückfallsquoten:

Sertralin = 5 % Placebo = 56 %; 6.4-fach höheres Risiko

Sertralin Dosis: ∅ 137 mg

Abb. 6. Langzeitbehandlung: 28 Wochen (doppelblind, randomisiert Sertralin vs. Placebo)

Symptomatik wie Wiedererleben und Vermeidung. Es fand sich jedoch keine Herabsetzung der Überaktivierung (Garfield et al., 2001). Smajkic und Mitarbeiter verabreichten die SSRI Sertralin und Paroxetin sowie den SNRI Venlafaxin offen bei Kriegsflüchtlingen mit posttraumatischer Belastungsstörung. Dabei wurden 32 bosnische Flüchtlinge behandelt, 15 erhielten Sertralin, 12 Paroxetin und 5 Venlafaxin. Sertralin und Paroxetin führten zu einer statistisch signifikanten Verbesserung der PTSD-Symptome im Ausprägungsgrad, aber auch der Depression und es kam zu einer Verbesserung der sozialen Funktionsfähigkeit. Venlafaxin führte auch zu einer entsprechenden Herabsetzung der Symptomatik (Smajkic et al., 2001).

Methodische Kritik

Ein wesentliches Problem in der Beurteilung der Wirksamkeit von Antidepressiva in der Behandlung der posttraumatischen Belastungsstörung ist darin gegeben, dass es bis heute keine einheitlichen Standards für die Erhebung der Symptomatik gibt. Es sind verschiedene Skalen zur Erfassung der Symptomatik entwickelt worden, wie die Davidson-Trauma-Scale, aber auch andere. Auf keinen Fall ist es jedoch in diesem Bereich gelungen, eine allgemein akzeptierte unumstrittene Skala zu etablieren, wie dies zum Beispiel die Hamilton-Skala auf dem Gebiet der Depression ist. Neben den angeführten Traumaskalen war bei den o.a. großen Multicenter-Studien mit hunderten Patienten der CGI (Clinical Clobal Impression Scale) einer der wesentlichen Wirksamkeitsmessinstrumente. Was zusätzlich ein eigenes Licht auf diese Problematik wirft. Aber wie auch immer, angesichts der großen Anzahl von Patienten, die in diesen kontrollierten, randomisierten klinischen Studien untersucht wurden, sind einige Schlüsse möglich:

Antidepressiva und hier im Speziellen die SSRI sind in der Behandlung der PTSD Therapeutika erster Wahl und als unumschritten anzusehen. Sie sind in allen Belangen der Wirksamkeit der des Placebo signifikant überlegen. Es finden sich Therapieansprechquoten vergleichbar jener in der Behandlung der Depression, wenngleich auch die Behandlung mit Antidepressiva bei der PTSD sicherlich eines längeren Behandlungszeitraumes bedarf, um zu entsprechender Besserung zu führen. Das heißt, anders als bei der Depression dauert es bei der PTSD etwas länger, bis es zum Therapieerfolg kommt, dies vor allem bei chronischen Patienten, die schon seit Jahren an der Störung leiden. Es finden sich die typischen SSRI-Nebenwirkungen. Es ist davon auszugehen, dass es zu keiner wesentlichen Beeinträchtigung der vitalen Parameter wie Herz-Kreislauf-Tätigkeit, Leber- und Nierentätigkeit etc. kommt. Diesbezüglich sind die Medikamente sicherlich unbedenklich. Angesichts des hohen Suizidrisikos der PTSD ist auch der Sicherheitsaspekt dieser Medikamentengruppe hervorzukehren.

Auch neue Substanzen, die erst nach den SSRI auf den Markt gekommen sind, sind hinsichtlich der Wirksamkeit bei PTSD vielversprechend, wie z.B. die Antidepressiva Nefazodon und Venlafaxin.

In Fallberichten gibt es erste Hinweise auf die Wirksamkeit von Antiepileptika wie Topiramat und Gabapentin bei der posttraumatischen Belastungsstörung (Berlant et al., 1999, Malik et al., 1999).

Angesichts der überwältigenden Datenlage, stellt sich nicht mehr die Frage nach Psychotherapie oder Pharmakotherapie, sondern stellt die Pharmakotherapie mit Antidepressiva, vor allem vom SSRI-Typ sicher eine unumstrittene Basistherapie von PTSD-Betroffenen dar. Durch die spezifisch gegen PTSD-Symptome gerichtete Wirksamkeit nämlich Reduktion der quälenden Erinnerungen (Flashbacks), des Vermeidungsverhaltens, aber auch der Überaktivierung kommt es zum einen zu einer deutlichen Verbesserung des Wohlbefindens und der Lebensqualität der Betroffenen. Darüber hinaus kommt es auch sicherlich zu einer deutlich besseren Fähigkeit, sich auf den Verarbeitungsprozess, wie er idealerweise durch entsprechende psychotherapeutische Methoden geführt wird, einzulassen.

Literatur

Berlant JL (2001) Topiramate in Posttraumatic Stress Disorder: Preliminary Clinical Observations. J Clin Psychiatry 62 (suppl 17): 60–63

Brady K. Pearlstein T, Asnis GM, Baker D, Rothbaum B, Sikes CR, Farfel GM (2000) Efficacy and Safety of Sertraline Treatment of Posttraumatic Stress Disorder. A Randomized Controlled Trial. JAMA 283 (14): 1837–1844

Corner AM, Figgitt DP. Sertraline. A Review of its Therapeutic Use in Posttraumatic Stress Disorder. CNS Drugs 14 (5): 391–407

Davidson J, Pearlstein T, Londborg P, Brady KT, Rothbaum B, Bell J, Maddock R, Hegel MT, Farfel G (2001) Efficacy of Sertraline in Preventing Relapse of Posttraumatic Stress Disorder: Results of a 28-Week Double-Blind, Palcebo-Controlled Study. Am J Psychiatry 158 (12): 1974–1981

Davidson JRT, Rothbaum BO, van der Kolk BA, Sikes CR, Farfel GM (2001) Multicenter Double-blind Comparison of Sertraline and Placebo in the Treatment of Posttraumatic Stress Disorder. Arch Gen Psychiatry 58: 485–492

Garfield DAS, Fichtner CG, Leveroni C, Mahableshwarkar A (2001) Open Trial of Nefazodone for Combat Veterans with Posttraumatic Stress Disorder. Journal of Traumatic Stress 14 (3): 453–460

Londborg PD, Hegel MT, Goldstein S, Goldstein D, Himmelhoch JM, Maddock R, Patterson WM, Rausch J, Farfel GM (2001) Sertraline Treatment of Posttraumatic Stress Disorder: Results of 24 Weeks of Open-Label Continuation Treatment. J Clin Psychiatry 62 (5): 325–331

Malek-Ahmadi P. Gabapentin and Posttraumatic Stress Disorder. Ann Pharmacother 37 (5): 664–6

Marshall RD, Schneier FR, Fallon BA, Knight CBG, Abbate LA, Goetz D, Campeas R, Liebowitz MR (1998) An Open Trial pf Paroxetine in Patients with Noncombat-Related Chronic Posttraumatic Stress Disorder. J Clin Psychopharmacol 18 (1): 10–19

Marshall RD, Beebe KL, Oldham M, Zaninelli R (2001) Efficacy and Safety of Paroxetine Treatment for Chronic PTSD: A Fixed-Dose, Placebo-Controlled Study. Am J Psychiatry 158 (12): 1982–1988

Penava SJ, Otto MW, Pollack MH, Rosenbaum JF (1996–1997) Current status of pharmacotherapy for PTSD: an effect size analysis of controlled studies. Depress Anxiety 4 (5): 240–2

Rappaport MH, Endicott J, Clary CM (2002) Posttraumatic Stress Disorder and Quality of Life: Results Across 64 Weeks of Sertraline Treatment. J Clin Psychiatry 63 (1): 59–65

Smajkic A, Weine S, Djuric-Bijedic Z, Boskailo E, Lewis J, Pavkovic I (2001) Sertraline, Paroxetine, and Venlafaxine in Refugee Posttraumatic Stress Disorder with Depression Symptoms. J of Traumatic Stress 14 (3): 445–452

Tucker P, Zaninelli R, Yehuda R, Ruggiero L, Dillingham K, Pitts CD (2001) Paroxetine in the Treatment of Chronic Posttraumatic Stress Disorder: Results of a Placebo-Controlled, Flexible-Dosage Trial. J Clin Psychiatry 62 (11): 860–868

Zohar J, Amital D, Miodownik C, Kotler M, Bleich A, Lane RM, Austin C. Double-Blind Placebo-Controlled Pilot Study of Sertraline in Military Veterans with Posttraumatic Stress Disorder. J Clin Psychopharmacology 22: 190–195

Zygmont M, Prigerson HG, Houck PR, Miller MD, Shear MK, Jacobs S, Reynolds III CF (1998) A Post Hoc Comparison of Paroxetine and Nortriptyline for Symptoms of Traumatic Grief. J Clin Psychiatry 59 (5): 241–245

Intervention und Psychotherapie

D. Vyssoki und T. Tauber

Zwischen Diskussion und Praxis

Am Anfang steht für das Opfer eines Traumas, bei dem sich ein PTSD entwickelt hat, das Gefühl von Hilflosigkeit und die Erschütterung des Verständnisses für sich und seine Mitwelt. Die Interventionen und die Therapien zielen darauf ab, die traumatischen Erfahrungen „zu integrieren, zu regulieren und zu modellieren" (Punamäki, 2002). Die gesammelten Erkenntnisse aus der Praxis, aus der Anwendung der verschiedenen Therapiemodelle lassen sich relativ schnell aufzählen, vor allem deshalb, weil sie erst in den letzten zehn Jahren entwickelt wurden und teilweise dementsprechend lückenhaft und umstritten sind.

Trotzdem haben sich gewisse Standards: die „gold standards" (Foa und Meadows, 1997), aus den ersten Versuchen, Leitlinien aufzustellen, heraus kristallisiert. Sie finden inzwischen allgemein Anwendung, um Vorgangsweise und Methodik in der Traumatherapieforschung zu fixieren. Diese Standards dürfen aber nicht über die Tatsache hinwegtäuschen, dass die durch die Praxis erworbenen Erkenntnisse nicht einheitlicher Natur sind. Es gibt wesentliche Beschränkungen in den Möglichkeiten die Wirksamkeit der bekannten therapeutischen Techniken zu beurteilen, eben weil noch zu wenig Zeit vergangen ist, seitdem konkret geforscht wird, bzw. seit die Ergebnisse dieser Forschungen verglichen werden. Andreas Maercker beschreibt die spezifischen Methoden der PTSD-Therapie als therapieschulenübergreifend und in drei Techniken einteilbar: die Traumaexposition, die kognitive Umstrukturierung und die Ressourcenarbeit (Maercker, 2003).

Die *Traumaexposition* (Konfrontation) wurde vor allem von der kognitiven Verhaltenstherapie entwickelt. Ursprünglich wurde sie bei Patienten angewendet, die starkes Vermeidungsverhalten (Phobien, Zwänge) zeigten. Auch bei Intrusionen und Übererregung zeigten sich gute Wirkungen. Vor allem Edna Foa (Foa, 1986) wendete Konfrontationstechniken an, bei denen das traumatische Ereignis in allen Gefühls- und Sinnesqualitäten vorgestellt werden musste. Imaginative Verfahren und Schreibtherapien arbeiten ähnlich. Traumaexposition kann nur in einer stabilen therapeutischen Beziehung erfolgen, außerdem muss der Patient in einer stabilen äußeren und inneren Situation sein, bei psychoseartigen Zuständen kann eine solche Behandlung schädlich sein.

Zur *kognitiven Umstrukturierung* gehören Angstbewältigungstraining, Entspannungstechniken, Gespräche mit dem Psychotherapeuten zur Deutung, Bewältigung und Neudefinition.

In den *ressourcenorienten Therapieverfahren* ist in jeder Therapiephase auch der Blick auf die individuellen Ressourcen nötig. Schon am Beginn kann es wichtig sein, an frühere positive Erfahrungen anzuknüpfen. Auch die Familie und das soziale Umfeld des Patienten sollte in allen Phasen der psychotherapeutischen Behandlung einbezogen sein.

Es ist die Vielschichtigkeit der Symptomatik auf biologischer, psychischer und sozialer Ebene, sowie die Art, die Schwere, das Alter und der soziale Kontext der Traumatisierung, genauso wie störungsspezifische, kulturspezifische und personenabhängige Besonderheiten (Flatten, 2001), die einer übergreifenden Therapie bedürfen. Die Behandlung profitiert davon, dass mehrere Verfahren und Techniken in patientenorientierter Weise angewandt werden. Im Folgenden werden einige Verfahren vorgestellt. Die vorgestellten Techniken brauchen für die Umsetzung bei Menschen mit PTSD eine fundierte psychotraumaspezifische Fortbildung, die als Zusatzqualifikation zur Psychotherapie erworben werden kann. Zurzeit sind für den deutschsprachigen Raum Richtlinien für derartige Ausbildungen in Arbeit.

Behandlungstechniken und Therapieverfahren

Kognitive Verhaltenstherapie

Verhaltensorientierte Lernprogramme versuchen nach den Erkenntnissen von Lerntheorie vermeidende und angstbetonte Verhaltensmuster zu „verlernen". Desensibilisierungstechnik lässt eine gut dosierte Reizkonfrontation zu, gekoppelt mit Entspannungstechniken, nach der Erkenntnis, dass Angst und Entspannung gleichzeitig nicht möglich ist. Grundvoraussetzung der kognitiven Verhaltenstherapie (vgl. Foa und Kozak, 1986) ist die Aktivierung der traumatisierenden Erinnerung, zusätzlich werden neue Informationen zur Verfügung gestellt, die mit den Angstelementen nicht vereinbar sind.

Angstbewältigungstraining

Beim Angstbewältigungstraining werden verschiedene therapeutische Techniken vermittelt. (Entspannungsübungen, Biofeedback, Stress-Impfungs-Training/SIT, vgl. Meichenbaum, 1974; Veronen und Kilpatrick, 1983) Die Bewältigungsstrategien (Atemtechniken zur Entspannung; Ablenkungsstrategien und Gedankenstopp, Muskelentspannung, verdecktes Modelllernen) werden vom Patienten geübt und geben damit dem traumatisierten Menschen wieder das Gefühl von Kontrolle über Stress. Das vermittelt auch ein besseres Selbstgefühl.

Kognitive Verfahren

Die kognitive Umstrukturierung der kognitiven Therapieformen (Verhaltenstherapie, lösungsorientierte systemische Therapie) ist darauf ausgerichtet, irrationale und unpassende Überzeugungen, welche die Symptome aufrecht erhalten, zu verändern.

Life-Review-Therapie

Die gesamte Biographie wird nachbesprochen, auch die traumatisierenden Ereignisse. Besonderer Schwerpunkt liegt auf den Bewältigungserfolgen und den Sinnfindungsstrategien.

„Testimony"-Methode

Mit Hilfe des Therapeuten fertigen die Patienten einen Bericht über das Erlebte an, der veröffentlicht wird, um ein weiteres Publikum zu erreichen. Die Betroffenen haben einerseits eine zukunftsgerichtete Aufgabe (Ressource), andererseits hilft diese Art von Arbeit auch Distanz zum Trauma herzustellen.

EMDR (Eye Movement Desensitization and Reprocessing)

EMDR wurde 1989 von Francine Shapiro (Shapiro, 1989) entwickelt und zu einem manualisierten Verfahren ausgebaut. Traumatische Erinnerungen unterliegen durch schnelles Augen-hin-und-her-Bewegen (oder durch Seiten alternierende akustische oder taktile Reize) einem Veränderungsprozess. Daraus entstand die Hypothese, dass Reize – ähnlich wie im REM-Schlaf – verarbeitet werden, dass Informationsverarbeitung durch bilaterale Reize angeregt werden kann. Neurologische Untersuchungen scheinen eine Blockierung neurobiologischer Funktionsabläufe als Ausdruck traumatischer Fixierung zu bestätigen. Durch EMDR soll diese Blockierung aufgehoben werden und ressourcenorientierte neuronale Netze können genutzt werden.

Imaginative Verfahren

Die meisten Therapien für Traumatisierte arbeiten mit imaginativen Techniken. Erinnerungen an traumatisches Geschehen ist oft nichtsprachlich im Gedächtnis verankert, sondern quälende Bilder aus der Vergangenheit holen die Patienten ein. Das wird in verschiedenen geleiteten Techniken genutzt, um eine Distanzierung von den überschwemmenden Bildern zu gewährleisten.

Die Screen-Technik – Das traumatisierende Geschehen wird auf eine Leinwand oder einen Bildschirm imaginiert, durch eine leicht nach oben gerichtete Kopfhaltung werden auch flash-backs vermieden. Sie gehört zu den bekanntesten Imaginativen Techniken zur Konfrontation mit dem Trauma. Der Patient erzählt den Film im Präsens und gewinnt Abstand durch die Verwendung der 3. Person Singular bei der Selbstbeschreibung. Die Bilder können in der Folge auch schnell weiter- oder rückwärts „gespult" werden, oder es kann eine „Stopp"-Taste eingeführt werden. Standbilder oder Zeitlupenaufnahmen geben zusätzlich eine angstreduzierende Kontrollierbarkeit des Geschehens.

Aber nicht nur zur Konfrontation, sondern auch zur Stabilisierung und Ressourcenarbeit werden Imaginationen genutzt, z.B. indem der Patient sich einen sicheren Ort vorstellt – im Konkreten oder Abstrakten. Bekannt sind diese Imaginationstechniken aus der Katathym Imaginativen Psychotherapie (KIP), der Hypnotherapie, auch das EMDR nutzt diese Verfahren.

Psychodynamische Therapieverfahren

Schritt für Schritt wird das traumatisierende Geschehen wieder erinnert, die damit verbundenen Gefühle werden wieder erlebt, mit Hilfe der Therapeutin bleiben sie auf einem kontrollierbaren Niveau (vgl. Horowitz, 1976). Damit soll eine Integration der abgespaltenen Erinnerung stattfinden können, wodurch sich eine biographische Kontinuität für die Patienten herstellen lässt. Inzwischen haben sich aus dem psychoanalytischen Verfahren verschiedene Formen an Behandlung von Traumata entwickelt (Mehrdimensionale Psychodynamische Traumatherapie, MPTT, vgl. Fischer, 2003).

Körpertherapie, Künstlerische Therapie

Das Körpererleben und die Körperwahrnehmung von Traumatisierten ist oft schwer beeinträchtigt. Manchmal werden ganze Körperregionen aus der Empfindung abgespalten oder es kommt zu heftigen Somatisierungen. Daher ist es fast unumgänglich, dass an Körper- und Gefühlswahrnehmung nicht nur über verbale Mittel gearbeitet werden kann. Die Konzentrative Bewegungstherapie (KBT), Feldenkrais und Bewegungsmeditation wie Qui Gong und Tai Chi bringen positive Erfahrungen. Ebenso kann der Einsatz von künstlerischen Verfahren sehr viel Unterstützung im therapeutischen Gesamtkontext bringen, um Patienten aus dissoziativen Zuständen herauszubringen.

Gruppentherapie

Es gibt unzählige Ansätze für gruppentherapeutische Behandlungen. Der Vorteil besteht darin, dass durch den Erfahrungsaustausch mit Betroffenen an einem sicheren Ort das Gefühl von Isolation, Scham, Stigmatisierung abgebaut werden kann. Nachteilig könnte sich ein gegenseitiges Hochspielen durch die Teilnehmer auswirken, es kommt dann zu einer affektiven Reizüberflutung (Retraumatisierung durch Triggerung des Traumas). Eine parallele Durchführung einer Einzeltherapie scheint daher oft sinnvoll. Prinzipiell sollten nur Patienten teilnehmen, die eine Konfrontation mit anderen auch wünschen und die selbst schon stabilisiert sind. Gruppen werden im Akutfall konstituiert, aber auch nach vielen Jahren kann eine Anerkennung des Leidens durch eine Gruppe viel helfen.

Hilfreiche Aktionen, die über das therapeutische Setting hinausgehen

Zuerst gäbe es das *„Finding a mission"*, bei dem sich Traumaopfer in sozialen, politischen und karitativen Vereinen engagieren. Man kann das als Ausdruck des Wunsches, anderen Menschen eine ähnliche Traumatisierung zu ersparen, sehen. Dieses Engagement ist auch eine Form der Selbsthilfe und Selbstfindung. Es sind gerade Opfer krimineller und politischer Gewaltakte, welche sich in Organisationen wiederfinden (Maercker, 2003), die den Grund ihres Traumas bekämpfen. Nicht umsonst ist das Dokumentationsarchiv des Österreichischen Widerstandes (DÖW) in Wien nicht nur von Historikern, sondern hauptsächlich von jenen gegründet worden, die im Widerstand gegen den Nationalsozialismus gewesen sind, mit allen brutalen Konsequenzen, die dieser Widerstand mit sich gebracht hat. Heute ist das DÖW das wichtigste Archiv für Zeitgeschichte außerhalb der Universität und noch immer sind verhältnismäßig viele alte Widerstandskämpfer ehrenamtliche Mitarbeiter. Für viele von ihnen war wahrscheinlich dieses Engagement über viele Jahrzehnte hinweg die effektivste Therapie, gerade auch deshalb, weil es bis in die 90er-Jahre auch keine andere, notwendigerweise spezialisierte Form gegeben hat.

Es ist oft von Bedeutung für Überlebende und trauernde Familien, einen Platz für Gedenken und Trauer, eine Gedenkstätte zu haben. Das gibt das Gefühl der öffentlichen Würdigung. Die namentliche Erwähnung der einzelnen Opfer ist nötig, um der Suche nach Gerechtigkeit und Ausgleich Genüge zu tun. Wenn die traumatisierten Menschen in Planung und Gestaltung einer solchen Gedenkstätte einbezogen werden, wird ihnen die Möglichkeit gegeben einerseits nach dem Prinzip „finding a mission" eine Ressource zu öffnen, andererseits ist die offizielle Anerkennung als Opfer wesentlich, um dem eigenen Selbstgefühl die Schuldgefühle, Verunsicherungen, etc. zu nehmen. Öffentliche Würdigung kann ein zerstörtes Vertrauen in öffentliche Einrichtungen wieder versöhnen. (Gedenkstätten für Überlebende der Shoah, Gedenkstätte für die Opfer von Kaprun, Gedenkstätte auf *Ground Zero* nach dem 09/11).

Rahmenbedingungen

Bei Menschen, die einem massiven Trauma ausgesetzt waren, bzw. bei welchen ein PTSD diagnostiziert wurde, können folgende Maßnahmen als einleitend für eine Therapie festgestellt werden:

Es muss eine sichere Umgebung hergestellt werden, was den Schutz vor weiteren Traumaeinwirkungen und die Erstellung eines psychosozialen Helfersystems beinhaltet, sowie die Hinzunahme eines PTSD erfahrenen Psychotherapeuten. Dieser muss das Opfer in eine konzentrierte diagnostische und therapeutische Betreuung einbinden, meist Krisenintervention leisten und den Betroffenen mit einer ressourcenorientierten Intervention (Distanzierungstechniken, Imaginatives Verfahren) und einer pharmakotherapeutischen Abschirmung aus seiner Krise helfen. Nach einer ausreichenden Stabilisierung kann mit einer Traumabearbeitung, mit der Therapie an sich begonnen werden. Diese Versorgung und Krisenintervention betrifft naturgemäß nur den Idealfall, da es gerade für Menschen mit PTSD vielerorts einen Mangel im Bereich psychotherapeutischer Versorgungsangebote gibt.

Zusammenfassung der Möglichkeiten

Was bei allen verschiedenen Möglichkeiten der Intervention und der Therapie beobachtet werden kann, ist die Notwendigkeit zwischen den verschiedenen Phasen des PTSD zu unterscheiden. Diese lassen sich auf die jeweilige Psychodynamik der

Entwicklung des PTSD zurückführen. Die Dynamik der psychischen Destabilisierung basiert auf dem Erlebten und der persönlichen Vorbelastung des Betroffenen, sei es in biologischer, in psychischer und in sozialer Hinsicht. Die Phasen der Intervention lassen sich drei Kategorien teilen: „der Stabilisierung, der Traumabearbeitung und der Rehabilitation bzw. Reintegration" (Flatten et al., 2001). Diese drei Etappen sind die zentralen Elemente einer jeden Therapie, so unterschiedlich gerade die Möglichkeiten der Traumabearbeitung auch sein mögen.

Grob kann gesagt werden, dass das multimodale therapeutische Vorgehen folgendermaßen aussieht: ein neurobiologischer Prozess bedarf einer Pharmakotherapie, konditionierte Reaktionen bedürfen einer verhaltenstherapeutischen Exposition; kognitiv-emotionale Netzwerke brauchen kognitive Therapiemethoden. Existenzielle Überzeugungen benötigen Gruppentherapie und ein „Finding a mission" (Maerker, 2003). Gerade bei den Opfern eines Men-made-distasters ist der soziale Kontext der Behandlung vom psychotherapeutischen nicht zu trennen. Dieses Praktizieren, dieses interdisziplinäre Zusammenspiel, ist vielleicht als eines der wichtigsten Ergebnisse seit Beginn der modernen Psychiatrie zu sehen.

Literatur

Fischer G, Riedesser P (2003) Lehrbuch der Psychotraumatologie, S. 234. Ernst Reinhardt Verlag, München

Flatten G, Hofmann A, Liebermann P et al. (2001) Posttraumatische Belastungsstörung. Leitlinie und Quellentext, S. 85–101. Schattauer, Stuttgart

Foa EB, Kozak MJ (1986) Emotional processing of fear: Exposure to correcting information. In: Psychological Bulletin 99: 20–35

Foa EB, Meadows EA (1997) Psychosocial treatments for posttraumatic stress disorder. A critical review. In Annual Review of Psychologie 48: 449–480

Foa EB, Rothbaum BO (1995) Kognitiv-verhaltenstherapeutische Behandlung posttraumatischer Belastungsreaktionen. In: Saigh PA (Hg) Posttraumatische Belastungsstörung: Diagnose und Behandlung psychischer Störung bei Opfern von Gewalttaten und Katastrophen, S. 102–129. Hans Huber, Bern

Horowitz MJ (1976) Stress response syndromes. Aronson, New York

Kapfhammer P (1999) Posttraumatische Belastungsstörungen. In: Möller HJ. Therapie psychiatrischer Erkrankungen. Enke, Stuttgart

Veronen LJ, Kilpatrick DG (1983) Stress management for rape victims. In: Meichenbaum D, Jaremko M (Hrsg) Stress Reduction and Prevention. S. 341–37. Plenum, New York

Maercker A (1997) Therapie der posttraumatischen Belastungsstörungen. 2., überarbeitete und ergänzte Ausgabe 2003, S. 28–32. Springer-Verlag. Berlin Heidelberg New York

Meichenbaum D (1974) Cognitive behavior modification. General Learning Press, Morristown, NJ

Punamäki RL (2002) Therapie mit Traumaopfern – Theoretische Überlegungen zu Persönlichkeit und kognitiv-emotionaler Verarbeitung. In: Ottomeyer K, Peltzer K (Hrsg). Überleben am Abgrund. Psychotrauma und Menschenrechte, S. 319. Drava Verlag, Klagenfurt/Celovec

Shapiro F (1989) Eye Movement desensitization: a new treatment for post traumatic stress disorder. In Journal of Behavior Therapy and Experimental Psychiatry 20: 211–217

Solomon SD, Green BL (1992) Mental health effects of natural and human made disaster. In PTSD Research Quarterly 3: 1–14

Präklinische Maßnahmen – Krisenintervention vor Ort – Folgeprävention

Brigitte Lueger-Schuster

Zeit allein heilt keine Wunden

Mehrere Faktoren machen die Betreuung und Behandlung für Betroffene von traumatischen Ereignissen in der Akutphase schwer beschreib- und diskutierbar. Die Bedürfnisse sind dringlich, sekundäre traumatische Stressoren wirken ein, der Ausdruck von traumatischem Stress ist stark reaktiv und situationsabhängig, wodurch mögliche psychopathologische Reaktionen verdeckt werden können. Wichtige Selbstheilungstendenzen sind in Gang gekommen. Wesentliche Hilfe kommt von Rettern, Familienmitgliedern oder aus der Nachbarschaft, von psycho-sozialen Betreuern und im Fall von komplexen Ereignissen von politischen Verantwortungsträgern. Die Selbstheilungstendenzen sollten nicht von Hilfestellungen gestört werden, sondern vielmehr unterstützt werden. Professionelle Helfer unterliegen darüber hinaus in traumatischen Ereignissen auch eigenen Stressreaktionen, vor allem Psychologen und Psychotherapeuten arbeiten abseits ihres gewohnten Settings. Professionelle Krisenintervention vor Ort muss von daher die Angemessenheit ihrer Methoden immer wieder in Frage stellen, zumal es bislang keine Evaluationsstudien für den Bereich der zivilen Opfer nach traumatischen Ereignissen gibt. Das therapeutische Modell und die therapeutische Handlung sollten flexibel sein und sich den Gegebenheiten sowie der Psychodynamik der Betroffenen anpassen können.

Akutinterventionen versuchen die langfristige psychotraumatologische Reaktion in Richtung Verarbeitung zu lenken, und damit krankheitswertige Reaktionen auf ein Trauma zu lindern und zu reduzieren.

1. Das traumatische Ereignis

Terr (1991) definierte zwei Typen von Traumareaktionen. Sie beschreibt Typ 1 als Folge eines einzelnen Ereignisses mit traumatischer Qualität. Typ 1 kann in der Folge – je nach Ablauf der Ereignisse – in Typ 2 transformieren.

Typ 2 beschreibt mehrmalige sich wiederholende, aber auch andauernde Traumata. Diese evozieren Anpassungsstrategien wie Dissoziationen, Selbsthypnose an die Traumasituationen, Selbstbetäubung bis hin zu Persönlichkeitsveränderungen.

Allgemeine Dimensionen der traumatischen Belastung

Green (1990) entwickelte allgemeine Dimensionen, die traumatische Belastungen auslösen. Sie beschreiben Merkmale, wodurch eine Situation zu einer traumatischen Situation wird. Dies ist deshalb von Bedeutung, weil Trauma zu einem Modebegriff, und somit viel verwendet und schwammig wurde.

1. Bedrohung des eigenen Lebens und der körperlichen Integrität
2. Schwere körperliche Verletzung bzw. Schädigung

3. Absichtlichkeit der Verletzung/Schädigung
4. Konfrontation mit einem unvorstellbaren Erlebnis
5. Direktes Beobachten oder Erfahren oder Beobachten oder Wissen von Gewaltausübungen an geliebten Personen
6. Erfahren von einer bestehenden Gefährdung durch schädliche Agenzien
7. eigene Schuld am Tod bzw. an der schweren Schädigung anderer Menschen

Zusätzlich zu diesen Faktoren können nach Shalev und Ursano (2003) noch physiologische Belastungen (Schmerzen, Hunger, Dehydratation) sowie Erschöpfung, Resignation und Selbstaufgabe, Separierung, Relokation, Verlust, Isolierung, Entmenschlichung, Unsicherheit, inkongruente Erfahrungen, Groteskes wirken.

Es bestehen grosse Unterschiede in Dynamik und Epidemiologie, ob es ein absichtlich herbeigeführtes oder zufällig entstandenes Ereignis ist, ob man von Gewaltausübungen an geliebten Personen weiß, oder man erfährt, dass die Umwelt verseucht und unsicher ist.

Angehörige, Freunde, die von der Gefährdung durch traumatische Ereignisse an geliebten Personen erfahren, werden vor allem bei kleinen Ereignissen immer wieder übersehen. Je näher man aber einer gefährdeten, bedrohten Person ist, desto mehr ist man selbst in Gefahr, traumatisiert zu werden (Brom und Kleber 1993; Figley und Kleber, 1995). Auch Zeugen sind dem Risiko einer Traumatisierung ausgesetzt. Verursacher, Menschen, die Schuld am Tod anderer Menschen wurden, werden von Helfern bisweilen vergessen. Zum einen schützen sich die Helfer vor einer eigenen Traumatisierung, in dem sie die Schuldigen als Aggressionsobjekt erleben, und es dadurch übersehen, zum anderen sind sie mit der Betreuung und Versorgung der Opfer beschäftigt. Die Dynamik der Notfallsituation bei z.B. einem Verkehrsunfall oder Zugsunglück verstärkt dieses Übersehen. Bei denjenigen, die als Täter gelten, explodieren Schuldgefühle und die traumatischen Reaktionen. Historisch politische Traumen zeigen aufgrund ihrer Komplexität und Dauer eine andere Dimension (Butollo et al., 1999).

2. Wirkungen traumatischer Stressoren

Foa (1992) beschreibt traumatische Ereignisse in Beziehung zu ihrer Intensität, Unausweichlichkeit, Unkontrollierbarkeit und Unversehbarkeit. Lazarus (1984) definiert Trauma als Überforderung der Bewältigungsressourcen und Freud (1920) als Zusammenbruch der Abwehrmechanismen.

Trauma ist mehr als Angst und Bedrohung. Für einige Menschen ist Angst und Bedrohung die Essenz des Traumas, für andere beinhaltet Trauma als zentrales Merkmal den Verlust, für andere ist die Konfrontation mit grotesken Situationen oder verstümmelten Körperteilen das Kernelement ihrer Traumatisierung. Auch Entmenschlichung, Diskriminierung, Isolierung wirken traumatisierend.

Die klinische Bewertung sollte demnach feststellen, welches Element des Ereignisses die Traumatisierung hervorgerufen hat. Hier ist der Ansatzpunkt für das Knüpfen einer therapeutisch-hilfreichen Beziehung.

3. Traumareaktionen

Die Psychotraumatologie hat die Öffentlichkeit in der Zwischenzeit soweit sensibilisiert, dass die destruktive Kraft traumatischer Ereignisse weitgehend anerkannt wird.

Akute traumatische Reaktionen sind seit vielen Jahren bekannt. Andere Bezeichnungen sind Combat Reaction (Solomon, 1993), die Klassifikation der *Acute Stress Reaction* sowie Forschungen zu Risikofaktoren und Dissoziationen. Horowitz beschrieb (1986) die *Acute Catastrophic stress Reaction* mit Panik, Desorganisiertheit, Dissoziationen, schweren Schlafstörungen und Agitiertheit.

Aus klinischer Sicht ist zu beachten, dass die meisten Betroffenen, die langfristige Reaktionen entwickeln, bereits in der akuten Phase nach dem traumatischen Ereignis Symptome zeigen (vgl. Rothbaum, Foa, Riggs, Mordock et al., 1992). In der akuten Phase zeigt sich von daher auch eine Möglichkeit, das Risiko einer langfristigen Reaktion zu erkennen und zu behandeln (vgl. Bryant, Hervey, Dang, Sackville und Basten, 1998).

Dennoch ist der optimale Zeitpunkt für eine derartige Intervention nach wie vor unklar. Einerseits sind die ersten Zeiten nach einem traumatischen Ereignis eine kritische, aber auch sensible Zeit, in der sich neurologische Muster formen, andererseits kommen die meistem Betroffenen von traumatischen Ereignissen nicht zur Behandlung, bevor sie nicht Wochen oder Monate gelitten haben, möglicherweise auch deshalb, weil sie und ihre Umgebung die anfänglichen Reaktionen und Symptome als normal betrachten.

Zusätzlich zur Suche nach dem optimalen Zeitpunkt müssen sowohl Inhalt als auch Technik der Akutinterventionen untersucht werden. Ob Akutinterventionen nach den Prinzipien mittel- und langfristiger Krisenintervention oder Traumatherapie geführt werden soll, bleibt bis zum gegenwärtigen Zeitpunkt unklar.

Konzeptuell bieten sich folgende Punkte für eine Differenzierung zur Traumatherapie bzw. ambulanten Krisenintervention an.

Primärer Ansatz in der Unterstützung zur Bewältigung einer traumatischen Situation ist die Beschäftigung mit dem Trauma an sich und weniger mit den veränderten Bedingungen nach dem Trauma. *Zusätzlich* zu den Symptomen sollten die momentanen Stressquellen einer Intervention unterzogen werden, d.h. der Blick und damit auch die Handlungsanleitung für die Intervention sollte auf die Umgebungsbedingungen fallen (Dislozierung, Trennung, Schutz vor noch bestehenden Gefahren ...). Hilfe in diesem Stadium sollte demnach die Effekte der vorhandenen Stressoren miteinbeziehen und mildern. *Auch* sollte die Komplexität des Ereignisses und der Reaktionen beachtet und in die Intervention miteinbezogen werden. Betroffene sind zu diesem Zeitpunkt sehr empfänglich und sensibel hinsichtlich des Umganges mit ihnen, ebenso stark reagieren sie auch auf Umwelt bzw. auf die phantasierte Umwelt. Reaktionen und Symptome sind in der Regel der Situation angemessen. Ihre *Klassifikation* als Symptome, die auf pathologische Entwicklungen verweisen, ist von daher mit Bedacht vorzunehmen. Pathologisierung ist unangebracht und beschreibt eher das Unverständnis von Helfern gegenüber Schmerz, Angst und Trauer sowie Trauma. Reaktionen und Symptome sind eher hinsichtlich ihrer Angemessenheit und „Gewinnbringung" zu beurteilen, d.h hinsichtlich ihrer Intensität. *Des Weiteren* sollte man berücksichtigen, dass Rettungspersonal, Betreuer und natürlich auch Psychologen in diesem Stadium häufig vergleichbare Aufgaben erfüllen (beruhigen, erleichtern, Sicherheit und Orientierung vermitteln ...). Rettungspersonal ist in der Regel eher zur Verfügung, genauso wie Angehörige und Freunde. Doch können auch sie vom traumatischen Ereignis überwältigt sein, so dass die Rolle professioneller Helfer in Unterstützung und Führung dieser Personengruppe besteht. *Insgesamt* ist zu bedenken, dass das Teilen einer leidvollen Erfahrung eine kraftvolle emotionale Antwort darstellt, die bei der Überwindung hilft. Teilen ist allerdings auch schmerzhaft, es kann und soll weder durch die professionellen Helfer vermieden werden und es muss gekonnt sein, d.h. es muss gelernt werden, damit es seine Wirkung entfalten kann und das Wohlbefinden der Helfer erhalten bleibt.

Zusammengefasst: wenig Systematik, wenig fundiertes Wissen, wenig fundierte Technik, keine Differentialdiagnostik vorhanden, wer – wenn überhaupt, sollte also behandelt werden? Europa und Österreich haben hier Wege entwickelt, die sich in Leitfäden (Österreich) und *Policy papers* (EU) niedergeschlagen haben. Das europäische *Policy paper* orientiert sich an den Bedürfnissen der Überlebenden, die

Tabelle 1

	Impact phase	Rescue	Recovery	Return to life
Principal Stressor	Threat, separation, exposure, incongruence, etc.	New external and internal realities	Learning about the consequences of the event	Incongruence between inner experience or resources and external demands
Concrete goals of behaviour	Survival	Adjustment to new realities	Appraisal and planning	Re-integration
Psychological tasks	Primary stress response	Accomodation	Assimilation	Practicing and implementing change
Salient behaviour pattern	Fight/flight, freezing, surrender, etc.	Resilience versus exhaustion	Grief, re-appraisal, intrusive memories, narrative formation	Adjustment versus phobias, avoidance, depression and PTSD
Role of helpers	Rescue and protection	Orientation, provision for needs	Presence, responsiveness and sensitive interaction	Continuity of concrete and symbolic assistance
Role of professional helpers	Organizer	Holder	Interlocutor	Diagnostician and therapist

Nach Shalev & Ursano (2003), S. 123

sich phasenhaft entwickeln. Vorschläge werden gemacht, wie die Antwort auf diese komplexen, auf mehreren Ebenen sich ausbreitenden Bedürfnisse beantwortet werden und welche Organisationsform diese Antwort braucht. Ähnliches schlagen Shalev und Ursano (2003) vor, die die Entwicklung der Bedürfnisse, der Stressoren, des Verhaltens, der Verhaltensmuster, die Rolle der Helfer sowie die Rolle professioneller Helfer phasenhaft beschreiben. Der Genauigkeit halber wird in Tabelle 1 im Original zitiert.

Dennoch stellen sich bei jedem traumatischen Ereignis die Fragen, wie, durch wen, für wen zu intervenieren ist. Kreativität, Einfühlsamkeit und Fachwissen sind das Fundament dieser Entscheidungen. Einige Regeln können trotzdem beschrieben werden:

- Die Wahl zwischen Intervention und Nicht-Intervention kann durch die Wahl der Intensität und des Tiefgang der Intervention aufgehoben werden, d.h. Intervention ja, Dosierung je nach Komplexität des traumatischen Ereignisses und der damit verbundenen individuellen und spezifischen Reaktionen.
- Jede betroffene Person nach einem traumatischen Ereignis sollte die Chance auf professionelle Unterstützung bekommen.
- Überlebende und Betroffene von traumatischen Ereignissen sollten als Personen wahrgenommen werden, die bedroht sind, posttraumatische Erkrankungen zu entwickeln, aber viel Kompetenz haben, die Ereignisse aus eigener Kraft zu überwinden.
- Spezifische Risken sollten fallspezifisch nach Stand des Wissens bewertet werden.
- Interventionen sollten immer längerfristig möglich sein.

4. Entwicklung und Merkmale von Reaktionen auf traumatische Situationen

Die kurzfristigen Reaktionen werden mit zwei Annahmen unterlegt. Anfänglich ist die Reaktion auf ein abnormes Ereignis normal. Das ist auch die Botschaft, die in Betreuungssituationen deponiert wird, mündlich und schriftlich, fürs erste ist es normal, wenn man wütend ist, dass man weinen muss, sich selber nicht mehr spürt, sich plötzlich nicht mehr wirklich erinnern kann, Schweißausbrüche hat oder von Intrusionen geplagt wird, immer noch sieht, hört, riecht, schmeckt, was da passiert ist und nicht aufhören kann damit. Man muss sich keine Sorgen machen, in Anbetracht dessen, was da passiert ist, ist es normal, dass man aus den Fugen geraten ist. Die anfänglichen Reaktionen sind auch biologisch unterlegt, sie stellen einen Zusammenhang zu späteren psychopathologischen Reaktionen her.

Die zweite Annahme bezieht sich auf die Kontinuität in der Reaktion, nicht nur auf pathologische chronische Traumareaktionen, sondern alle Reaktionen die langfristig nicht nur pathologisch wirken können. Auch *posttraumatic growth, hardiness, resilience* sind chronische Reaktionen auf das Trauma. Langfristige Reaktionen werden als Posttraumatische Belastungsstörungen (PTBS), (Posttraumatic Stress Disorder – PTSD), Depressionen, massive Verminderung der Lebensqualität, dissoziative Störungen, Somatisierung und Anpassungsstörungen klassifiziert.

Aus Angst lernen

Stresstheorien und die klassische Konditionstheorie erklären den Einfluss von Bedrohung und Alarm auf das Gehirn. Die Stresstheorie umschreibt eine spezifische angeborene oder kürzlich erworbene Reaktion auf eine Bedrohung. Die Konditionierungstheorie beschreibt, dass Stress mit Lernen verbunden ist, im Speziellen mit Vermeidungslernen und emotionalem Gedächtnis. Die Intensität der Bedrohung, ihre individuelle Wahrnehmung und die Qualität der unmittelbaren biopsychosozialen Reaktion können daher als Prädiktoren für eine folgende Psychopathologie angesehen werden. Das Ausmass der Kontrolle über das Ereignis und über die eigenen Reaktionen sind weitere Moderatorvariablen in Bezug auf den Effekt des traumatischen Stressors auf das Gehirn.

Kummer und Leid

Traumatische Ereignisse produzieren realen und symbolischen Schaden, der in der Regel mit Verlust assoziiert ist. Verlust sollte als eine unabhängige und bislang eher vernachlässigte Größe in der Ätiologie der Posttraumatischen Belastungsstörung betrachtet werden. Auch Isolation, Verlust eines geliebten Menschen, Verlust des sozialen Netzwerkes erklären nach Lindemann (1944) die Kernsymptome der PTSD Intrusion, emotionale Taubheit und Distanz. Sie können möglicherweise auch die Komorbidität von PTSD und Depression gut erklären.

Zusammenbruch von Struktur und Bewältigungsmechanismen

Die Welt gerät aus den Fugen, das Urvertrauen wird massiv erschüttert (*shattered assumptions*, Janoff-Bulman, 1992). Das Gefühl „die Welt ist nicht mehr das, was sie war, die Welt ist anders geworden", entsteht, nachdem man an einem sicheren Ort ist. Man versucht die eigene Schockreaktion direkt abzuspalten, die Realität auszublenden.

Überwältigt durch groteske Ereignisse versagen die vorhandenen Bewältigungsmechanismen, Derealisation, Depersonaliation, Abstumpfung, das Gefühl der Lähmung beherrschen die betroffenen Personen und stehen im Vordergrund der Traumatisierung. Ansatzpunkt für die Intervention ist die Reduzierung der Überwältigung und der Wiederaufbau der Bewältigungsmechanismen.

Fixierungen

Kurz nach dem traumatischen Ereignis fixiert sich das Ereignis als Erleben, es wird zu einer Geschichte, oft unvollständig und lückenhaft, immer prädiktiv für die weitere Verarbeitung des traumatischen Ereignisses. Der Ansatzpunkt für die Intervention liegt in der Vervollständigung und Beherrschung der Geschichte durch die betroffene Person, so dass sie verarbeitbar wird.

Sozialer Kontext

Nicht unwesentlich für Betroffene ist die Wahrnehmung ihres Leides durch die nähere und fernere Öffentlichkeit. Medien tendieren zur Glorifizierung von Trauma-Überlebenden, aber auch zur Zur-Schau-Stellung des Leides oder auch zur Schuldzuweisung. Dies gibt dem Ereignis eine zusätzliche Bedeutung und den Betroffenen damit eine zusätzliche Dimension des Traumas, die zu bewältigen ist. Für die Akutinterventionen sind diese öffentlichen Wertungen zu hinterfragen und zu relativieren.

Ebenen der peritraumatischen Reaktionen

Sie sind beobachtbares Verhalten bzw. Symptome (z.B. Konversion, Agitiertheit, Stupor), emotionales oder kognitives Erleben (z.B. Furcht, Panik, Betäubung, Konfusion) oder mentale Prozesse bzw. Funktionen (Abwehr). Diese drei Ebenen greifen ineinander, sie sind leicht zu verwechseln. Marmar (1994) beschreibt die Dissoziationen als beobachtbares Verhalten, eine Weise des Erlebens und als eine Form der Abwehr von Verzweiflung, Schmerz und Demütigung.

In der Praxis beobachtet man, wie das Verhalten ist, gibt es so etwas wie erkennbare Symptome, Konversion, Agitiertheit, Stupor, Irritation, Nervosität? Ist jemand schwer zu erreichen, wie hoch ist das Ausmass an Furcht, Betäubung? Wie funktionieren die mentalen Prozesse? Man hört an, was die Betroffenen erzählen, beobachtet das Verhalten, versucht das Erleben zu erfahren und so zu diagnostizieren, ob die betroffene Person ein erhöhtes Risiko trägt psychische Störungen (Klassifikationen s.o.) zu entwickeln. Diagnostik vor Ort ist immer Augenscheindiagnostik.

5. Prognostik

Auf Ebene der wissenschaftlichen Diskussion stellt sich die Frage nach Vorhersagemöglichkeit einer möglichen pathologischen Reaktion. Gute prognostische Qualität zeigen Dissoziationen, daher ist das erste Screening von Bedeutung.

Holen (1990) hat einen signifikanten Zusammenhang zwischen Dissoziationen während des Ereignisses und der späteren PTBS bei Überlebenden einer Ölbohrinsel-Katastrophe festgestellt. Harvey und Bryant (1998) fanden ebenfalls einen signifikanten Zusammenhang bei verunfallten Motorradfahrern. Brewin et al. (1999) stellten bei Opfern von Kriminalität ebenfalls diesen Zusammenhang her. Marmar (1996) konnte feststellen, dass peritraumatische Dissoziationen bei Vietnam-Veteranen aussagekräftiger hinsichtlich der Entwicklung der PTBS sind, als die Effekte der Konfrontation mit dem Kriegsgeschehen. Shalev, Peri, Caneti und Schreiber (1996) stellten bei verletzten Trauma-Überlebenden in Israel fest, dass peritraumatische Dissozationen 30% der Varianz einer 6 Monate später durchgeführten Nachuntersuchung auch bei Depressionen, Intrusionen und Vermeidungsangst erklärten.

Für das junge Feld der Akutinterventionen sind dies sehr wesentliche Ergebnisse, erlauben sie doch ein fundiertes Vorgehen, das der Intuition widerspricht. Intuitiv würde man sich wohl eher um Menschen kümmern, die weinen, klagen, sprechen, ihr Leid präsentieren und damit in der Realität präsent sind.

6. Umgang mit Reaktionen, Methode der Intervention

Festzuhalten ist, dass die Reaktion wie die Situation ist: chaotisch und ungeordnet, dass sie in einem Erstarren, in einem Stupor münden und dass dem ein Sich-Aufgeben folgen kann. Die Wahrnehmung der darauffolgenden Ereignisse wird unvorhersehbar und unkontrollierbar. Sie beeinflussen über einen langen Zeitraum erheblich. Daher versucht man Kontrolle zu ermöglichen, und zwar subjektive Kontrolle, in dem die nächsten Schritte erklärt und so einschätzbar werden. Wenn jemand in einer traumatischen Situation ist und die Mechanismen der Rettung, Bergung, Versorgung ablaufen, dann wissen die Betreuer vor Ort (z.B. in einer Wohnung, nachdem die Eltern ihr Kind tot aufgefunden haben), wie die Prozesse ablaufen. Dieses Wissen gibt man weiter, dadurch erhält der fremde und unbekannte Ablauf eine Struktur im Rahmen des Möglichen. Das beruhigt und verweist auf die Realität des Ereignisses und aktiviert kognitive Verarbeitungsmechanismen. Das Gefühl der Unvorhersehbarkeit und der Nichtkontrollerwartung verselbstständigt sich, wenn nicht interveniert wird, und das gilt u.a. als ausschlaggebend für eine Entwicklung einer PTBS, fokussiert auf die Erwartung, dass man nicht mehr, niemals mehr in der Lage sein wird, bestimmte Aspekte des Lebens in den Griff zu bekommen.

Innerhalb der ersten 48 Stunden nach dem Trauma greifen intrusive Prozesse Platz, begleitet von Unbehagen, körperlicher Erregung und/oder Dissoziationen.

Intrusionen kann man als Filme bezeichnen, die ablaufen, die man nicht abschalten kann, Bilder die da sind, ohne dass man Kontrolle darüber hat. Es gibt Imaginationstechniken, diese Intrusionen zum Stoppen zu bringen. Des Weiteren beobachten sich die Personen mit Intensität und mit besorgter Wachsamkeit. „Werde ich verrückt?“, ist der Endpunkt dieser Frage. Dem wird die Aufklärung entgegensetzt, dass man nicht verrückt wird, aber die Situation und Reaktion sehr, sehr schwer zu ertragen sind, weil die Routine fehlt, mit derart außergewöhnlichen Situationen umzugehen.

7. Wirkfaktoren der Akutintervention

Wirkungsvolle Stressbewältigung nach traumatischen Ereignissen resultiert aus der Entlastung von persönlichem *Distress.* Sie zeigt sich in der Erhaltung des persönlichen Selbstwertgefühls. Das Über- und Erleben eines traumatischen Ereignisses bringt den Menschen auch immer wieder das Gefühl der Scham, dafür dass sie es überlebt haben, und dass ihnen das Ereignis passiert ist. Irrationale Kognitionen, die mit Selbstwert verbunden sind, werden durch die Situation verstärkt (Chaos, Schmutz, Verlust der Würde ...). Es gibt kleine Möglichkeiten, den Selbstwert zu stabilisieren. Durch z.B. Waschgelegenheiten und saubere Kleidung kann man es ermöglichen, dass man als menschliches Wesen zurück auf die Bühne des Lebens kommt, als Mensch mit autonomen Handlungsmöglichkeiten, der nicht sofort als Opfer erkennbar ist.

Wirkungsvolle Bewältigung misst sich auch an der Fähigkeit, lohnende persönliche Kontakte aufrechtzuerhalten, lohnend im Sinne der Reduktion des persönlichen *Distress.* Praktisch arbeitet man in der Intervention daran, mit wem das Leid geteilt werden kann, wer aus dem persönlichen Umfeld hilfreich sein kann, d.h. man aktiviert das persönliche Netz, die eigenen Ressourcen der Betroffenen. Ist keines vorhanden, was in der heutigen Gesellschaft vorkommt, dann versucht man – vor allem bei größeren Ereignissen – die Personen untereinander zu vernetzen, Ideen zu entwickeln, wie Menschen gemeinsam ein Stück des Bewältigung meistern können.

Zusammengefasst muss erfolgreiche Stressbewältigung nach traumatischen Ereignissen, den Umständen und den individuellen Verhältnissen angepasst sein.

Pearlin und Schuler (1978) definieren erfolgreiche Bewältigung an den Kriterien

- Fähigkeit, aufgabenorientierte Aktivitäten fortzuführen
- Fähigkeit, die Gefühle zu regulieren
- Fähigkeit, den positiven Selbstwert aufrecht zu erhalten
- Fähigkeit, befriedigende persönliche Kontakte aufrecht zu erhalten.

Akutintervention arbeitet an diesen vier Kriterien entlang, d.h. in der Intervention werden Betroffene ermutigt und motiviert, Tätigkeiten auszuführen, z.B. Familienmitglieder über das Ereignis zu informieren, sie werden unterstützt in der Regulation ihrer Emotionen, z.B. jemanden ausweinen oder wütend sein lassen. Scham- und (irrationale) Schuldgefühle versucht man zu relativieren und im Umgang mit der neuen Realität wird manchmal auch tatkräftig geholfen. Primär geht es darum, die emotionale Überflutung zu dämmen, d.h Bewältigung auf Handlungsebene und kognitiv zu fördern.

Stark strukturierte, nach Schemata ablaufende Interventionen können dieses Kriterium nicht immer erfüllen. Das könnte eine Hypothese für die schlechten Evaluationsergebnisse der CISM-Maßnahmen, im Speziellen des *Debriefings* sein. Darüber hinaus könnte durch die Arbeit in der Gruppe, das Teilen von traumatisierenden Informationen sowie das Mitteilen der Gefühle ebenfalls einen Beitrag zu den mageren katamnestischen Daten nach *Debriefing* führen, da durch die vielen Emotionen die eigenen Gefühle und Belastungsreaktionen ausgelöst werden können. Auch konfrontierende Maßnahmen – wie sie z.B. die Begehungen durch Angehörige im Stollen von Kaprun darstellen – müssen sehr gut vorbereitet sein und auf die Bewältigungskapazität der Betroffenen Rücksicht nehmen. Der richtige Zeitpunkt, sich zu konfrontieren, kann sehr unterschiedlich sein. Umweltbedingungen nehmen starken Einfluss auf das Wiederauftreten traumatischer Reaktionen. Beispielsweise wirkt die Attacke von New York stark retraumatisierend auf die Angehörigen der Opfer von Kaprun.

8. Ziele und Methode der Akutintervention

Die emotionale Sicherheit ein Stück wieder herstellen, das subjektive Gefühl von Sicherheit erhöhen, langfristige Auswirkungen mildern, sind die Zielvorgaben.

In Wien wird die Akutbetreuung von der Wiener Rettung nach einer Liste von Indikationen alarmiert. Typische Indikation ist die Betreuung von Angehörigen nach einem unerwarteten, plötzlichen Todesfall oder die Betreuung von Angehörigen nach Suizid.

Nach Ankunft eines Teams wird die Lage kurz mit den anwesenden Einsatzkräften besprochen (Notarzt, Polizei, u.a). Dann erst wird mit der Familie Kontakt aufgenommen. Nach der Vorstellung und Zusicherung der Anonymität, werden die Anwesenden gebeten, das Ereignis zu erzählen. Dazwischen betreten diverse weitere Einsatzkräfte die Wohnung, Totenbeschauarzt, Bestattung, Kriminalpolizei kommen. Die Wohnung ist mehr als voll. Wir versuchen diesen Verkehr ein Stück zurückzudrängen und auch vorhersehbar zu machen. Man kann uns über diese Vorgänge viele Fragen stellen, dadurch entsteht etwas Sicherheit. Häufig verbietet die Polizei, das Zimmer zu betreten, indem das Ereignis stattfand. Die Kriminalpolizei will mit der Einvernahme beginnen und u.U. Angehörige auf ein Kommissariat zur Niederschrift mitnehmen. Man hat noch zusätzlich zum schmerzlichen Ereignis, dieses Chaos zu ertragen und ist von fremden Menschen, die ihrem Beruf nachgehen, umgeben.

Bei den Angehörigen entwickeln sich viele Fragen, z.B. wie sagt man es dem Kind, das noch in der Schule ist, wie verständigt man die Mutter des Verstorbenen, die ohnehin gesundheitlich labil ist. Man hat eine Fülle von Anforderungen zu bewältigen und eigentlich ist es unfassbar, Schuldgefühle und die Frage, wie hätte ich es verhindern können, drängen sich auf. Trauer und Aggression sind noch nicht spürbar, nur dieses Unfassbare. In einem nächsten Schritt, wenn das behördliche

Chaos weitestgehend abgedient ist, geht es um das Ordnen des Erlebten. Wie ist es denn gewesen, als man nach Hause gekommen ist, was hat man in dieser Situation wahrgenommen? Oft brauchen die Angehörigen mehrere Anläufe bis die Geschichte zu Ende erzählt ist, bis sie in der Realität angekommen sind und die Spaltung etwas aufgelöst ist. In einem nächsten Schritt stellt sich den Betroffenen häufig die Frage, ob das Ereignis verhinderbar gewesen wäre. Fast immer zeigt sich, dass die Angehörigen vieles unternommen haben, wenn es sich z.B. um einen Suizid handelt, dennoch war er nicht zu verhindern, wie auch die anderen Ereignisse passiert sind und man sich damit abfinden muss. Wenn das realisiert ist, dann kommen die ersten Emotionen, dann kommt die Hilflosigkeit und Ohnmacht, das Weinen, die Wut, ein Schreien, ein Zittern, ein Lachen, auch etwas, das überhaupt nicht passend ist. Das ist in Ordnung, wir bleiben dabei, normalisieren und besprechen die nächste Schritte, die in den darauffolgenden Stunden und Tagen zu bewältigen sind. Wenn dieses Niveau an Stabilität erreicht ist, beginnen wir den Abschied vom Verstorbenen einzuleiten, entwickeln Rituale, regen an, einen letzten Gedanken, Brief ... mitzugeben. Danach unterstützen wir in der Bewältigung der Emotionen, arbeiten nochmals an den Schritten für die nächsten Stunden, beantworten nochmals praktische Bedürfnisse und fangen an, unseren eigenen Abschied einzuleiten. Wir hinterlassen eine Handynummer und eine Broschüre. Wenn es notwendig erscheint, bieten wir an, am nächsten Tag nochmals anzurufen. Dieser Anruf dient auch der möglichen Weitervermittlung in ein Netz ausgewählter Psychotherapeuten, die schnell und für die Betroffenen kostenlos einen Therapieplatz (Dauer zur Zeit 10 Stunden) anbieten können. Die Betroffenen verwenden diese Telefonnummer eher selten, alles was quält nach einem traumatischen Ereignis, ist deponiert und erste Antworten wurden gefunden. Die Person ist wieder autonom und kann aus sich heraus aus dem sozialen Netz schöpfen. Ab und an gibt es dann nach einem halben Jahr einen Anruf, wo man hört, das war gut damals, danke, es hat genützt. Daran messen wir zur Zeit den Erfolg des Tuns.

Zusätzlich kümmern wir uns um kleine persönliche Bedürfnisse, kochen Tee oder Kaffee oder organisieren auch medizinische Behandlung durch die Notärzte.

Unterschied zwischen Krise und Katastrophe

Die Anzahl der Betroffenen wird schwer überschaubar. Das Sreening wird zu Beginn durchgeführt, die Einteilung erfolgt zu bestimmten Plätzen, wo Betreuer warten. Es erfolgt eine Vernetzung der Betroffenen untereinander, um für jene Personen, die Einzelbetreuung brauchen, Ressourcen zu haben. Die Dynamik der Großschadenslage verstärkt die psychische Reaktion der Einzelnen und der Gesamtheit. Es ist nicht der Mensch allein, das Individuum, das reagiert, es ist immer auch die Gruppe, in der eine Person lebt oder per Zufall hineinkommt. Das Chaos verstärkt das Gefühl des Kontrollverlustes deutlich. Die Logistik in der Hilfe, die Abläufe machen anonym, man wird zur Nummer, da sind Unterstützer wichtig, die die Anonymität aufheben. Auch die Helfer sind gestresst, auch sie erleben die Traumatisierung, es entwickelt sich eine Tendenz zur Regression, d.h. man reflektiert nicht mehr genügend, man handelt nur mehr. Als Helfer sollte man immer auch das Ohr nach außen haben, die Antworten der Masse auf das Ereignis, die spontane Hilfe, die sich organisiert, die Rituale, die entstehen, sind sehr hilfreich und in die Intervention bei Großschadenslagen zu integrieren.

Komplexe Schadenslagen erfahren auch immer eine Würdigung durch die Öffentlichkeit, die ihre Wirkung bei den Betroffenen entfalten kann. Jede mediale Berichterstattung verstärkt die Gefühle und Kognitionen. Die Bilder triggern das Trauma, dennoch ist dem Kontrollbedürfnis nachzugeben. Es ist notwendig, sich zu informieren, aber man muss es dosieren. Die Betroffenen wollen manchmal mit der Presse kommunizieren, wissen aber nicht, wie sie es tun sollen. Dabei ist von Bedeutung, dass die Bedingungen der eigenen Kontrolle erfüllt sind, und erneute Traumatisierungen verhindert werden.

9. Standards, Guidelines, quality management

Behandlung nach einem Trauma ist in Österreich zum Thema geworden. Die Kriege in Ex-Jugoslawien und die Katastrophen der letzten Zeit haben auch bei uns ein Bewusstsein für Trauma und Traumatisierung geschaffen. Die Entwicklung von Standards für die Ausbildung und für den Ablauf von Interventionen sowie für die Ausbildung in Psychotrauma-Therapie zeigen, dass der Trend zu Qualitätsmanagement sowohl national als auch international Platz greift. Es gibt Expertenleitfaden für Akutbetreuung und Krisenintervention (Lueger-Schuster et al., 2003). Das Wiener Manifest (Lueger-Schuster et al., 2000) hat auf europäischer Ebene Anregungen für Standards für Ausbildung, den Einsatz, die Vernetzung von Akutbetreuung in Katastrophen entwickelt. APA (Foa et al, 1999) hat *guidelines* für die psychotherapeutische Versorgung nach Trauma herausgegeben und 2001 sind deutsche *guidelines – evidenced based* und *best practice* orientiert erschienen (Flatten et al., 2001). Schlussendlich ist 2001 noch ein *Policy paper* der EU entwickelt worden, welches Strukturen, Ausbildungen für Katastrophen zum Inhalt hat und versucht Empfehlungen für die gesamte EU zu geben (Seynaeve et al., 2001).

Leitfaden Psychosoziale Akutbetreuung

Der Leitfaden Psychosoziale Akutbetreuung wurde von den Ländern Wien, Steiermark und Vorarlberg entwickelt und im Auftrag der Expertenkonferenz der beamteten Katastrophenschützer den übrigen Bundesländern sowie Vertretern des Österreichischen Roten Kreuzes zur Diskussion mit dem Ziel einer allgemeinen Anerkennung durch die Träger der Kriseninterventionssysteme vorgelegt. Der Leitfaden beinhaltet Überlegungen zur Auswahl und Ausbildung, zur Organisation der Teams und Einsätze sowie zu Methoden und Finanzierung. Des Weiteren gibt es eine Begriffsdefinition als Ansatzpunkt für eine gemeinsame Terminologie.

Grundsätzlich wird die Ausbildung zu einem KIT-Mitarbeiter bzw. Akutbetreuer als Weiterbildung angesehen, die an bereits vorhandene Ausbildungs- und Berufserfahrungen anknüpft. Strukturell werden Akutinterventionen als multiprofessionell fundierte Maßnahmen definiert, die grundsätzlich in Teamarbeit erfolgen und immer im Kontext eines sonstigen Hilfs- bzw. Rettungseinsatzes erfolgen.

Auswahl und Ausbildung der Mitarbeiter erfolgt auf mehreren Ebenen: persönlich, sozial und professionell.

Konkrete Überlegungen werden zu Möglichkeiten der Auswahl von Mitarbeitern, Inhalt und Umfang theoretischer und praktischer Ausbildung, Maßnahmen zur Psychohygiene der Teams sowie zur Ausrüstung angestellt.

Für die Organisation der Akutbetreuung bzw. präklinischen Krisenintervention werden drei mögliche Modelle vorgeschlagen, die von speziell ausgebildeten Teams bis zu Teams aus psychosozialen Experten gehen. Auch gibt es Vorschläge für Führungsstruktur, Evaluation, Einsatzpläne und Dokumentation der Einsätze sowie Überlegungen zur Nachsorge bzw. Weiterbehandlung. Die Methode stellt rasches Eingreifen sowie *Empowerment* und soziale Unterstützung ins Zentrum der Intervention, des Weiteren werden Grenzen zu Psychotherapie und Akutpsychiatrie sowie zur ambulanten Krisenintervention gezogen.

European Policy Paper

Das European Policy Paper trägt den Namen „Psychosocial Support in Situations of Mass Emergency. European Policy Paper concerning different aspects of psycho-social support for people involve in major accidents and disasters". Es entstand im Rahmen der Core Group Disaster Medicine, eines der Vorläufer-Dokumente ist das Wiener Manifest, welches sich ausschließlich mit der Akuten Phase nach Großschadensereignissen beschäftigte. Auf Initiative des belgischen Gesundheitsministeriums fanden zwei Großkonferenzen mit dazwischen liegenden Expertenworkshops in Europa statt. Das *Policy paper* beinhaltet einen systematischen Führer und ein kohärentes Modell für psychische und soziale Unterstützung nach Großschadensereignissen.

Konkrete Vorschläge werden hinsichtlich eines dynamischen Modells für die Einschätzung der psycho-sozialen Bedürfnisse nach einer Großschadenslagen gemacht. Dieses Modell zeichnet den Verlauf der Bedürfnisentwicklung über die Zeit nach, reflektiert aber auch die Komplexität und Individualität traumatischer Reaktionen. Des Weiteren werden Vorschläge für die Einbindung der psycho-sozialen Hilfe in das Management bei Großschadenslagen unterbreitet. Planung, Ausbildung, Evaluation, Informationsmanagement werden ebenfalls aus Sicht der Betroffenen Personen beschrieben. Auch das *Policy paper* legt Wert auf schnell anlaufende Hilfe, gut trainiertes Personal, stringentes Management sowie Nicht-Pathologisierung und *Empowerment*. Ebenso wie der österreichische Leitfaden beinhaltet das Policy paper ein Glossar.

Literatur

Brewin CR, Andrews B, Rose S, Kirk M (1999) Acute Stress Disorder and Posttraumatic Stress Disorder in Victims of Violent Crime. Am J of Psychiatry 156: 360–366

Brom D, Kleber R, Hofman M (1993) Victims of traffic accidents: incidence and prevention of posttraumatic stress disorder. J of Consulting and Clin Psychology 49: 131–140

Bryant RA, Harvey AG, Dang S, Sackville T (1998a) Assessing acute stress disorder. Psychometric properties of a structured clinical interview. Psycholog Assess 10: 215–220

Butollo W, Hagl M, Krüsmann M (1999) Kreativität und Destruktion posttraumatischer Bewältigung. Forschungsergebnisse und Thesen zum Leben nach dem Trauma. Pfeiffer bei Klett-Cotta, Stuttgart

Figley C, Kleber R (1995) Beyond the victim: Secondary traumatic stress. Plenum publishing Corporation: 75–95. New York

Flatten G, Hofmann A, Liebermann P, Wöller W, Siol T, Petzold E (2001) Posttraumatische Belastungsstörung. Leitlinie und Quellentext. Schattauer, Stuttgart

Foa E, Davidson JrT, Frances A (eds) (1999) The expert consensus guideline series: Treatment of posttraumatic stress disorder. J Clin Psychiatry. Supplement. Volume 60, Supplement 16

Green BL (1990) Defining Trauma: Terminology and generic stressor dimensions. J of Applied Social Psychology 20: 1632–1643

Harvey AG, Bryant TA, Dang S (1998a) Autobiographical memory in acute stress disorder. J of Consulting and Clinical Psychology 66: 500–506

Holen A (1990) A long term study of survivors from a disaster. The Alexander L Kielland disaster in Perspective. Oslo University Press, Oslo

Horowitz MJ (1986) Stress Response Syndrome. Jason Aronson, Northvale

Janoff-Bulmann R (1992) Shattered Assumptions: toward a new psychology of trauma. The Free Press, New York

Lindemann E (1944) Symptomatology and management of acute grief. J of Psychiatry 101: 141–148

Lueger-Schuster B, Türkmen-Barta L, Karlusch H, Hiller W, Christoph R (Hrsg) (2000) Wiener Manifest für psychosoziale Akutbetreuung. Ein Beitrag zur Professionalisierung und Institutionalisierung psychosozialer Akutbetreuung in Europa. Preliminary Document. Magistratsdirektion, Wien

Lueger-Schuster B, Purtscher K, Alfare M, Christoph R, Kalcher K (2003) Leitfaden Psychosoziale Akutbetreuung. Magistratsdirektion, Wien

Marmar CR, Weiss DS, Schlenger WE, Fairbank JA, Jordan BK, Kulka RA, Hough RL (1994) Peritraumatic dissociation and posttraumatic stress in male Vietnam veterans. Am J of Psychiatry 151: 902–907

Marmar CR, Weiss D, Metzler T, Delucchi K (1996) Characteristics of emergency services personnel related to peritraumatic dissociation during critical incident exposure. Am J of Psychiatry 153 (suppl 7): 94–102

Pearlin LI, Schooler C (1978) The structure of coping. J of Health soc Behav 22: 337–356

Rothbaum BO, Foa EB, Riggs DS, Murdock T, Walsh W (1992) A propective examination of posttraumatic stress disorder in rape victims. J of Traumatic Stress 5, 455–475

Shalev AY, Peri T, Canetti L, Schreiber S (1996) Predictors of PTSD in injured trauma survivors: A prospective study. Am J of Psychiatry 153: 219–225

Shalev AY, Ursano RJ (2003) Mapping the multidimensional picture of acute responses to traumatic stress. In: Orner R, Schnyder U (eds) (2003) Reconstructing early intervention after trauma. Innovations in the care of survivors. 118–129. University Press, Oxford

Seynaeve G (ed) (2001) Psychosocial support in Situations of Mass Emergency. Preliminary Document. Ministry of Public health, Belgium

Solomon Z (1993) Immediate and long-term effects of traumatic combat stress among Israeli veterans of the Lebanon War. In: Wison J, Raphael B (eds) International Handbook of Traumatic Stress Syndromes. 321–332. Plenum Press, New York

Terr LC (1991) Childhood Traumas: An outline and overview. Am J of Psychiatry 148 (1): 10–20

II. Spezielle Traumatologie

Trauma im Kindesalter

Katharina Purtscher und Gunter Dick

Einführung

Die Erforschung und Beschreibung psychischer Traumatisierung im Kindesalter hat erst eine relativ kurze Geschichte. Frühe theoretische Beiträge dazu stammen von Anna Freud und ihren Mitarbeiterinnen, die vor allem Kleinkinder nach den Bombenangriffen des Zweiten Weltkrieges untersuchten. Die Forschungen von John Bowlby (Bowlby, 1975, 1979), der ein Separationstrauma im Sinne eines Trennungsschocks von den primären Bezugspersonen beschreibt, bilden eine weitere wichtige Grundlage des Verständnisses für die Auswirkungen von traumatischen Erfahrungen in der frühen Kindheit. Basierend auf den Arbeiten von Anna Freud, John Bowlby, Rene Spitz, Margaret Mahler, Daniel Stern und Josef Lichtenberg wurden bedeutende Aspekte der kindlichen Entwicklung formuliert. Die jeweiligen Entwicklungsaufgaben werden als Anpassungsaufgaben in einer bestimmten Lebensperiode definiert (Resch, 1999). Eine Beschreibung der Folgen von „Trauma" auf die kindliche Entwicklung muss immer den subjektiven Faktoren des Kindes und Jugendlichen und den objektiven Faktoren der traumatischen Situation gerecht werden. Die subjektiven Faktoren sind geprägt durch die kognitive, affektive, psychosexuelle und soziale Entwicklung zum Zeitpunkt des traumatischen Geschehens sowie bestehende belastende und/oder protektive Faktoren. Erst auf diesem Hintergrund werden die oft sehr unterschiedlichen Auswirkungen eines traumatischen Ereignisses im Kindesalter verständlich.

1. Begriffsbestimmungen

Trauma

Die psychologischen und neurobiologischen Auswirkungen von traumatischen Kindheitsereignissen sind in den letzten 20 Jahren zunehmend erforscht worden (Terr 1979, 1991). Eine nosologische Beschreibung von Trauma und Traumafolgen muss dem komplexen Zusammenspiel von subjektiven psychologischen, physiologischen und sozialen Prozessen des Erlebens, sowie den situationsspezifischen Faktoren der traumatischen Situation Rechnung tragen. Gerade in der Kindheit und Adoleszenz sind die individuellen Faktoren einer ständigen Veränderung und Entwicklung unterworfen und verdienen daher besondere Beachtung. Kindliche Faktoren wie der altersgemäße Stand der kognitiven, affektiven und sozialen Entwicklung sowie spezifische Merkmale einer traumatischen Situation können sich sowohl als Schutz- aber auch als Risikofaktoren erweisen.

Traumatische Ereignisse sind außergewöhnlich, nicht vorhersehbar und liegen außerhalb der normalen zu erwartenden Lebenserfahrung eines Kindes. Sie treffen das Kind sowohl mental als auch körperlich völlig unvorbereitet.

Die traumatische Situation ist gekennzeichnet durch „ein vitales Diskrepanzerlebnis zwischen bedrohlichen Situationsfaktoren und individuellen Bewältigungsmöglichkeiten, das mit Gefühlen von Hilflosigkeit und schutzloser Preisgabe einhergeht und so eine dauerhafte Erschütterung des Selbst- und Weltverständnisses bewirkt" (Fischer und Riedesser, 2003). Im

Gegensatz zu schweren psychosozialen Belastungen bzw. belastenden Lebensereignissen die selbst zahlreiche psychiatrische Störungen auslösen oder beeinflussen können, sind traumatische Ereignisse die primäre ausschlaggebende Ursache für darauf folgende Belastungsreaktionen bzw. posttraumatische Belastungsstörungen. Ein traumatisches Erlebnis muss von ängstigenden Alltagsereignissen wie z.B. ein unerwarteter Spitalsaufenthalt, eine geplante Operation, Zahnarztbesuche, Wohnungs- oder Schulwechsel, Raufereien oder häufig gehänselt werden, unterschieden werden. Für eine Beschreibung der Auswirkungen von Kindheitstraumata ist die von Terr (Terr, 1995) vorgeschlagene konzeptuelle Unterscheidung zwischen dem einmaligen traumatischen Ereignis (Trauma Typ-1) und einem komplexen, länger dauernden oder wiederholtem traumatischem Geschehen (Trauma Typ-2) hilfreich.

Trauma Typ – 1 oder Schocktrauma

- schwere Unfälle (verletzt oder unverletzt beteiligt sein)
- Beobachter oder Zeuge von Unfällen oder Gewalt sein
- Naturkatastrophen
- technische Katastrophen
- einmalige Gewalttaten (z.B. Opfer eines Amokläufers zu sein, Entführungen)

Trauma Typ – 2

- familiäre Gewalt
- chronische Misshandlung, Missbrauch
- Vernachlässigung
- Gewalt durch Krieg, Flucht, Folter

2. Klassifizierung der Traumafolgen

Belastungsreaktionen

Akute Belastungsreaktion
(ICD-10: F43.0)

Die akute Belastungsreaktion ist eine vorübergehende Störung, die als Reaktion auf eine außergewöhnliche körperliche und/ oder seelische Belastung auftritt. Auslösende Ereignisse treffen die Person plötzlich und unerwartet und können mit massiver Bedrohung oder Verletzung der eigenen Person oder einer geliebten Person verbunden sein. Massive Verlusterlebnisse (z.B. durch Todesfall einer wichtigen Bezugsperson, Verlust des Heims oder der sozialen Gemeinschaft) können ebenfalls Auslöser einer akuten Belastungsreaktion sein.

Symptome und Verlauf

Die Symptome beginnen meist rasch oder innerhalb von Minuten nach dem Ereignis. Nach dem anfänglichen „Schock", mit Einengung der Aufmerksamkeit und emotionaler Betäubung zeigen sich häufig Angst, Ärger, Verzweiflung, die entweder als psychomotorische Überaktivität oder als Rückzug und Erstarrung auftreten können. Häufig kann es zu einem raschen Wechsel der Ausdrucksformen kommen.

Die Symptome beginnen unmittelbar nach dem Ereignis und klingen allgemein innerhalb von Stunden oder Tagen ab (Dt. Ges. f. Kinder- und Jugendpsychiatrie, 2003). Diese rasche Remission der Symptome ist bei einmaligen kurzdauernden traumatischen Ereignissen bzw. bei einer Entfernung aus der belastenden Umgebung möglich.

Davon zu unterscheiden ist die akute Belastungsstörung (DSM IV) mit einer Dauer der Symptome bis zu einem Monat. Eine akute Belastungsreaktion kann, muss jedoch keineswegs in eine posttraumatische Belastungsstörung übergehen (Melzak, 1995). Dies ist abhängig von den traumatischen Situationsfaktoren, den vor dem Trauma existierenden individuellen Risikofaktoren und den protektiven Faktoren, über die ein Kind oder seine Familie verfügt (Petzold, 1993).

Wichtigste Hilfe bei einer akuten Belastungsreaktion ist eine oft kurzfristige, jedoch rasch einsetzende psycho-soziale Unterstützung. Diese umfasst in erster Linie Maßnahmen um den Betroffenen

Schutz und die Sicherheit zu gewähren, die Entfernung aus der belastenden Umgebung, Sicherung der Grundbedürfnisse, Einbeziehung von wichtigen Bezugspersonen oder anderen Vertrauenspersonen.

Posttraumatische Belastungsstörung (PTBS) (ICD-10: F43.1)

Die posttraumatische Belastungsstörung tritt zwischen einem und sechs Monaten nach einem belastenden Ereignis, z.B. ein schwerer Unfall, auf.

Die vielfältigen Symptome können drei Hauptgruppen zugeordnet werden:

1. wiederholtes unfreiwilliges Erinnern des Traumas in Tagträumen oder im Traum; Wiederinszenierung des Ereignisses im Gedächtnis oder im kindlichen Spiel
2. Verleugnungs- und Vermeidungsverhalten Personen oder Situationen betreffend, die ein Wiedererinnern des Traumas hervorrufen könnten mit deutlichem emotionalem und sozialem Rückzug
3. gesteigerte psycho-vegetative Erregbarkeit und Beeinträchtigungen der Stimmung und Befindlichkeit

Je nach Art des Traumas kann es zu unterschiedlichen Prozessen der Wahrnehmungsverarbeitung während der traumatischen Situation und in der darauffolgenden Zeit kommen (van der Kolk, 1998). An einmalige traumatische Ereignisse können sich Kinder ab ca. dem 5. Lebensjahr gut erinnern, abgesehen von Wahrnehmungseinschränkungen als akute Verletzungsfolge z.B. bei einem Unfall mit einem Schädel-Hirn-Trauma. Studien von Kindern, z.B. die nach einer Schulbusentführung (Terr, 1981,1983a), haben gezeigt, dass ein einmaliges Trauma von den Kindern und Jugendlichen vollständig und sehr detailgetreu erinnert wird. Im Gegensatz dazu gehen traumatische Ereignisse vom Typ-2 oft mit Zeichen von Verleugnung, Depersonalisation und Derealisation sowie emotionaler Anästhesie einher.

Affektive Symptome betreffen einerseits spezifische oder allgemeine Ängste, Hoffnungslosigkeit mit emotionalem Rückzug, Gefühlsabstumpfung bis hin zur Apathie. Oft treten Symptome im Sinne einer erhöhten Reizbarkeit, Aggressionsbereitschaft und Überschätzung der eigenen Fähigkeiten auf. Körperliche Symptome zeigen sich einerseits in sogenannten psychovegetativen Reaktionen wie Herz-Kreislauf-Dysregulation, Ein- oder Durchschlafstörungen, Störungen des Appetits und des Essverhaltens.

Trotz widersprüchlicher Aussagen über die Entwicklung einer akuten Belastungsreaktion zu einer posttraumatischen Belastungsstörung, ist es wichtig, diese rechtzeitig zu erkennen und dem Kind und seinen Eltern entsprechende Hilfe zukommen zu lassen.

Bei all den vielfältigen individuellen Symptomen als Ausdruck einer posttraumatischen Belastung haben die Reaktionen und psychopathologischen Symptome von Kindern folgende Merkmale gemeinsam:

- Erhöhte Ängstlichkeit: Allgemeine Ängste zeigen sich als Trennungs- und Verlustängste, Angst vor der Dunkelheit oder Angst vor dem Einschlafen. Spezifische Ängste, beziehen sich auf die ursprüngliche traumatische Situation und können sich z.B. als Angst im Straßenverkehr nach einem Verkehrsunfall, als Angst vor der Benützung eines bestimmten Spielgeräts, als Verunsicherung beim Betreten von Gebäuden nach einer Überschwemmung äußern.
- Wiederkehrende sich aufdrängende Erinnerungen entsprechend den vorherrschenden sensorischen Erfahrungen in der traumatischen Situation. Neben dem visuellen Wiedererleben von Unfallszenen im Traum oder als Tagträume berichten Kinder häufig über sich aufdrängende akustische Erinnerungen z.B. Bremsgeräusche und Hupen eines Autos, oder das Bellen eines Hundes und das Wiedererleben von Gerüchen z.B. nach einem Wohnungsbrand.

- Repetitive Verhaltensweisen: z.B. als „Traumatisches Spiel", bei dem Kinder das traumatische Erlebnis immer wieder inszenieren und in stereotypen Wiederholungen ausdrücken. Diese Art des Spiels geschieht oft freudlos und zeigt keine kreativen Variationen, wobei die Kinder selbst meist keinen Zusammenhang zwischen dem stereotypen Inhalt ihres Spiels und dem traumatischen Erlebnis herstellen.
- Das Vermeidungsverhalten kann Personen oder Situationen betreffen, die eine Erinnerung an das Trauma wachrufen könnten. Dies kann zu ausgeprägten Einschränkungen im Alltag und zum sozialen Rückzug führen.
- Zusätzliche belastende Symptome, wie übermäßiger Schreckhaftigkeit, Irritabilität, motorischer Überaktivität, Schlafstörungen und Konzentrationsstörungen sind Zeichen einer chronisch vegetativen Übererregbarkeit (hyperarousal).
- Die veränderte Einstellung zur eigenen Person, zu Bezugspersonen und zur Zukunft: Selbstwert und Selbstvertrauen sind erschüttert und das Vertrauen in die eigene Kompetenz bzw. die von wichtigen Bezugspersonen im Sinne von Schutz und Sicherheit sind erschüttert. Diese Merkmale eines negativen Selbstkonzepts im Kindes- und Jugendalter sind oft wichtige Hinweise auf vorhandene traumatische Erfahrungen und posttraumatische Belastungen.

Insgesamt werden nur wenige Symptome in den beiden diagnostischen Klassifikationssystemen (ICD-10 und DSM IV) als kinderspezifisch erwähnt; die ICD-10 Klassifikation hebt die Aggressivität bei Kindern und Jugendlichen als spezifisch hervor, die DSM-IV Klassifikation beschreibt den Verlust erlernter Fähigkeiten oder Fertigkeiten, wobei vor allem die jüngst erlernten Entwicklungsaufgaben gefährdet zu sein scheinen (Riedesser, 1998). Als weitere kindspezifische Symptome werden das sogenannte Wiederholungsspiel und Trennungsängste beschrieben. Ausgeprägte Stressreaktionen der Eltern und psychopathologische Symptome der Eltern haben sich als Risikofaktoren für die Entwicklung einer posttraumatischen Belastungsstörung des Kindes erwiesen.

Epidemiologie

Prädiktive Faktoren für die Entwicklung einer posttraumatischen Belastungsstörung im Kindesalter betreffen – vergleichbar dem Erwachsenenalter – die Art bzw. die Dauer der traumatischen Ereignisse. Frühe und lange andauernde (kumulative) traumatische Lebenserfahrungen sowie vor dem traumatischen Ereignis bestehende psychopathologische Auffälligkeiten des Kindes können die Entwicklung einer posttraumatischen Belastungsstörung begünstigen (Boney-McCoy and Vinkelhor, 1996).

Häufigkeitsangaben über das Entstehen einer PTBS bei Kindern und Jugendlichen schwanken je nach Art des Traumas, der Untersuchungsmethode, des Untersuchungszeitpunktes und der Stichprobenauswahl aus einer Risikogruppe nach einem Trauma zwischen 3% und 100%.

3. Weitere posttraumatische Symptome und Störungen

Posttraumatische Reaktionen können sich als depressive Symptome z.B. Antriebslosigkeit, Freudlosigkeit, wenig Interesse an gemeinsamen Aktivitäten mit Gleichaltrigen oder aber als ständig erhöhte Erregungsbereitschaft mit verminderter Impulskontrolle oder gesteigerter Schreckhaftigkeit zeigen.

Kognitive Beeinträchtigungen im Sinne von Aufmerksamkeitsmangel, Störungen der Konzentration und Merkfähigkeit und leichter Ablenkbarkeit kommen ebenfalls häufig vor. Nicht selten zeigt sich die kindliche Belastung in Form von psychosomatischen Beschwerden als Kopfschmerz, Bauchschmerzen oder vorübergehende funktionelle Beeinträchtigungen oder Konversionssymptome.

Traumatische Situationsfaktoren

Ereignisspezifische Faktoren des Traumas bedingen neben den individuellen entwicklungspsychologischen Voraussetzungen des Kindes die traumatische Reaktion (Pynoos, 1995).

Objektive Merkmale der traumatischen Situation, die die Schwere der posttraumatischen Reaktion wesentlich beeinflussen sind

1. Opfer oder Zeuge direkter Lebensbedrohung zu sein
2. Verletzung der eigenen Person, wobei vor allem das subjektive Erleben der Todesgefahr und das Ausmaß der körperlichen Schmerzen die Schwere der Belastung bestimmen
3. Zeuge sein von z.B. Bedrohungen, Misshandlungen, Verstümmelungen oder ungewöhnlichen Todesarten; wobei die Nähe der Beziehung zu den Betroffenen eine entscheidende Rolle spielen
4. Das erlebte Ausmaß der Gewalt – der tatsächlichen oder befürchteten
5. Grad der Brutalität und Feindseligkeit (vor allem bei nahestehenden oder bekannten Tätern)
6. Erleben von Hilflosigkeit bei Hilfe und Verzweiflungsschreien anderer.
7. Gefangenschaft, Folter
8. Unerwartetheit und Zeitdauer der traumatischen Erfahrungen
9. Selbst bedrohliche oder gewalttätige Handlungen zu begehen (Täter sein).

Diese situationsspezifischen Faktoren stehen mit dem Auftreten und der Intensität einer PTBS bei Kinder und Jugendlichen in einem deutlichen Zusammenhang (Pynoos et al., 1993; Yule und Williams, 1990). Ergebnisse von Studien zeigen auf, dass eine schwere PTBS einen Risikofaktor für die Ausprägung weiterer Störungen, vor allem Depression und Angststörungen darstellt. Sowohl die emotionalen als auch kognitiven Auswirkungen von Trauma mit andauernden Distress und der resultierenden Entmutigung und Beeinträchtigung des Kindes und seiner Familie können eine Reihe sekundärer Schwierigkeiten schaffen. Dies kann gravierende Auswirkungen mit Beeinträchtigung der kognitiven Leistungsfähigkeit von Kinder und Jugendlichen in der Schule haben (Yule, 1991; Parens, 1991).

Ein wichtiger spezieller Befund betrifft die Bedeutung von Schuldgefühlen – objektiv vorhandenen und/oder subjektiv empfundenen – als Risikofaktor für die Schwere und Dauer einer PTBS (Pynoss et al., 1993). Weitere Symptome wie z.B. anhaltende Schlafstörungen und traumaspezifische oder allgemeine Ängste und übertriebene Schreckreaktionen sind wichtige Faktoren der Risikobewertung für die momentane psychosoziale Situation des Kindes und seiner Familie und den weiteren Entwicklungsverlauf.

Sekundäre Belastungen nach einem Trauma können kurzfristig aber auch langfristig die Bewältigung und Behandlung erschweren. Dazu zählen belastende chirurgische oder rehabilitative Behandlungsformen nach schweren Unfällen und Verletzungen, langwierige oder wiederholte Untersuchungen und Befragungen im Rahmen von Gerichtsverfahren z.B. bei familiärer Gewalt oder sexuellem Missbrauch sowie chronische Unsicherheit den Rechtsstatus nach Krieg und Flucht betreffend. Diese sekundären Belastungen erschweren eine Anpassung an die posttraumatische Situation und erhöhen das Risiko für die Ausbildung weiterer psychopathologischer Symptome. Eine Übersicht der verschiedenen Befunde und Informationen aus aktuellen Studien zur traumatischen Belastung von Kinder und Jugendlichen lässt folgende allgemeine Aussagen zu:

- Kinder die verschiedenen Arten von traumatischer Situationen ausgesetzt waren zeigen ähnliche Symptome im Sinne einer PTBS
- Häufigste Symptome nach einem Trauma im Kindesalter sind Schlafstörungen und Angststörungen
- durch das Trauma negativ veränderte Erwartungen an die eigene Zukunft stellen eine wesentliche Beeinträchtigung des weiteren Entwicklungsverlaufes dar

Risikofaktoren und protektive Faktoren nach einem Trauma

Allgemeine Risikofaktoren

1. Frühere traumatische Lebenserfahrungen (Pynoos, 1995)
2. Vorbestehende psychiatrische Auffälligkeiten (Pynoos, 1992)
3. Das altersbedingte Fehlen des sprachlichen Ausdrucks für innerpsychische Vorgänge bei Kleinkindern
4. psychosoziale Belastungen im sozialen Umfeld des Kindes
5. Akute Belastungsreaktionen der Eltern
6. schwierige sozioökonomische Bedingungen z.B. sehr beengte Wohnverhältnisse oder soziales Außenseitertum z.B. in Notschlafstellen oder Flüchtlingsheimen
7. mangelnde ökonomische Voraussetzungen um an Freizeitaktivitäten der Gleichaltrigen teilnehmen zu können sind ein Erschwernis der sozialen Integration.

Davon zu differenzieren sind die spezifischen traumatischen Situationsfaktoren, die für sich genommen ein weiteres Risiko für die Schwere und Dauer der posttraumatischen Belastung darstellen (siehe oben).

Schutzfaktoren

1. Objektive Sicherheit und Schutz vor erneuter Traumatisierung
2. Subjektive Sicherheit durch sicherheitsvermittelnde Beziehungen – familiär, extrafamiliär oder therapeutisch
3. Ausdrucksmöglichkeiten
   a) Subsymbolisch bzw. in der Aktionssprache des Kindes
   b) Symbolisch nonverbal z.B. durch kreativen Ausdruck und Gestaltung
   c) Verbal
4. Entwicklung einer Zukunftsperspektive
5. Verständnis und Verlässlichkeit sowie Klarheit über Möglichkeiten und Grenzen seitens der Eltern aber auch des Behandlungsteams.

Spezielle Unfallarten und psychopathologische Folgen

Die Prävalenz von posttraumatischen Belastungsstörungen nach Unfällen im Kindesalter wurde in verschiedenen Studien untersucht. Die Ergebnisse von Daviss und Kollegen zeigen, dass 12,5% der Kinder (im Alter von 7–17 Jahren), die nach einem Unfall eine stationäre Behandlung brauchten, ein Monat oder später nach dem Unfall das Vollbild einer posttraumatischen Belastungsstörung aufwiesen. Weitere 16,7% der Kinder und Jugendlichen litten an einzelnen Symptomen, nicht aber am klinischen Vollbild einer posttraumatischen Belastungsstörung. Kinder mit einer posttraumatischen Belastungsstörung wiesen schon vor dem Unfall häufiger psycho-pathologische Symptome auf und ihre Eltern litten häufiger an einer akuten Belastungsreaktion als Folge des kindlichen Unfalls (Daviss, 1999).

Nach einem Verbrennungstrauma litten bei einer Nachuntersuchung 6,7% der Kinder an einer posttraumatischen Belastungsstörung; bei einem mehrmonatigen Beobachtungszeitraum im Anschluss an das erlittene Trauma stieg die Häufigkeit auf 30% (Stoddard, 1989). Weitere Studien für spezifische Unfallarten zeigten, dass 14% der Kinder, deren Verletzungen bei einem Verkehrsunfall eine stationäre Behandlung erforderten, zwei bis drei Monate nach dem Unfall an mittelschweren Beschwerden i. Sinne von PTSD-Symptomen leiden, nach Hundebissen leiden Kinder sowohl an situationsspezifischen Ängsten als auch an Symptomen einer posttraumatischen Belastungsstörung (Di Gallo, 1997).

Fall Leo

Leo, 8a, St.p. *Oberschenkelfraktur und Subarachnoidalblutung*

Leo stürzte während eines Urlaubes mit seinen Eltern in Las Palmas aus ca. 7m Höhe in ein leeres Bachbett. Der neben seinen Eltern stehende Bub lehnte sich gegen ein altes Brückengeländer, dieses gab nach und der sechsjährige Knabe fiel in die Tiefe. Dabei brach er sich den rechten Oberschenkel und zog sich eine frontobasale Schädelfraktur beidseits zu. Weiters bestand eine subdurale und subarachnoidale Blutung rechts frontal sowie eine Orbitadachfraktur beidseits. Leo war nach dem Sturz nicht bewusstlos. Die Erstversorgung (Reposition und elastisch-stabile Marknagelung/ESMN) der offenen Oberschenkelfraktur erfolgte im Krankenhaus am Urlaubsort. Besonders belastend aus der Sicht der Eltern war vor allem, dass sie vom Eintreffen der Rettung bis nach dem Erwachen aus der Operation immer vom Kind getrennt waren. Leo schrie in dieser Zeit oft nach den Eltern, die ihn zwar hören konnten aber nicht zu ihm durften. Er rief um Hilfe und schrie lautstark: „sie tun mir weh!". Da Leo kein Wort spanisch verstand, konnten ihn die vielleicht gegebenen Erklärungen und Anweisungen der Ärzte und Schwestern nicht beruhigen. Aufgrund einer massiven Schwellung der Augenlieder konnte er nicht sehen. Alles um den Kleinen herum ereignete sich ohne sprachlich und optische Orientierung.

Das Kind wurde zwei Tage nach dem Unfall an die Kinderchirurgische Abteilung der Landesklinik in Salzburg transferiert und eine Craniotomie mit Duraplastik durchgeführt.

Der postoperative Verlauf war komplikationslos. Lediglich das vorsichtig-ängstliche Verhalten des Kindes bei der Belastung des rechten Beines in der Mobilisierungphase war ein erster Hinweis auf die bestehende psychische Belastung.

Seit dem Unfall ging Leo nun nicht mehr alleine schlafen. Die Eltern, die das Kind nach dem Unfall nie alleine gelassen hatten fanden es anfänglich angemessen Leo im Ehebett schlafen zu lassen. Jetzt begann er auch noch im Schlaf zu sprechen und, was die Eltern sehr beunruhigte, auch aufzuschreien. Sie berichteten, dass Leo wiederholt im Schlaf „Papa hilf mir!" schrie. Wenn sie ihn im Schlaf in sein Bett trugen wachte er sehr bald auf, und ging dann ins Elternbett. Außerdem fiel den Eltern auf, dass es seit dem Unfall für Leo fast unmöglich geworden ist aus einem Zustand der Erregung wieder auf ein normales Niveau zu kommen. Leo zieht sich zunehmend zurück, spielt nur noch mit seinem Cousin und will nicht mehr in die Schule gehen. Leo ist Einzelkind und war in seiner bisherigen emotionalen, kognitiven und motorischen Entwicklung altersgemäß, teilweise sogar überdurchschnittlich reif. Er war bis zu seinem Unfall auffallend selbstbewusst. Eine psychotherapeutische Behandlung war nun unumgänglich geworden.

Leo war am Beginn der Therapie noch verspielt, aber sehr gut im Kontakt und man spürte, dass er sich immer auf die Stunde freute. Seine Stimmung war am Beginn der Therapie leicht gedrückt und vor allem aggressionsgehemmt bis ängstlich. Es war für ihn sehr schwer einen Wunsch zu äußern, lieber überließ er „sprachlos" den Verlauf der Stunde dem Therapeuten.

Die zu Beginn erhobenen medizinisch-psychologischen Befunde lassen sich in die Gruppe der projektiven Tests und in jene der metrischen Test unterteilen.

Die projektiven Tests zeigten eindeutig ein Kind, das in seiner seelischen Entwicklung um ca. zwei bis drei Jahre zurückgeworfen worden ist, das sich sehr bedroht fühlt und eine ausgeprägte Aggressionshemmung besitzt.

Bei den metrischen Tests zeigte sich eine sehr starke kindliche Depression. Die Traurigkeit und das Gefühl nichts Wert zu sein sind so stark, dass Leo sie kaum aushalten kann. Die Austestung der Funktion des vegetativen Nervensystems insbesondere die der Stressbelastung und die Fähigkeit Körperfunktionen über das autonome Nervensystem mental zu beeinflussen zeigte einen auffallend pathologische Befund.

Bei Leo zeigte sich eine deutliche Zunahme der Sympathikusaktivität während der dem Stresstest vorhergehenden Entspannungsphase. Besonders interessant sind die physiologischen Veränderungen bei Leo im Augenblick der sensorischen Stressbelastung (Lichtblitze und Schreie). Kinder mit gesunder Stressverarbeitung reagieren mit einem deutlichen Anstieg des Sympathikotonus und keiner deutlichen Veränderung kardiovaskulärer Werte. Dieses Kind reagiert hingegen mit einem dramatischen Abfall der Herzfrequenz und gleichzeitigem Abfall der peripheren Durchblutung (Puls-Amplitude), so dass man durchaus von einem klassischen Totstellreflex sprechen kann. Man kann den Schluss ziehen, dass dieses Kind besonders über den sensorischen also nicht den sprachlich-kognitiven Bereich zu einer auffallend pathologischen körperlichen Antwort gebracht werden konnte. Die nach der Stressbelastung folgende Entspannungsphase, wird nun von Leo erwartungsgemäß denkbar schlecht bewältigt. Die Sympathikusaktivität konnte sich in der nachfolgenden Entspannungsphase nicht wesentlich beruhigen, sie stieg zum Schluss sogar noch weiter an. Dies entspricht einem typischen „hängenbleiben" in der Erregungsphase nach einer traumatischen Erfahrung.

Auf der Basis dieses Stresstests wurden im Laufe der einjährigen Therapie immer wieder Biofeedbacksitzungen abgehalten um Leos Fähigkeit zu stärken mit der Übererregung besser fertig zu werden und sie beeinflussen zu lernen.

Am Beginn der Therapie standen Ichstärkende Maßnahmen. Leo hatte wie fast alle traumatisierten Kinder Schwierigkeiten die eigenen Stärken überhaupt zu erkennen und auf sie zu vertrauen. Techniken der Hypnosetherapie erleichterten den Zugang zu seinen Ressourcen und bisherigen coping-Strategien.

Zu den Ich-stärkenden Maßnahmen zählten auch der wiederholte Einsatz des Biofeedbacks.

Die erste derartige Messung erfolgte am Beginn der Therapie. Leo erzählte von seiner großen Angst in seinem Bett zu schlafen und auch von der Angst die er immer wieder in der Schule im Zusammenhang mit Prüfungen erlebt. In der ersten Biofeedbacksitzung sollte er einen Fußball durch mentale Konzentration und vor allem mittels Entspannung in das richtige Tor schießen. Für Leo war diese sehr einfache Übung nicht zu bewältigen. Die kurze nur ca. 55 Sekunden andauernde Übung war von einem deutlichen Anstieg der Sympathikusaktivität begleitet. Das subjektive Befinden des Kindes war bereits nach einer knappen Minute so schlecht, dass die Übung abgebrochen werden musste. Die geringe Frustrationstoleranz, seine Neigung zur Übererregung und die latente Angstbereitschaft führten zu einer der Schlafproblematik ähnlichen Situation. Die Angst vor dem Biofeedback war so enorm, dass Leo schon zu Beginn der Stunden bat nicht üben zu müssen. Diese Fixierung seiner Angst speziell auf diesen Teil der Therapiestunden war außergewöhnlich und gleichzeitig aber auch sehr nützlich, da es doch das erste Symptom seines Posttraumatischen Belastungssyndroms war, dass sich tiefenpsychologisch betrachtet symbolhaft auf das Biofeedback „übertragen" hatte. Nach einigen Stunden Beziehungsaufbaues und der Beschäftigung mit seinen positiv erlebten Persönlichkeitsanteilen erfolgte eine Phantasiereise an einen „sicheren Ort". In dieser Sitzung wird deutlich, dass er in seinem Innersten noch immer am Zeitpunkt des Unfalles „festhält" und sich nach wie vor sehr bedroht fühlt. Nachdem Leo diese „Trance" beendet hatte stellte sich heraus, dass er sich schon sehr lange eine Hund wünschte, seine Eltern aber immer dies abgelehnt hatten. In den begleitenden Elterngesprächen wurde vereinbart Leos Hundewunsch zu erfüllen, jedoch in Verbindung mit seinem Versprechen, die Zeit in der er in seinem Bett bleibt, Woche für Woche zu verlängern. Sein Hund durfte und sollte sogar neben ihm in einem Korb schlafen. Nicht selten blieb allerdings dann das Hundebaby alleine in Leos Schlafzimmer, währenddessen sich der „Hundeherr" leise in das Bett der Eltern schlich. Auch ein Gespräch mit Leos Lehrerin war nötig damit diese seine Symptome als Ausdruck der Erkrankung bewerten konnte und nicht wie es meist der Fall ist, als Verhaltensauffälligkeit interpretiert und damit den Charakter des Schülers negativ beurteilt. Bald wurden, trotz anfänglicher Weigerung wieder kurze Biofeedback Sitzungen abgehalten, in denen Leo angeleitet wurde, die Vorstellung seiner positiven Fähigkeiten zu nützen um seinen Erregungszustand zu steuern. Die inzwischen geleistete Therapie hatte ihn nun befähigt den Kurvenverlauf der ersten Sitzung umzukehren und insgesamt sieben Minuten konzentriert vor dem Bildschirm zu sitzen und mit Hilfe einer kleinen Selbsthypnose eine seiner Stärken dazu zu nutzen, den Erregungsgrad seines autonomen Nervensystems Erregungsprozess erstmalig deutlich zu reduzieren. In weiteren Sitzungen die stets für ihn die Stärke seiner mentalen Kräfte sichtbar machten verschwand plötzlich die Angst vor den Übungen, im Gegenteil Leo gewann zusehends Freude an der Beherrschung des PC über die Schiene seines Autonomen Nervensystems.

Als nächsten Schritt wurde Leo darin unterstützt sich mittels Malen mit der Angst auseinanderzusetzen. In seinen Vorstellungen kämpfte er gegen die bösen Mächte. In der Selbsthypnose wählte er gerne das Bild einer blauen Farbe die sich in seinem Körper immer mehr ausdehnt und dabei die Angst, vorgestellt als Schwarzer Fleck, immer mehr verdrängt. Von seiner Schlafproblematik konnte oder wollte er sich aber noch immer nicht trennen. Die Eltern, selbst genervt von den anstrengenden Nächten in denen sie Leo immer wieder zurück in sein Bett tragen sollten, waren erfolgreich von ihrem Sohn erpresst worden die neue Situation zu akzeptieren. Durch den Druck des Therapeuten und den einer Ehekrise, waren die Eltern bereit wieder an der Veränderung mitzuarbeiten. So bekam die Angst des Kindes plötzlich eine neue sinnhafte Bedeutung, nämlich die Eltern darin zu motivieren endlich professionelle Hilfe zur Lösung der akuten Beziehungsproblematik in Anspruch zu nehmen.

Nachdem Leo Vertrauen in seine Stärke, und durch die gemeinsamen Sitzungen mit Eltern und Lehrerin auch Vertrauen in die Stärke der nächstgelegenen Menschen gefunden hat war es möglich auf der Symbolebene den Versuch zu unternehmen Leo mit der Situation in der das Trauma stattfand zu konfrontieren. Dies gelang durch die Anwendung des sog. „Katathym imaginativen Bilderlebens", einer tiefenpsychologisch orientierten Tagtraumtechnik, die es ihm ermöglichten sich aktiv mit seinen zum Teil verdrängten Ängsten und vor allem Erlebnissen auseinanderzusetzen. In zwei dieser Sitzungen wagte er sich mittels Tagtraumes, nachdem er sich zuvor ausreichend mit technischen Hilfsmitteln versorgt hatte, in eine Situation die dem Sturz der sein Leben so veränderte, sehr ähnlich war. Er begegnete den Gefahren konnte aber mit Hilfe der gleichzeitigen Unterstützung des Therapeuten diese Ängste aushalten und im Vertrauen der eigenen Stärke beinahe dem Tod wieder in die Augen schauen. Mit allen Sinnesqualitäten durchlebte er das Trauma um dann gestärkt durch die Bewältigung wieder die Sitzung zu beenden. Die, ohne Feedback für den kleinen Patienten aufgezeichneten psychophysiologischen Parameter, zeigten wie stark sein Körper auf diese inneren Bilder reagierte. Fast so dramatisch wie beim Stresstest am Beginn der Therapie stieg in der angstbesetzten Situation wieder der Sympathikotonus. Besonders eindrucksvoll war der starke Abfall der Körpertemperatur bei der Visualisierung des Traumas. Nicht nur der Stress auch die Momente der Bewältigung waren an der Verbesserung der physiologischen Parameter deutlich zu erkennen. Interessanterweise konnte sich Leo nach diesen Sitzungen an Einzelheiten des Unfallgeschehens erinnern die vorher einer Amnesie unterlagen. Nach diesen Sitzungen war Leo von seiner Schlafproblematik befreit. In der darauf folgenden abschließenden Sitzung wurde mit Hilfe der EMDR (Eye Movement Desensitization and Reprocessing) Technik versucht den Erfolg nochmals zu festigen.

Seit nunmehr einem Jahr ist Leo beschwerdefrei. Seine Leistungsschwächen in der Schule bestehen nach wie vor, aber seine Konzentrationsfähigkeit hat sich wesentlich verbessert. Er schläft ohne Ausnahme in seinem Zimmer und ist Mitglied in einem örtlichen Fußballverein geworden. Auch lädt er inzwischen Freunde zu sich ein. Gegen Ende der Therapie wurde langsam die passiv ängstliche abwartende Haltung Leos abgelöst durch zeitweise sehr klare und deutliche Äußerungen seiner Bedürfnisse und Gefühle. Zu seinem ursprünglichen selbstbestimmten Auftreten hat er jedoch nicht mehr zurückgefunden. Die in den anfänglichen Tests zutage getretene Fixierung auf die Altersstufe in der das Trauma stattgefunden hatte war nun nicht mehr sichtbar, das Kind entspricht nun in seiner emotionalen Differenzierung und in seinem Körperbewusstsein seiner Altersgruppe. Leo hat sich offensichtlich gestärkt und kann seine Regression beenden. Die zu Therapiebeginn durchgeführten projektiven Tests zeigen überdies wie wichtig für sprachlos gewordene traumatisierte Kinder die Möglichkeit des Ausdruck durch kreative Medien und das Spiel ist. Es war die einzige Chance für Leo das Ausmaß und die Ursache seines seelischen Problems adäquat zum Ausdruck zu bringen. Ganz nebenbei haben auch die Eltern gelernt über ihre Bedürfnisse und ihre Beziehung zu reden und sind dabei ihre Krise konstruktiv zu bewältigen. Die letzten körperlichen Messergebnisse zeigten, dass Leo sein Erregungsniveau willentlich reduzieren kann, in der Lage ist, sich mental auf eine Herausforderung einzustellen und nach dem in der letzten Sitzung durchgeführten Stresstest demonstrierte er eindrucksvoll seine wiedererlangte Fähigkeit auch in angespannten Situationen das Erregungsniveau zu reduzieren. Leo hat sein Schweigen über das Ereignis durch die symbolhafte Bearbeitung überwunden und zu einer neuen Beurteilung seiner Eindrücke gefunden. Von der anfänglichen sprachlosen und depressiv ängstlichen Stimmung konnte Leo sich zunehmend befreien und zu seiner Handlungsfähigkeit zurückfinden. Die Vorstellung von seinen nächstgelegenen Zielen und die Vor-Freude diese auch erreichen zu können geben die Möglichkeit positiv in die Zukunft zu blicken. Die drei wesentlichen Säulen der Traumabewältigung nämlich die Wiederherstellung in das Vertrauen auf die eigenen Stärken, das Vertrauen in die Fähigkeiten der Anderen und das Vertrauen in die eigenen Vorstellungen sind auf sehr eindrucksvolle Weise realisiert worden.

Komplexe Störungen und Persönlichkeitsentwicklung

Chronische und komplexe Traumatisierungen führen sowohl zu schweren Störungen im Hinblick auf die Entwicklung des eigenen Selbst als auch zu Beeinträchtigungen der Beziehungsgestaltung zu anderen und zur Umwelt. Symptome von komplexen Störungen und Persönlichkeitsstörungen, die mit einem Trauma in der Kindheit im Zusammenhang stehen, müssen vom entwicklungspsychologischen Standpunkt her verstanden werden. Probleme der Affektregulation bei Kindern und Jugendlichen, die Misshandlungen ausgesetzt waren, werden als relativ häufig beschrieben (Bürgin, 1998). Schwierigkeiten und Defizite der Affektregulationsfähigkeit äußern sich als emotionale Labilität mit Phasen depressiver, gereizter oder aggressiver Befindlichkeit. Gerade die mangelnde Fähigkeit Affekte hinreichend zu kontrollieren kann zu einer ständigen Wiederholung des Traumas/Misshandlung führen da Eltern auf ungezügelte Affektäußerungen ihrer Kinder oft mit neuerlichen Misshandlungen reagieren können. Die klinische Unterscheidung zwischen expansiven und emotionalen Störungen als Folge von Kindesmisshandlung und chronischer Vernachlässigung ist im Sinne der Entwicklung von Behandlungsstrategien hilfreich, darf jedoch nicht darüber hinweg täuschen, dass bei beiden Ausdrucksformen Störungen der Affektregulation und der kognitiven und emotionalen Beziehungsgestaltung vorliegen. Misshandelte Kinder können ihre inneren Zustände – Gefühle, Emotionen, Befindlichkeiten oft kaum verbal beschreiben. Dies scheint sowohl mit der Wahrnehmungsfähigkeit für das eigene innere Erleben als auch mit der

Ausdrucksfähigkeit gegenüber ihren Bezugspersonen zusammenzuhängen. Die sprachliche Ausdrucksfähigkeit, die Fähigkeit zum symbolischen Denken und symbolischen Spiel sowie die Entwicklung von kreativen Problemlösungsstrategien ist bei misshandelten Kindern oft stark beeinträchtigt. Eine erhöhte Aggressionsbereitschaft und der Mangel an sozialen Kompetenzen werden oft als Folge des unsicheren und ambivalenten Beziehungsverhalten in der frühen Kindheit gesehen (Keilson, 1979). Häufig kommen noch weitere belastende Faktoren wie beeinträchtigte Sozialisationsbedingungen im näheren Umfeld, die familiäre Situation, die Kontakte zu Gleichaltrigen und Freizeitaktivitäten betreffend hinzu. Ein beeinträchtigtes Selbstwertgefühl, geringes Selbstvertrauen, wenig Vertrauen in die eigenen Fähigkeiten sowie depressive Symptome haben massive Auswirkungen auf die Gestaltung von Beziehungen zu Gleichaltrigen. Schwierigkeiten und Frustrationserlebnisse im Kontakt mit Gleichaltrigen führen ihrerseits wieder zu einem Gefühl der Inkompetenz, Isolation und Entwertung und beeinträchtigen massiv die altersentsprechenden sozialen Integrationsschritte. In der Schule wirken sich die emotionalen und sozialen Beeinträchtigungen von misshandelten Kindern sowohl auf die kognitive Leistungsfähigkeit als auch das Verhalten häufig negativ aus. Schlechte schulische Leistungen können einerseits als Ergebnis der kognitiven Beeinträchtigungen im Rahmen einer PTBS gesehen werden, häufig jedoch leiden misshandelte Kinder unter einem Mangel an Motivation und Antrieb um die erwarteten Leistungen zu vollbringen. Unterschiedliche mehrfache Belastungen in der Kindheit und komplexe Traumasituationen führen zu einem erhöhten Risiko in der Ausbildung multipler psychiatrischer Krankheitsbilder und Komorbiditäten (American Academy of Child and Adolescent Psychiatry, 1998). Expansive Verhaltensstörungen in der Kindheit gehen mit einem erhöhtem Risiko von Delinquenz, Alkohol und Drogenmissbrauch einher.

Professionelle Hilfe

Grundsätzlich ist bei den Traumareaktionen des Kindes und Jugendalters zu betonen, dass diese Symptome nicht primär als krankhaft im Sinne einer Störung anzusehen sind sondern vorerst als psychobiologische Alarmreaktionen und Bewältigungsversuche zu bewerten sind. Das Anhalten der Symptome über 6–8 Wochen, nur geringfügige Verringerung der initialen Symptome oder Intensivierung der initialen Belastungssymptome sind wichtige Indikatoren für die Notwendigkeit professioneller Hilfe für das Kind und seiner Familie (Monahon, 1997).

Tabelle 1. Warnsignale

1. Das Trauma bleibt Mittelpunkt der Gespräche oder des kindlichen Spiels
2. Große Furchtsamkeit und spezifische Ängste
3. Vermeidungsverhalten
4. Fortdauer der initialen Regression
5. sozialer Rückzug, Freudlosigkeit
6. kognitive Beeinträchtigungen
7. psychosomatische Beschwerden
8. Schuldgefühle, Schuldzuschreibungen
9. Selbstentwertung
10. Verlust der Zukunftsperspektive

Tabelle 2. Wann ist professionelle Hilfe notwendig?

- Wenn der Alltag nicht mehr bewältigt wird im Sinne der kognitiven emotionalen und sozialen Anforderungen Schule, Freundeskreis, Sport und Hobbys betreffend,
- bei ausgeprägten Ängsten und/oder depressiven Symptomen,
- bei Depressionen bzw. Verlust der Unterstützungsfähigkeit eines Elternteils,
- bei anhaltenden, periodischen und kontinuierlichen Dissoziationen,
- bei Selbstgefährdung durch gewaltsames Spiel, Selbstverletzungen und Risikoverhalten
- sowie bei Todeswünschen und Todesgedanken (als Wunsch nach Wiedervereinigung mit einer geliebten Person oder Selbstbestrafung)

Literatur

American Academy of Child and Adolescent Psychiatry (1998) Practice parameters for the assessment and treatment of children and adolescents with posttraumatic stress disorder. J Am Acad Child Adolesc Psychiatry 37: 4–26

American Psychiatrc Association (1996) Diagnostisches und statistisches Manual psychischer Störungen DSM IV, übersetzt nach der 4. Auflage des Diagnostic and Statistical Manual of Mental Disorders der American Psychiatric Association/Deutsche Bearbeitung und Einführung von Henning Sass. Hogrefe, Göttingen Bern Toronto Seattle

Antonovsky A (1979) Health, stress and coping. Jossey Bass, London

Boney-McCoy S, Vinkelhoor D (1996) Youth victimisation related to trauma symptoms and depression after controlling for prior symptoms and family relationships. J of Cons Clin Psychology 64: 1406–1416

Bowlby J (1975) Bindung. Kindler, München

Bowlby J (1979) The making and breaking of affectional bonds. Tavistock, London

Bürgin D (1998) Adoleszenz und Trauma. Grundsätzliche und spezifische Aspekte der Behandlung von Jugendlichen mit traumatischen Erfahrungen. In: Streeck-Fischer A (Hrsg) Adoleszenz und Trauma. Vandenhoeck und Ruprecht, Göttingen

Daviss WB (2000) Acute stress disorder symptomatology during hospitalisation for pediatric injury. J Am Acad Child Adolsc Psychiatry 39: 5, 595–575

Daviss WB (2000) Predicting posttraumatic stress after hospitalisation for pediatric injury. J Am Acad Child Adolsc Psychiatry 39: 5, 576–582

Di Gallo A (1997) Road traffic accidents: early psychological consequences in children and adolescence. British J of Psychiatry 170: 358–362

Deutsche Gesellschaft für Kinder- und Jugendpsychiatrie und Psychotherapie (Hrsg) Leitlinien zur Diagnostik und Therapie von psychischen Störungen im Säuglings-, Kindes- und Jugendalter. 2. überarbeitete Auflage 2003, Deutscher Ärzte Verlag, ISBN: 3-7691-0421-8

Deutscher Ärzte Verlag: ICD-10, ISBN: 3-7691-5915-2

Fischer G, Riedesser P (2003) Lehrbuch der Psychotraumatologie. Ernst Reinhardt Verlag, UTB, München

Keilson H (1979) Sequentielle Traumatisierung bei Kindern. Enke, Stuttgart

Kolk BA van der (1998) Zur Psychologie und Psychobiologie von Kindheitstraumata. In: Streeck-Fischer A (Hrsg) Adolezenz und Trauma: 32–56. Vandenhoeck und Ruprecht, Göttingen

Melzak S (1995) Refugee children in exile in Europe. In: Trovel J, Wober M (Hrsg) The emotional needs of young children and their families: 256–263. Routledge, New York

Monahon C (1997) Children and trauma: A guide for parents and professionals. Lexington Books, New York

Parens H (1991) A view of development of hostility in early life. J Am Psychoanalytic Associtation 39: 75–108

Petzold HG (1993) Psychotherapie und Babyforschung, Bd I: Frühe Schäden, späte Folgen? Junfermann, Paderborn

Pynoos RS (1992) Grief and trauma in children and adolescents. Bereavement Care 11 (1): 2–10

Pynoos RS (1993) Traumatic stress and developmental psychopathology in children and adolescents. In: Oldham J, Riba M, Tasman A (eds): American Psychiatric Press Review of Psychiatry, vol 12: 205–238. American Psychiatric Press, Washington DC

Pynoos RS, Steinberg AM, Wraith R (1995) A developmental model of childhood traumatic stress. In: Chiccetti D, Cohen DJ (eds): Manual of developmental psychopathology, 72–95. Wiley, New York

Resch F (1999) Entwicklungspsychopathologie. Beltz PsychologieVerlagsUnion

Riedesser P, Fischer G, Schulte-Markwort M (1998) Zur Entwicklungspsychologie und -pathologie des Traumas. In: Streeck-Fischer A: Adolezenz und Trauma. Vandenhoeck und Ruprecht, Göttingen

Stoddard FJ (1989) Psychiatric outcome of burnt children and adolescents. J Am Acad Child Adolsc Psychiatry, 28: 589–595

Terr L (1979) Children of Chowchilla: A study of psychic trauma. Psychoanalytic Study of the Child 34: 552–623

Terr L (1981) Psychic trauma in children: observations following the Chowchilla school-bus kidnapping. Am J Psychiatry 138: 14–19

Terr L (1983a) Chowchilla revisited: the effects of psychic trauma four years after a school-bus kidnapping. Am J Psychiatry 40: 1543–1550

Terr L (1991) Childhood trauma: an outline and overview. Am J Psychiatry, vol 148 (1): 10–20

Terr L (1995) Schreckliches Vergessen, heilsames Erinnern. Kindler, München

Yule W, Williams RM (1990) Posttraumatic stress

reactions in children. J of Traumatic Stress 3: 279–295

Yule W (1991) Resilience and vulnerability in child survivors of disasters. In: Tizare B, Varma V (eds) Vulnerability and resilience in human development, 182–197. Jessica Kingsley, London

Dissoziative Identitätsstörungen als Folge schwerster frühkindlicher Traumatisierungen

Sonja Laure

1 Einleitung

Die Dissoziative Identitätsstörung ist ein psychiatrisches Krankheitsbild, das über die Dramatik einer posttraumatischen Belastungsstörung noch weit hinausgeht, und sich vor allem dann entwickeln kann, wenn ein Trauma früh genug, schwerwiegend genug und oft genug auf einen Menschen einwirkt. Biographisch unbelastete Menschen entwickeln demzufolge nach schweren Traumatisierungen eher eine posttraumatische Belastungsstörung als eine Dissoziative Identitätsstörung.

Der Begriff der dissoziativen Identitätsstörung ist im Laufe der psychiatrischen Geschichte immer wieder auf das Heftigste diskutiert worden. Man war sich nicht einig – handelt es sich um eine Phantasie, ein Märchen wie die Geschichte von „Dr. Jekyll and Mr. Hyde" vor allem entstanden in den Köpfen amerikanischer Buchautoren und Psychiater oder ist der Zusammenhang zwischen schwersten und frühen Traumatisierungen und dieser schwerwiegenden Diagnose psychiatrische Realität.

Viele Patienten haben unter diesen Unklarheiten gelitten, wurden als verrückt, aber nicht behandlungsbedürftig abgestempelt und ausgegrenzt. Viele wurden fehldiagnostiziert und bekamen nicht die entsprechende Hilfe. Auch heute ist diese Diskussion in Fachkreisen nach wie vor nicht beendet.

2 Die Geschichte der Dissoziation in der Psychiatrie

Zum ersten Mal beschrieben wurde das Phänomen bereits in den 80er-Jahre des 19. Jahrhunderts von *Frederic Myers* in England sowie von *Jean-Martin Charcot, Gilles de la Tourette und Pierre Janet* in Frankreich.

Myers demonstrierte als Erstes das Ausmaß der Wirkung dissoziativer Phänomene auf die Erinnerungen, Fähigkeiten und das Empfindungsvermögen von Patienten mit multiplen Persönlichkeiten.

Charcot zeigte in der Folge auch auf, dass „... auf Grund der leichten Dissoziation der kognitiven Einheit bestimmte Zentren des psychischen Organs in Gang gesetzt werden können, ohne das die anderen Regionen des psychischen Organs sich dessen bewusst werden oder dran beteiligt werden."

Gilles de la Tourette benutzt das Konzept der Dissoziation zur Beschreibung des Sistierens bestimmter Körperempfindungen bei Hysteriepatienten.

Janet, tätig im psychiatrischen Krankenhaus in Le Havre und später in der Salpêtrière in Paris, erforschte erstmals systematisch die Beziehung zwischen Dissoziation und seelischem Trauma.

Er stellte dabei folgendes fest:

„Bei vielen Probanden war ich gezwungen, die Rolle eines oder mehrere Ereignisse in ihrem vergangenen Leben anzuerkennen. Diese Ereignisse, die mit heftigen Emotionen und der Zerstörung des psychologischen Systems einhergingen, hatten Spuren hinterlassen. Die Erinnerung an diese Ereignisse nahm eine große Menge an Energie in Anspruch und spielte eine Rolle bei der anhaltenden Schwächung."

„Durch eine ‚retrograde Amnesie' ist der Betreffende unfähig zu der verbalen Schilderung, die wir narrative Erinnerung nennen, und doch bleibt er mit der schwierigen Situation konfrontiert.

Die daraus resultierende ‚Erinnerungsphobie' verhindert die Integration (‚Synthese') der traumatischen Ereignisse und spaltet die traumatischen Erinnerungen vom gewöhnlichen Bewusstsein ab ... und traumatische Erinnerungen werden weiterhin in Form von furchterregenden Wahrnehmungen, Zwangsvorstellungen und somatischem Wiedererleben intrusiv aufgedrängt."

„... die Dissoziation spielt auch häufig als Bewältigungsmöglichkeit darauffolgender Belastungen eine Rolle, wenn sie auch keine weitere nützliche Funktion erfüllt und keinen dauerhaften Anpassungswert besitzt."

Freud schloss sich nach einem Besuch bei Janet dessen Meinung an und stellte folgendes fest: „Traumatische Erinnerungen werden durch Abwehrmechanismen des Ichs, die das Individuum vor schmerzhaften Erinnerungen schützen, aktiv aus dem Bewusstsein ausgestoßen ..."

Er änderte – wie wir alle wissen – aber später seine Meinung und meinte dann: „... dass die angeblichen Erinnerungen an frühere traumatische Erfahrungen in Wirklichkeit sexuelle Phantasien sind, wie sie im Laufe der kindlichen Sexualentwicklung aufzutreten pflegen."

Diese Einstellungsänderung des österreichischen Psychiaters prägte wesentlich die weitere Entwicklung der Psychotraumatologie nicht nur in Europa.

Sein Schüler *Jung* griff die Meinungen Janets jedoch in weiterer Folge wieder auf: „Eine traumatische Erinnerung erzeugt eine Dissoziation in der Psyche: Sie ist der Kontrolle durch den Willen entzogen und besitzt dadurch die Eigenschaft der seelischen Autonomie."

Nach dem zweiten Weltkrieg geriet das Wissen über diese Vorgänge in Vergessenheit. Die Beziehung zwischen Trauma und dissoziativen Störungen wurde erst Mitte der 80er-Jahre des 20. Jahrhunderts wieder entdeckt (Spiegel 1984; Putnam 1985 ...) und eine neue Aera der Forschung und Behandlung konnte beginnen. Doch zeigen neuere Erkenntnisse nach wie vor nicht jenen durchschlagenden Erfolg in der Behandlung dieser Patienten, wie es für diese wünschenswert wäre. 1980 wurde die Diagnose erstmals in das DSM aufgenommen und erhielt damit die offizielle Anerkennung als eigenständige diagnostische Entität. In der Folge kam es auch zur Gründung einer Fachgesellschaft, der International Society for the Study of Dissociation (ISSD) die regelmäßig große Tagungen zu diesem speziellen Themenbereich abhält und so sehr wesentlich zur Aufklärung und weiteren wissenschaftlichen Aufarbeitung der Thematik beiträgt.

3 Definition

Bei einer Dissoziativen Identitätsstörung (vormals Multiple Persönlichkeitsstörung) handelt es sich im weitesten Sinne um eine Spaltung oder Trennung (im Gegensatz zur Assoziation), also um einen komplexen psychophysiologischen Prozess, bei dem es zu einer Desintegration und Fragmentierung des Bewusstseins und anderer verwandter höherer psychischer Funktionen wie des Gedächtnisse, der Identität und der Wahrnehmung von sich selbst und der Umwelt kommt.

Die Diagnostischen Kriterien im DSM IV (300.14) sind wie folgt definiert:

A. Das Vorhandensein von zwei oder mehr unterscheidbaren Identitäten oder Persönlichkeitszuständen

B. Mindestens zwei dieser Identitäten oder Persönlichkeitszustände übernehmen wiederholt die Kontrolle über das Verhalten der Person

C. Eine Unfähigkeit sich an wichtige persönliche Informationen zu erinnern, die zu umfassend ist, um durch gewöhnliche Vergesslichkeit erklärt zu werden.

Die Störung geht nicht auf die direkte körperliche Wirkung einer Substanz oder eines medizinischen Krankheitsfaktors zurück. Zu beachten ist, dass bei Kindern die Symptome nicht durch imaginierte Spielkameraden oder andere Phantasiespiele zu erklären sind.

Im, an den österreichischen Kliniken fast ausschließlich verwendeten, ICD 10 findet man diese Diagnose (F44.81) unter dem Punkt „sonstige dissoziative Störungen (Konversionsstörungen)" unter dem Namen „multiple Persönlichkeit(sstörungen)" gemeinsam mit den Krankheitsbildern des Ganser-Syndroms, des psychogenen Dämmerzustandes und der psychogenen Verwirrtheit.

Hier wird diese Störung nur im Verband der Konversionsstörungen beschrieben, aber nicht das definierte Krankheitsbild. Aber auch hier wird der Zusammenhang mit traumatisierenden Ereignissen, unlösbaren oder unerträglichen Konflikten oder gestörten Beziehungen beschrieben.

4 Instrumente zur Diagnostik von dissoziativen Störungen

Folgende statistische Manuale stehen uns unter anderem in der Diagnostik heute zur Verfügung:

- Die **Dissociative Experiences Scale (DES)** (Bernstein u. Putnam 1986) ist das international am häufigsten eingesetzte Screeninginstrument für dissoziative Störungen. Es handelt sich um einen Selbstbeurteilungsbogen mit 28 Items
- **Dissociation-Questionnaire (DIS-Q)** (Vanderlinden et al., 1993b)
- **Somatoform-Dissociation-Questionnaire (SDQ-20 bw. SDQ-5)** (Nijenhuis et al., 1996, 1997)
- **Dissociative Disorders Interview Schedule (DDIS)** (Ross CA et al., 1989)
- **The Structured Clinical Interview for DSM-III-R Dissociative Disorders (SCID-D)** (Steinberg, Rounsaville und Cicchetti, 1994)
- **Traumatic Memory Inventory (TMI)**

Folgende Fragebögen sind inzwischen auch in deutscher Sprache verfügbar:

- **Fragebogen zur peritraumatischen Dissoziation (PDEQ)**
- **Fragebogen für dissoziative Symptome (FDS)** (Freyberger et al., 1998) als deutsche Fassung des DES (Ergänzt durch eine Skala zur Konversionssymptomen-Endfassung mit 44 Items)
- **Das Strukturierte Klinische Interview für DSM-IV dissoziative Störungen (SID-D)** (Gast U, Oswald T, Zündorf F, 2000). Deutsche Fassung, Hogrefe, Göttingen

5 Die verschiedenen Einstellungen der heutigen Psychiatrie

Wie bereits erwähnt, haben die Diskussionen über diese Diagnose auch heute noch kein Ende gefunden.

Eine Befragung unter amerikanischen Psychiatern zur Einstellung zu dieser Diagnose ergab folgendes:

Nur 1/3 der Befragten wünschen die Integration dieser Diagnose in das DSM-IV. Es bestand auch kaum Konsens über die Validität dieser Diagnose. Psychodynamisch orientierte Psychiater akzeptierten diese Diagnose jedoch eher, als biologisch orientierte Psychiater, die sie grundsätzlich in Frage stellten (Pope et al., 1999).

In anderen Arbeiten findet man auch folgende Kernaussagen:

Es handelt sich um ein nur sehr seltenes Phänomen sowie eine höchst umstrittene Diagnose. Sie wird in Fachkreisen und auch von Institutionen wie Krankenkassen, etc. zum Teil nicht anerkannt.

Die Betroffenen werden oft Jahre- und Jahrzehntelang unter unzutreffenden Diagnosen wie z.B. Borderline Persönlichkeitsstörung oder Schizophrenie erfolglos therapiert oder als Hysteriker oder Wichtigtuer abgetan.

In der Allgemeinbevölkerung wird diese Störung assoziiert mit „monströs, schrecklich, abartig und widernatürlich..."

und oft verglichen mit der Geschichte von „Dr. Jekyll und Mr. Hyde".

Die Ergebnisse einiger Untersuchungen amerikanischer Psychiater zeigen uns inzwischen folgendes Bild:

Unter stationären psychiatrischen Patienten finden sich demnach ca. 3–8% dissoziative Identitätsstörungen (Vergleiche von Studien aus Canada, den Niederlanden, Norwegen , Türkei, und den USA) und ca. 97% von ihnen weisen eine Biographie mit sexuellem Missbrauch (Putnam et al., 1986) oder andere schwere Traumatisierungen in der frühesten Kindheit auf (Kluft, 1996).

Immerhin ca. 1–3 % macht, laut diesen Studien, die Häufigkeit innerhalb der Allgemeinbevölkerung aus. Bei Frauen wird diese Störung drei- bis neunmal häufiger diagnostiziert als bei Männern (Saß et al., 1996). Für die Fähigkeit der Dissoziation gibt es jedoch keine signifikanten Geschlechtsunterschiede. Die Diagnosestellung erfolgt meist Anfang bis Mitte des dreißigsten Lebensjahres.

Erste Forschungsergebnisse weisen darauf hin, dass der Anteil dissoziativ gestörter Personen unter Strafgefangenen überproportional hoch ist. In jedem Fall sind jedoch weiterführende Studien zur Klärung dieser Fragen dringend notwendig.

Fast alle Patienten mit schweren dissoziativen Identitätsstörungen weisen eine lange psychiatrische Vorgeschichte mit häufigen stationären Aufenthalten auf. Die meisten haben vielfältige Behandlungsversuche und viele Behandlungsmisserfolge hinter sich gebracht und es wurden im Durchschnitt ca. drei Vordiagnosen gestellt. Die Latenzzeit bis zur richtigen Diagnosestellung liegt im Bereich von 6–22 Jahren (Putnam et al., 1986; Ross und Dua, 1993).

6 Formen von Dissoziation

- Primäre Dissoziation
- Sekundäre Dissoziation
- Tertiäre Dissoziation

Primäre Dissoziation

Sie entsteht durch überwältigende Bedrohung und eine damit verbundene Unfähigkeit das Geschehene vollständig in das Bewusstsein zu integrieren. Sensorische und emotionale Elemente des Ereignisses bleiben dabei vom gewöhnlichen Bewusstsein isoliert.

Diese Fragmentierung geht mit Ich-Zuständen einher, die sich vom normalen Bewusstseinszustand deutlich unterscheiden.

Es erscheinen Symptome, die charakteristisch für eine Posttraumatische Belastungsstörung (PTBS) sind – starke intrusive Erinnerungen, Albträume und Flashbacks.

Die Bewusstwerdung des Traumas erfolgt zuerst in Form von somatosensorischen Flashbacks (sie enthalten oft wenig oder gar keine sprachliche Komponente). Die Menschen konstruieren in der Folge aus den Elementen ihrer Erinnerung eine Schilderung, die das, was ihnen passiert ist, „erklärt" – auch für sie selbst. Alltägliche, nicht traumatische Erfahrungen werden im Gegensatz dazu in Form einer kohärenten persönlichen Schilderung integriert.

Sekundäre Dissoziation

Bei der sekundären Dissoziation, in neueren Publikationen als „peritraumatische Dissoziation" bezeichnet, zeigt sich eine Trennung zwischen beobachtendem Ich und erlebendem Ich (im Sinne eines „Distanzierungsmanövers"). Der Körper wird im Moment des Traumas im Geiste verlassen und das Geschehen aus einiger Entfernung beobachtet. Die Person wird vor einer vollständigen Wahrnehmung des Ereignisses geschützt und es wird dem akuten und massiven Schmerz und der Qual durch die Dissoziation abrupt ein Ende gesetzt.

Sie trennt die Betreffenden von den Gefühlen und Emotionen, die sich auf das Trauma beziehen – betäubt sie sozusagen. Als Folge davon zeigt sich dem Betroffenen eine eigenartige Veränderung im Erleben von Zeit, Ort und Person. Es treten Gefühle der Irrealität, Depersonalisation, Verwirrung und Desorientiertheit auf.

Die peritraumatische Dissoziation erweist sich zunehmend als signifikanter Indikator für die nachfolgende Entwicklung einer PTBS. Die Verbindung zwischen peritraumatischer Dissoziation und PTBS wird durch die hohen Angstniveaus während des Traumas hergestellt

Erwachsene Opfer, die während eines traumatischen Ereignisses dissoziieren, dürften mit einiger Wahrscheinlichkeit bereits in der Kindheit oder Jugend traumatische Ereignisse erlebt – ihre Dissoziationsschwelle scheint dadurch deutlich herabgesetzt zu sein.

Als Risikofaktoren für die Entwicklung einer sekundären Dissoziation fanden sich:

- jüngeres Alter
- höheres Ausmaß der Belastung
- subjektiv als besonders stark wahrgenommene Bedrohung
- allgemein schlechtere psychische Verfassung
- schlechtere Identitätsbildung
- niedrigere Niveaus von Ehrgeiz und Besonnenheit
- größerer externer „locus of control"
- stärkerer Einsatz von Flucht/Vermeidung als Bewältigungsstrategien
- emotionszentrierte Bewältigung
- weniger Berufserfahrung
- anfälligere Persönlichkeitsstruktur
- größere Abhängigkeit von der Außenwelt für ein Gefühl der Sicherheit
- häufigerer Gebrauch von unzureichenden Bewältigungsstrategien

Tertiäre Dissoziation

Hierbei finden sich deutlich voneinander unterscheidbare Ich Zustände, die die traumatische Erfahrung beinhalten. Sie verfügen über separate kognitive, affektive und Verhaltensmuster und zeigen sich z.B. als multiple dissoziierte Identitätsbruchstücke in der dissoziativen Identitätsstörung (DID).

Menschen, die gelernt haben, als Reaktion auf ein Trauma zu dissoziieren, neigen dazu, auch auf spätere Belastungen hin weiterhin zu dissoziieren. Dadurch erfolgt eine Beeinträchtigung der bewussten Verarbeitung aktueller Informationen, und auch die Erforschung alternativer Methoden der Bewältigung wird verhindert. Diese Menschen sind gefährdet, auf längere Sicht gesehen, unfähig zur aktiven Problemlösung zu werden. Sie reagieren in der Folge auf bestimmte, scheinbar neutrale Stimuli so, als würden sie aufs neue traumatisiert und erleben denselben Geisteszustand, der zur Zeit des Traumas wahrscheinlich vorhanden war.

7 Studienergebnisse

In Studien zeigt sich wiederholt die Beziehung zwischen einem Trauma in der Kindheit und der Entwicklung einer dissoziativen Identitätsstörung:

In einer Studie von Gast (2001) zeigte sich, dass unter stationären psychiatrischen Patienten in Deutschland 21,7% in der deutschen Version des DES mit über 20 scoren. Es zeigte sich auch ein signifikanter Zusammenhang zwischen der Schwere der kindlichen Traumatisierung und dem dissoziativen Zustandsbild.

Gleaves in Texas (2001) schreibt in einem Review-Artikel über die letzten 10 Jahre, dass in den durchgeführten Studien die Diagnose der dissoziativen Identitätsstörung die Kriterien für die Validität erfüllt.

Friedl in Holland (2000) fand unter stationären psychiatrischen Patienten 8% mit dissoziativen Störungen und 2% zeigten eine dissoziative Identitätsstörung. Dieses Ergebnis spiegelt ungefähr die Zahlen im europäischen Raum wieder, die Raten in Nordamerika werden wesentlich höher angegeben.

Die Schwere des Kindheitstraumas bei chronisch dissoziierten Patienten ist extrem und außergewöhnlich: es findet sich schwerer und anhaltender körperlicher und/oder sexueller Missbrauch, Todesgefahr und vollständiges Fehlen eines subjektiven Geborgenheitsgefühls zusätzlich zu dem Missbrauch durch die primäre Pflegeperson.

Ein hohes Dissoziationsniveau zeigt sich in Verbindung mit früherer Traumatisierung auch bei:

- Borderline-Syndromen
- Somatisierungsstörungen
- Schweren Depressionen
- PTSD
- Dissoziativen Störungen im weiteren Sinne

Die Dissoziation scheint auch ein Prädiktor sowohl für potenzielle Selbstverstümmelung als auch für Selbstmordversuche zu sein.

8 Vorstellungen zur Entwicklung der Dissoziativen Identitätsstörung (DID)

Es handelt sich um einen komplexen psychophysiologischen Prozess, bei dem es zu einer Desintegration und Fragmentierung des Bewusstseins kommt. Dieser Prozess ist kein grundsätzlich pathologischer, sondern entspricht einer Fähigkeit, die bei Kindern noch besonders ausgeprägt ist und mit zunehmendem Alter nachlässt. Deswegen ist zu vermuten, dass bei Menschen mit dieser Störung die schwere Traumatisierung bereits in einem sehr frühen Kindesalter (0 Jahre bis ca. in das Schulalter) stattgefunden haben muss. Grundsätzlich sind diese Phänomene aber jedem Menschen im Sinne von z.B. Tagträumen oder Gedankenabschweifen mit partieller Amnesie in verschiedenem Ausmaß durchaus bekannt.

Die Art der Traumatisierung ist schwerwiegend, langandauernd und erfolgt in der frühesten Kindheit in Form von sexueller, körperlicher und emotionaler Misshandlung. Dies lässt sich bei über 90% der Befragten nachweisen und konnte in 90–95% der Fälle auch über Aufzeichnung offizieller Stellen, wie Kranken- oder Gerichtsakten, Jugendamt etc. abgesichert werden ...

Auf der Basis dieser kreativen Überlebensstrategie werden überwältigende traumatische Erfahrungen aus dem Bewusstsein ferngehalten und abgespalten, um der betroffenen Person ein weiteres Funktionieren und Überleben zu ermöglichen. Dadurch wird die traumatische Erfahrung auch nicht dementsprechend verarbeitet und in das autobiographische Gedächtnis integriert, sondern in Alternativpersönlichkeiten (engl. „alters"), die die dissoziierten Aspekte des Gesamtindividuums abgekapselt haben, aufgespalten.

Der Preis für diese Art der Traumabewältigung ist eine unkontrollierte Dissoziation im Erwachsenenalter mit Amnesie, Entfremdungserleben und einer tiefgreifenden fragmentierten Identität.

Wie treten uns diese Patienten im klinischen Bild gegenüber? Häufig wird die Symptomatik von den Patienten bewusst verheimlicht, da sie vermuten für vollkommen verrückt gehalten und dann erst recht abgewiesen zu werden. So braucht es oft eine jahrelange intensive und sichere therapeutische Beziehung bis Zeichen dieser Störung für den Behandelnden deutlich werden. Diese Menschen zeigen Zeichen von Amnesien, Entfremdungserleben, hören Stimmen im Kopf (häufig die der Täter, oder mitbeteiligter Angehöriger) und es zeigen sich Manifestationen von Identitätswechseln wie z.B. das Finden von Sachen, an deren Kauf man sich nicht erinnern kann, innere verbale Dialoge, spontan ausbrechende und Unheil anrichtende Aggressionen, und die Verwendung der dritten Person („er"-, „sie"- oder „wir"-Formulierungen) für sich selbst. Entscheidend scheint auch der wiederkehrende Bericht von Zeitlücken, die den Patienten nicht erklärlich sind.

Die einzelnen „alter egos" (kurz „Alters") haben spezifische Selbstgefühle, ein begrenztes Repertoire an Verhaltensweisen und eine bestimmte Menge zustandsabhängiger Erinnerungen. Übergänge zwischen den Persönlichkeiten können abrupt und durch den Patienten unbeeinflussbar erfolgen. Es besteht eine teilweise oder auch vollkommene Amnesie bezüglich dieser abgespaltenen Persönlichkeitszustände. Es finden sich meistens

Kind-Anteile, Persönlichkeitsanteile aus verschiedenen Altersabschnitten und auch verschiedenen Geschlechtern, beschützende und zerstörende Anteile (die z.B. Auslöser für selbstverletzendes oder auch fremdgefährdendes Verhalten sein können). Diese Diagnose zeigt eine hohes Risiko zur Chronifizierung und ein ebenso hohes Suizidrisiko im Laufe ihres Bestehens. Als Differentialdiagnosen finden sich häufig aus Mangel an alternativen Konzepten und der Schilderung von Stimmen im Kopf, Erkrankungen aus dem schizophrenen Formenkreis. Eine hohe Komorbidität findet sich mit Borderline-Persönlichkeitsstörungen, Essstörungen und somatoformen Störungen.

9 Therapieansätze

Meist ist eine langjährige und hochfrequente ambulante Einzeltherapie, die auf die spezifischen Bedürfnisse und Probleme des Klienten abgestimmt ist notwendig. Besonders effektiv scheint ein eklektischer Therapieansatz zu sein, der die verschiedensten Methoden und Vorgehensweisen integriert. Die Gefahr einer Retraumatisierung, durch während der Psychotherapie unvorbereitet aktivierter biographischer Inhalte, erschwert die therapeutische Arbeit und erfordert besondere Sensibilität und Geduld.

Das Primärziel ist es, ein zunehmendes Gefühl innerer Verbundenheit zu entwickeln und Beziehungen zwischen den alternierenden Persönlichkeitsanteilen zu fördern. Die Betroffenen sollen ein zunehmendes Gefühl eines einheitlichen und alltagstauglichen Selbst entwickeln.

Dies erfolgt über den ersten Schritt einer Kooperation zwischen den Teilpersönlichkeiten bis zur weitgehenden Integration derselben. Oft ist eine vollständige Integration nicht erreichbar, dann jedoch sollte es das Ziel sein, dass bestehende amnestische Episoden sistieren und der Patient den Alltag bewusst kontrollieren kann und auch lernt die Persönlichkeitsanteile und ihre Aktivitäten zu steuern. Keiner der Persönlichkeitsanteile soll innerlich abgespalten, abgelehnt oder stigmatisiert werden.

In der Therapie unterscheidet man schematisch **4 Phasen** (Huber, 1995; Kluft, 1999).

1. der Aufbau der therapeutischen Beziehung und Stabilisierung. Wesentlich ist hierbei der Aufbau von Vertrauen und einer tragfähigen therapeutischen Beziehung, die Abklärung und Stabilisierung der aktuellen Lebenssituation und die Arbeit an persönlichen Ressourcen. Es wird auch das individuelle Persönlichkeitssystem erkundet und aufgezeichnet welche Teilpersönlichkeiten vorhanden sind, welche speziellen Fähigkeiten bzw. Probleme sie haben und welchen Platz und welche Funktion sie im Gesamtsystem haben. Oft dauert diese Phase jahrelang und vielfach ist es gar nicht möglich weitere Therapieschritte zu unternehmen um das Gesamtsystem des Patienten nicht noch weiter aus dem Gleichgewicht zu bringen.
2. Förderung der Kommunikation zwischen den Teilpersönlichkeiten. Ziel ist es diese „Alters" in Kontakt miteinander zu bringen, um amnestische Phasen zu vermeiden und eine Kooperation zu entwickeln.
3. In dieser Phase wird kontrolliert an den traumatischen Ereignissen aus der Vergangenheit gearbeitet – ein kontrollierbares Wiedererleben des Traumas in kleinen bewältigbaren Schritten. („fractionated abreaction", Kluft 1990). Ergänzt wird diese Arbeit durch Methoden aus der Hypnose und dem EMDR. Diese Techniken ermöglichen auch die Bearbeitung von sehr komplexen und schweren Traumatisierungen.
4. In der letzen Therapiephase geht es schließlich auch um die Trauerarbeit, um die zerstörte Kindheit und die erlebten Verletzungen. Der Patient muss sich außerdem in seinem innerpsychischen Erleben und Reagieren sowie im sozialen Verhalten an ein völlig verändertes Selbst- und Lebensgefühl gewöhnen

und hierzu neue Bewältigungsstrategien aufbauen.

Für die Zukunft werden Schulungen für Berufsgruppen im psychosozialen Bereich hinsichtlich Entstehung, Diagnostik und Behandlung von Dissoziativen Störungen dringend notwendig sein. Während im nordamerikanischen Raum erste Schritte in dieser Richtung in die Wege geleitet wurden, ist die Versorgung der Patienten in den meisten europäischen Ländern unzureichend.

Literatur

Coons PM, Milstein V (1986) Psychosexual disturbances in multiple personality: Characteristics, etiology and treatment. J Clin Psychiatry 47: 106–111

Freyberger HJ, Spitzer C, Stiglitz RD, Kuhn G, Magdeburg N, Bernstein-Carlson E (1998) Fragebogen zu dissoziativen Symptomen (FDS) Deutsche Adaption, Reliabilität und Validität der deutschen Dissociative Experiences Scale (DES). Psychotherapeutisch-Psychosomatische Medizinische Psychologie 48: 223–229

Friedl MC, Draijer N (2000) Dissociative disorders in Dutch psychiatric inpatients. Am J Psychiatry 2000 June, 157 (6): 1012–3

Gast U, Rodewald F, Nickel V, Erich HM (2001) Prevalence of dissociative disorders among psychiatric inpatients in a German university clinic. J of Nervous and mental diseases April 2001 189 (4): 249–57

Gast U, Rodewald F, Kerstin A, Emrich H (2001) Diagnostik und Therapie Dissoziativer (Identitäts-)Störungen, Psychotherapeut 46: 289–300

Gast U, Oswald T, Zürndorf F (2000) Das Strukturierte Klinische Interview für DSM-IV dissoziative Störungen (SKID-D). Deutsche Fassung. Hogrefe, Göttingen

Gleaves DH, May MC, Dardena E (June 2001) An examination of the diagnostic validity of dissociative identity disorder. Clin Psychological Review 21 (4): 577–608

Huber M (1995) Multiple Persönlichkeiten – Überlebende extremer Gewalt. Fischer, Frankfurt aM

International Society for the Study of dissociation (1997) Guidelines for treating dissociative identiy disorder (multiple personality disoder) in adults

Janet P (1889) L'automatism psychologique. Alcan, Paris

Jant P (1893) L'amnesie continue. Revue Generale des Sciences (4): 167–179

Kapfhammer HP (2000) Dissoziative Störungen. In: Möller, Laux, Kapfhammer (Hrsg) Psychiatrie und Psychotherapie: 1342–1371. Springer Verlag, Berlin Heidelberg New York

Kluft RP (1990) The fractionated abreaction technique. In: Hammond CD (ed) Handbook of hypnotic suggestions and metaphors: 527–528. Norton, New York

Kluft RP (1996a) Treating the traumatic memories of patients with dissociative identity disorder. Am J Psychiatry 153: 103–110

Kluft RP (1999) An overview of psychotherapy of dissociative identity disorder. Am J Psychotherapy 53: 289–319

Kluft RP (1996) Am J Psachiatry 153: 7, July 1996. Festschrift Supp

Kolk BA van der, Hart O van der, Marmar CR (2000) Dissoziation und Informationsverarbeitung beim posttraumatischen Belastungssyndrom. In: Kolk BA van der, McFarlane AC, Weisaeth L (Hrsg) Traumatic Stress. Grundlagen und Behandlungsansätze: 241–261. Junfermann Verlag, Paderborn

Myers CS (1915) A contribution to the study of shell shock: 316–320. Lancet

Nijenhuis ERS, Spinhoven P, Dyck R van, Hart O van der, Vanderlinden J (1996) The development and psychometric characteristics of the Somatoform Dissociation Questionnarie (SDQ-20). J Nerv Ment Dis 184: 688–694

Overkamp B, Hofmann A, Huber M, Dammann G (1997) Dissoziative Identitätsstörung (DIS) – eine Persönlichkeitsstörung? Persönlichkeitsstörungen 2: 74–84

Pope Harrison G et al. (1999) Am J Psychiatry 156: 2, February 1999

Putnam FW (1989) Diagnose und Behandlung der dissoziativen Identitätsstörung. Ein Handbuch. (2003 dt Fassung). Junfermann Verlag, Paderborn

Putnam FW, Loewenstein RJ (1993) Treatment of multiple personality disorder: a survey of current practices. Am J Psychiatry 150: 1048–1052

Putnam RW, Guroff JJ, Silberman EK, Barban L, Post RM (1986) The clinical phenomenology of multiple personality disorder. A review of 100 recent cases. J Clin Psychiatry 47: 169–174

Ross CA, Joshi S, Currie R (1991b) Dissociative experiences in the general population. Am J Psychiatry 147: 1547–1552

Ross CA, Dua V (1993) Psychiatric health case costs of multiple personality disorder. Am J Psychotherapy 42: 40–52

Saxe GN, Kolk BA van der, Berkowitz R, Chinam G, Hall K, Lieberg G, Schwartz J (1993) Dissociative disorders in Psychiatric inpatients. Am J Psychiatry 150: 1037–1042

Vergewaltigung und Missbrauch und deren psychische Folgen

Maria Steinbauer

Eine Vergewaltigung ist stets ein schwerwiegendes, traumatisches Ereignis, das einen tiefen Einbruch in die Lebenskontinuität der betroffenen Frau bedeutet. Das im Rahmen einer Vergewaltigung erlebte Gefühl von Ohnmacht, Hilflosigkeit und Verletzbarkeit erschüttert das Sicherheitsbewusstsein in seinen Grundfesten und führt zu erheblichen psychosozialen Folgeerscheinungen (Sutherland und Scherl, 1970). Die Frauen erleben während der Tat meist das Gefühl einer „Lähmung". Sie fühlen sich vom Willen des Täters überwältigt. Manche Frauen berichten von einem Entfremdungsgefühl – von einer emotionalen sowie körperlichen Anästhesie, in der sie weder Gefühle noch körperliche Empfindungen wahrnehmen, so dass sie ihren Körper vom Ich getrennt erleben – 90,7% der Frauen empfinden Todesangst (Feldmann, 1992).

Herausragende Bedeutung hat die anhaltende Angstsymptomatik, die auch persistiert, wenn der anfängliche Schock zu verschwinden beginnt. Häufig entwickelt sich eine Depressivität in Form von Resignation, Mutlosigkeit und Bedrücktsein, auch funktionelle oder psychosomatische Körperstörungen können Folgen des Traumas sein. Eine Vergewaltigung hat auch traumatische Auswirkungen auf das sexuelle Partnerverhalten, indem Sexualstörungen im Sinne einer ängstlichen oder aversiven Sexualabwehr auftreten können. Die kognitiven Veränderungen als Folge der Erfahrung brutaler Aggressivität, des Beherrschtwerdens und der Demütigung durch den Täter kann zu einem grundlegenden Wandel des Welt- und Selbstbildes führen. Das Bild der Welt, in der man bis zur Tat arglos leben konnte, hat sich gewandelt und erscheint im Ganzen bösartig und bedrohlich. Das Selbstbild dieser Frauen wird von Verwundbarkeit und Schwäche bestimmt. So kommt für die meisten Frauen eine Vergewaltigung einem existenziellen, lebensverändernden Lebenseinschnitt gleich, mit dessen Folgen zahlreiche psychische und psychosomatische Probleme verbunden sind.

In Bezug auf die **Epidemiologie** gehen Statistiken (Kessler, 1995) von einer Lebenszeitprävalenz von 9,2% für Vergewaltigung und von 12,3% für Missbrauch aus. In der Folge entwickeln 45,9% der Frauen nach einer Vergewaltigung bzw. 26,5% der missbrauchten Frauen eine Posttraumatic Stress Disorder (PTSD). In der Folge findet sich im Vergleich zu Allgemeinwerten ein um sechsfach erhöhtes Risiko für die Entwicklung einer Major depression, ein ca. vierfach erhöhtes Risiko für Panikstörung und Agoraphobie, sowie ein dreifach erhöhtes Risiko für Alkohol- bzw. Substanzmissbrauch. Die geschätzte Selbstmordrate liegt bei 20%.

Missbrauch bzw. Vergewaltigung in der Kindheit wiegt besonders schwer, da sich dieser auf alle Reifungsschritte auswirken kann (Yates und Green, 1991). Um die Kontinuität von Fühlen und Denken aufrecht zu erhalten, bedarf es bei diesen traumatisierten Kindern massiver Abwehrmechanismen, die zu einer schweren Beeinträchtigung der primären Identität – und je jünger der Mensch ist – zu schweren Persönlichkeitsstörungen führen können (Meiselmann, 1979). Zahlreiche Studien weisen

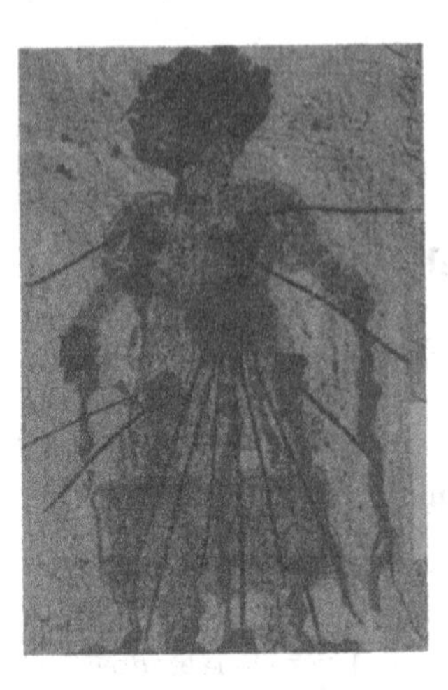

Abb. 1. Eine 36-jährige Patientin symbolisiert ihre seelische Verletzung nach einem Missbrauch in der Kindheit als Verletzung des „inneren Kindes".

auf einen engen Zusammenhang zwischen Missbrauch in der Kindheit und der Entwicklung von Borderline-Persönlichkeitsstörungen hin (Hermann et al.,1989; Nigg et al., 1991). Bei 35% dieser Kinder kann später eine PTSD diagnostiziert werden.

Neben der psychischen Symptomatik kommt es auch zu langdauernden vegetativen Störungen, die ihren Ausdruck in Hypervigilanz, Schlafstörungen, erhöhte Irritabilität, Schreckhaftigkeit und Konzentrationsstörungen finden.

In der Gesellschaft besteht für diese Verbrechen eine hohe Dunkelziffer. Scham- und Schuldgefühle und die oft bestehenden sozialen Bindungen der Opfer bilden eine hohe Hemmschwelle und verhindern so das Öffentlichmachen dieser Traumata (DiVasto et al., 1984). Für viele Betroffene ist es, jenseits aller rechtlichen Konsequenzen, oft unmöglich, ihr Trauma zu bewältigen. Sie leiden unter den Langzeitfolgen der unbewältigten Ereignisse und kommen so mit psychiatrischen Institutionen in Kontakt, wobei Anlass für die stationäre Aufnahme meist schwere Depressionen, dissoziative Symptome oder Autoaggressionen, die häufig in Suicidversuchen gipfeln, sind. Das eigentliche Trauma kommt oft nicht zur Sprache.

Therapieansätze

Bei der Entwicklung eines PTSD spielt die Erfahrung wie das Ereignis von der Familie bzw. der Gesellschaft beurteilt wird – ob es vielleicht gar zu einer Schuldzuweisung kommt, oder eher Verständnis und Mitgefühl erlebt wird – eine große Rolle. Einen wesentlichen Anteil für die Entwicklung von Spätfolgen hat auch der kognitive Umgang der Betroffenen selbst mit dem Trauma – nämlich welchen Stellenwert dem Trauma in der persönlichen Geschichte gegeben wird und inwieweit das Selbstwertgefühl gebrochen worden ist.

Zunächst sollten Opfer die Möglichkeit haben, in einer warmen Atmosphäre über ihre Erfahrung zu sprechen, sie zu verbalisieren und damit Distanz zu schaffen.

Eine wesentliche Rolle, wie und ob das Trauma verarbeitet werden kann, spielt dabei das familiäre und soziale Netz. Familie und Freunde können verstehend und stützend die ersten Reaktionen auf das Trauma auffangen.

Grundsätzlich ist es günstiger, wenn Frauen im Erstkontakt von weiblichen Therapeuten gestützt werden, da Männer der „Tätergruppe" zugeordnet werden.

Gefährlich ist es, das Ereignis totzuschweigen. Große Bedeutung hat dabei auch das soziokulturell religiöse Umfeld, das oft den Frauen noch Schuld zuweist und sie dafür missachtet. Sie dürfen über ihr Leid nicht sprechen, da es Schande und Ausschluss aus dem Familienverband bedeuten kann.

In einer tragfähigen **therapeutischen Beziehung** können die Betroffenen lernen, das Trauma als Teil der persönlichen Geschichte zu akzeptieren. Dabei ist auch eine umfassende Information über das Wesen von eventuell auftretenden psychischen und somatischen Störungen wichtig – die Aufklärung, dass die psychischen Folgereaktionen letztlich „normale" Reaktionen auf abnorme Belastungen darstellen. Die Opfer, aber auch die Behandler, sollen verstehen, dass diese Symptome **psychobiologische Reaktionen auf überwältigenden Stress** darstellen und nicht Zeichen von Schwäche der betroffenen Person ausdrücken. Ausgehend von einer empathischen, unterstützenden Haltung des Betreuers wird es dann auch möglich, eine eventuell notwendige **psychotherapeutische Hilfe** anzunehmen.

Einen hohen Stellungswert haben **Selbsthilfegruppen**, mit deren Hilfe die Betroffenen in einer mitfühlenden und beistehenden Gruppe ihre Isolation und das Stigma überwinden lernen.

Spezielle psychotherapeutische Strategien helfen dem Opfer sich ihrer Angst und den emotionalen Reaktionen auf das Trauma in strukturierter Form zu nähern, ohne dabei von ihren Gefühlen überwältigt zu werden.

Eine **detaillierte Schilderung des Ereignisses** in einer zugewandten, vertraueneinflößenden Atmosphäre ermöglicht das Geschehene in Worte zu fassen, eine Geschichte daraus zu bilden und Distanz dazu zu gewinnen.

Im Rahmen **verhaltenstherapeutischer Strategien** kann ein entsprechendes Angstmanagement ein frühes Erkennen von Angstsignalen ermöglichen und in der Folge Strategien zum Umgehen und der Bewältigung von problematischen Angstreaktionen erlernt werden. Dies hilft auch dem Opfer zu verstehen, wie das traumatische Ereignis weiter auf Beziehungen und andere Lebensaspekte Einfluss nehmen kann. Mit Hilfe der Konfrontationstechnik (Exposition) bzw. der Systematischen Desensibilisierung kann sich das Opfer zunächst in der Vorstellung (in sensu) und später real, mit den leidvollen Erinnerungen und den entsprechenden Gefühlen auseinandersetzen.

Kognitive Therapiestrategien helfen den Patienten, seine Gedankenkreisläufe und die im Rahmen des Traumas entstandenen negativen Überzeugungen bzw. Erwartungen zu hinterfragen und zu bearbeiten

Schließlich kann eine **psychodynamische Therapie** Einsicht in eigene Entwicklungen fördern, **Entspannungstechniken** (z.B. Jacobson) die vegetative Übererregbarkeit positiv beeinflussen.

Der Einsatz moderner **Antidepressiva** spielt eine wichtige Rolle bei der Bewältigung von angstassoziierten Symptomen wie Fremdheitsgefühl, flashbacks, depressive Verstimmung und Vermeidungsverhalten. Multicenter – Studien (Davidson et al., 2001) weisen darauf hin, dass eine medikamentöse Behandlung mit SSRI (Connor et al., 1999) sehr effektiv ist.

Über **non-verbale psychotherapeutische** Methoden ist es den Patienten oft möglich, Zugang zu ihren traumatisierenden Erlebnissen zu bekommen und sich diesen zu stellen. So kann z.B. die **Malgruppentherapie** (Steinbauer und Taucher, 1999) rasch über die Bildebene ein Bewusstwerden, eine Auseinandersetzung mit dem Trauma sowie dessen Bearbeitung ermöglichen.

Im Zentrum unseres Therapiekonzeptes der **„Integrativen Maltherapie"** steht die Malgruppe (Taucher und Steinbauer, 1994). Das Ziel ist es, psychodynamisches Geschehen über methodische Schritte in „innere Bilder" zu fassen und durch direkte gestalterische Umsetzung sichtbar zu machen. In der Gestaltung entsteht ein „begreifbares" Gegenüber, das einer Reflexion und Bearbeitung zugänglich wird. Gleichzeitig besteht die Möglichkeit, der seelischen Energie Ausdruck und Form zu verleihen (Jakobi, 1977).

Über den spielerischen Charakter des Malens gelingt es den Patienten rasch, die sie bewegenden Gefühle von Ohnmacht und Angst auszudrücken. Das unmittelbare Ausdrücken dieser Gefühle führt zu einer Katharsis, Distanzierung und Entlastung. Die traumatisierenden Erlebnisse werden in den Bildssymbolen ins Bewusstsein gehoben und bilden so ein gegenständliches Gegenüber das für die Patienten handhabbarer und kommunikabel wird.

Die Bildebene erleichtert es, Distanz zu den mit starken Ängsten besetzten Erlebnissen herzustellen, diese Distanz zu halten und mit ihr kreativ umzugehen. Die spezifischen Abwehrmechanismen, nämlich die dissoziativen Fähigkeiten dieser Patientinnen, können einen wertvollen Ansatzpunkt in der Therapie darstellen.

Indem die Patientinnen angehalten werden, sich – je nach Höhe der Angstspannung – in der Rolle des Beobachters bzw. des Opfers dem Trauma dissoziativ zu nähern, gelingt eine emotionale Annäherung an das Geschehen. Während der beobachtende Anteil sich in das Leid des Opfers einfühlt, kann der verletzte Anteil auf die Stützung durch eben diesen beobachtenden bzw. „erwachsenen" Anteilzählen.

In diesem Prozess werden die mit dem traumatisierenden Ereignis verbundenen, internalisierten Schuld- und Schamgefühle zunehmend externalisiert und relativiert. Dabei werden die dissoziativen Fähigkeiten dieser Patienten bewusst genützt, um in Kontakt mit den abgespaltenen Teilen zu treten und eine Reintegration zu ermöglichen.

Die Annäherung an das Trauma erfolgt häufig über Träume, aber auch Kindheitserinnerungen werden in den Bildern zugänglich.

Erika, eine Patientin, die unter schweren Angstzuständen und funktionellen Anfällen litt, zeichnete einen Traum, der sie seit Jahren quälte: in ihrem Bild befindet sie sich in einem langgestreckten Gang, an dessen Ende sich eine geöffnete Tür befindet. Zwei riesige, blutige Hände verwehren die Flucht.

Ausgehend von diesem Bild erinnert die Patientin ein Kindheitstrauma von dem sie bisher niemandem etwas mitgeteilt hatte. Erika erinnert sich, dass sie in ihrer Kindergartenzeit immer schon $^{1}/_{2}$ Stunde bis 1 Stunde vor Öffnung des Kindergartens von ihrer Mutter dorthin gebracht worden sei. Sie wartete dann in einem Flur auf den Beginn der Kindergartenstunde. Ein ihr unbekannter Mann – sie erinnerte sich nur mehr an seine Hände – hatte sie dort mit den Händen vergewaltigt, so dass sie blutete.

Eine andere Patientin die unter einer depressiven Verstimmung litt und schon zwei Suicidversuche unternommen hatte, versucht ihren schweren Angstzuständen eine Gestalt zu verleihen. Die Angst wird im

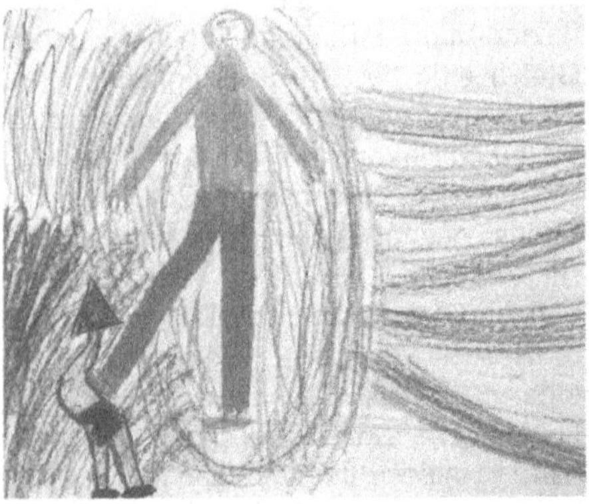

Abb. 2. In diesem Bild zeichnet Erika ihre Gewalterfahrung: eine kleine ohnmächtige Figur – sie zeichnet sich ohne Arme als Ausdruck ihrer Hilflosigkeit, ohne Gesicht – vielleicht ein Ausdruck einer in der Situation erfahrenen Dehumanisierung – von dem Vergewaltiger mit Füßen getreten.

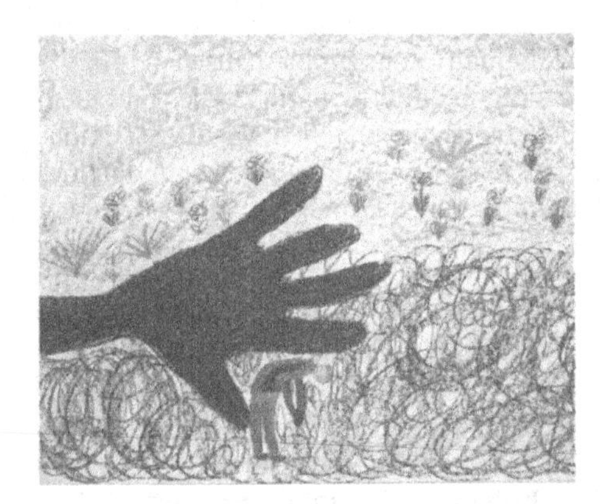

Abb. 3. Die Missbrauchserlebnisse aus der Kindheit treten immer wieder quälend ins Bewusstsein. Die Erinnerungen überschatten Erika wie eine riesige schwarze Hand, die sie in der Dunkelheit der Depression gefangen hält – den Zugang zu einer „freundlichen Welt" verwehrt. In der Auseinandersetzung mit diesen Erfahrungen drückt die Patientin in diesem Bild drastisch ihren Schmerz, ihre Verletztheit und innere Zerrissenheit als Folge ihres traumatischen Erlebens aus.

Bild zu einer riesigen schwarzen Figur, während sie sich selbst als verletztes Kind darstellt, das dieser dunklen Kraft hilflos ausgeliefert ist. In der Nachbesprechung kann die Patientin von Missbrauchserlebnissen durch ihren gewalttätigen, älteren Bruder berichten.

Eine undifferenzierte globale Wahrnehmung des Traumas, die für die Aufrechterhaltung der Langzeitfolgen ursächlich ist, wird in der Bearbeitung auf Bildebene durchbrochen. In diesem Prozess erleben sich die Patientinnen als aktiv in der Schaffung und Vergegenständlichung und lernen sich durch Symbole einen Weg öffnen, der zur Selbstverwirklichung und Autonomie führt.

Eine kurze Fallstudie über einen Therapieprozess im Konzept der Integrativen Maltherapie

Roswitha, eine 28-jährige Patientin, kommt mit den Symptomen einer schweren depressiven Verstimmung sowie „Anfällen", in denen die Patientin plötzlich von Gefühlen der Ohnmacht, Hilflosigkeit und schwerer Angst überschwemmt wird, zur stationären Aufnahme an die psychiatrische Klinik.

Sozialanamnese:

Die Patientin hat noch einen um 5 Jahre älteren Bruder und zwei Stiefgeschwister. Im 3. Lebensjahr der Patientin kommt es zur Scheidung der Eltern. Als die Patientin 7 Jahre alt war, heiratete die Mutter neuerlich.

Die Patientin besucht die Volksschule, Hauptschule und schließt die Frauenfachschule mit Matura ab. Sie arbeitet seit einigen Jahren erfolgreich in einer Bäckerei als Geschäftsführerin. Zuletzt war sie arbeitsunfähig.

Therapieverlauf

Die Patientin wurde 7 Wochen im Rahmen des Konzeptes der Integrativen Maltherapie behandelt. Zum Zeitpunkt der Entlassung ist es zum Sistieren der psychogenen Anfälle gekommen. Roswitha hatte Zugang zu abgespaltenem Erleben und Einsicht in ihre pathologischen Reaktionsmuster gewinnen können. Damit wurde der Weg zu innerer Wandlung und neuen adäquateren Verhaltensweisen frei, deren Einübung im sozialen Umfeld über ambulante Kontakte unterstützt wurden.

Therapieprozess im Verlauf der Integrativen Maltherapie

Roswitha malt eine aus einem Nebel auftauchende Pistole aus der das Blut tropft. Das Opfer – sie selbst – sei zu Tode getroffen.

In diesem Zusammenhang berichtet die Patientin von sexuellen Missbrauchserlebnissen mit ihrem Stiefvater zwischen dem 8. und 12. Lebensjahr. Die symbolische Darstellung eines vorbewussten Traumas wird zum Schlüsselbild und führt zu tief abgewehrtem Erleben.

Diese Erinnerungen sind mit schweren Scham- und Schuldgefühlen verbunden.

Roswitha war in einem schweren Loyalitätskonflikt mit ihrer Mutter. Sie befürchtete, die Mutter, die gerade wieder schwanger war, würde ihren Mann verlieren, würde Roswitha „alles" erzählen. Gleichzeitig fühlte sie sich auch von ihrer Mutter, die zwar „etwas" ahnte, jedoch das Geschehen verharmloste und verleugnete, verraten und in ihrer Not alleingelassen.

Intermittierend auftretend Flashback-Erlebnisse, die sich auf Missbrauchszenen beziehen und von panikartiger Angst begleitet werden, finden in ihren Bildern intensiven Ausdruck.

Schließlich gelingt es Roswitha, sich auf Bildebene mit dem Aggressor auseinandersetzen, ihren Wut-, Hass- und Rachegefühlen Ausdruck zu verleihen, und ihre Ohnmacht am eigenen Werk zu durchbrechen.

So malt sie sich schwer verwundet am Boden liegend, eine Pistole in der Hand, mit der sie den ihr gegenüberstehenden Angreifer erschießt.

Mit diesem Bild hat sie die Position ihrer Ohnmacht verlassen und fühlt sich stark genug, auch kommenden Schwierigkeiten in ihrem Leben entgegentreten zu können.

Es kommt zu einer deutlichen Stimmungsaufhellung und Roswitha kann sich mit positiven Zukunftsplänen auseinandersetzen.

In ihrem Abschlussbild zeichnet sich Roswitha Hand-in-Hand mit einem Kind, einer sonnigen Landschaft entgegenschreitend. Ein Teil ihres Selbst stellt dieses Kind dar, das sie in ihrer Erinnerung verloren und wiedergefunden hat und symbolisiert so die Reintegration der abgespaltenen dramatischen Erlebnisse und die Eröffnung neuer Erlebenswelten.

Zusammenfassung

Eine Vergewaltigung ist stets ein schwerwiegendes, traumatisches Ereignis, das einen tiefen Einbruch in die Lebenskontinuität der betroffenen Frau bedeutet und zu erheblichen psychosozialen Folgeerscheinungen führt (Halleck et al., 1962). Besonders schwer wiegt Vergewaltigung bzw. Missbrauch im Kindesalter, da sich dies auf alle Reifungsschritte auswirken kann (Yates und Green, 1991). Bei einer Vergewaltigung kommt es fast ausnahmslos zu einer schweren psychischen Krise, und in der Folge zu psychischen Störungen, die als Posttraumatik-Stress-Syndrom bezeichnet werden. Diese Langzeitfolgen zeigen Symptome wie Depression, generalisierte Angst, phobische Reaktionen, Flashbacks, psychogenen Schmerz, Suicidalität, Störungen des Sexualverhaltens, Drogen-, Alkoholmissbrauch. Die kognitiven Veränderungen als Folge der Erfahrung von Ohnmacht, Hilflosigkeit und Verletzbarkeit erschüttern das grundlegende Sicherheitsbewußtsein in seinen Grundfesten und führen zu erheblichen psychosozialen Folgeerscheinungen.

Die umfassende Information über das Wesen von eventuell auftretenden psychischen und somatischen Störungen, die soziale und psychotherapeutische Hilfestellung sowie die medikamentöse Therapie sind ein ganz wichtiger Faktor zur Prophylaxe bzw. Behandlung von psychischen Folgeschäden. Ein wichtiger nonverbaler Therapieansatz ist auch die Malgruppentherapie, die Zugang zu verschüttetem Erleben und die Bearbeitung von Traumata auf Bildebene ermöglicht (Steinbauer und Taucher, 1999).

Literatur

Halleck SL (1962) The physician's role in management of victims of sex offenders. J Am Med Ass 180: 273–278

Sutherland S, Scherl DJ (1970) Patterns of response among victims of rape. Am J of Orthopsychiatry 40: 503–511

Yates, Green (1991) Child Sexual Abuse. Wiener JM (ed) Textbook of child and adolescent psychiatry. Am Psych Press, Washington

Kessler RC et al. (1995) Posttraumatic stress disorder in the National Comorbidity Survey. Arch Gen Psychiatry 52: 1048–60

Di Vasto et al. (1984) The prevalence of sexually stressful events among females in the general population. Arch of Sexual Behavior 13: 59–67

Feldmann H (1992) Vergewaltigung und ihre psychischen Folgen. Enke, Stuttgart

Meiselmann KC (1979) Incest: A psychological study of causes and effects. Jossey-Bass, San Francisco

Hermann et al. (1989) Nigg et al. (1991) Childhood trauma in borderline personality disorder. Am J Psychiatry 146: 490–495

Rauch SL et al. (2000) Exaggerated amygdala response to masked facial stimuli in posttraumatic stress disorder: a functional MRI study. Biol Psychiatry 47: 769–76

Yehuda R et al. (1998) Plasma norepinephrine and 3-methoxyphenylglycol concentrations and severity of depression in combat posttraumatic stress disorder. Biol Psychiatry 44: 56–63

Southwick et al. (1993) Abnormal noradrenergic function in posttraumatic stress disorder. Arch Gen Psychiatry 50: 266–74

Mason, Southwick et al. (1994) Elevation of serum free trijodthyronine, total trijodthyronine, thyroxine binding globulin and total thyroxin levels in combat related posttraumatic stress disorder. Arch Gen Psychiatry 51: 629–41

Baker DE et al. (1999) Serial CSF corticotropinreleasing hormone levels and adrenocortical activity in combat veterans with posttraumatic stress disorder. Am J Psychiatry 156: 585–8

Steinbauer M, Taucher J (1999) Die Integrative Maltherapie – ein Therapiekonzept für stationäre psychiatrische Patienten an der Universitätsklinik in Graz. Bildnachweis: Die Bilder stammen aus der Malgruppentherapie an der Univ.-Klinik Graz

Davidson IR et al. (2001) Multicenter double blind comparison of sertralin and placebo in the treatment of posttraumatic stress disorder. Arch Gen Psychiatry 58: 485–92

Connor KM et al. (1999) Fluoxetin in posttraumatic stress disorder randomised double blind study. Br J Psychiatry 175: 17–22

Taucher J, Steinbauer M (1994) Malgruppe – psychodynamische Therapie und 18 Diagnostik stationärer psychiatrischer Patienten. Der Psychotherapeut 39: 158–165

Jakobi J (1977) Vom Bilderreich der Seele 44. Olten, Walter

Politische Verfolgung und Folter – Folgen und Behandlungsansätze

Angelika Birck

Die Realität von Folter und politischer Verfolgung

Als Folter bezeichnen die Vereinten Nationen (1984) jede Handlung, bei der eine in amtlicher Eigenschaft handelnde Person einer anderen Person vorsätzlich große körperliche oder seelische Schmerzen zufügt (ausgenommen sind Schmerzen durch zulässige Sanktionen, z.B. Strafrecht). Folter ist fester Bestandteil von repressiven politischen Systemen, von Verfolgung und Terror. Obwohl verschiedene internationale Konventionen Folter verbieten, liegen regelmäßig doch aus mehr als der Hälfte der Staaten der Erde Berichte von stattfindenden Folterungen vor (Amnesty International, 2001a). Nach Schätzungen von Jacobsen und Vesti (1990) haben zwischen 10% und 30% aller Flüchtlinge, die in europäischen Ländern ankommen, Folter erlitten.

Terrorregime versuchen, ihre Opfer maximal zu verunsichern. Die Tortur beginnt deswegen oft damit, dass ihr Opfer überraschend überfallen und gefangen genommen wird, damit wird ein abrupter und totaler Bruch mit dem bestehenden sozialen Umfeld erzwungen. Das Opfer wird z.B. nachts aus dem Schlaf gerissen, mit verbundenen Augen an einen unbekannten Ort abgeführt, erhält keine Informationen zur Anklage und zur drohenden Strafe, hat keine Gelegenheit, jemanden zu informieren oder sich zu verabschieden. Unmittelbar an die Verhaftung folgen oft lange andauernde nächtliche Verhöre mit Folterungen. Folgende Praktiken der vorwiegend körperlichen Schmerzverursachung werden häufig berichtet: Schläge, Zwangshaltungen (in enge Gegenstände oder Räume gesperrt werden, gefesselt werden), an Händen oder Füßen aufgehängt werden; Hitze, Sonne, Nässe oder Kälte ausgesetzt werden, mit dem Kopf unter Wasser getaucht werden, gewürgt oder gedrosselt werden, Verbrennungen, Schlafentzug, hungern und dursten lassen, Gewaltanwendung im Bereich der Genitalien, Vergewaltigung, Elektrofolter, schwere Zwangsarbeit leisten müssen, schmerzinduzierende oder psychotrope Pharmaka verabreicht bekommen u.a.

Das Ziel der Folterer ist es, ihr Opfer in eine Situation extremer Ohnmacht und maximalem Schmerz zu bringen und dabei nur minimale und unspezifische Spuren zu hinterlassen, deswegen gewinnen psychologische Foltermethoden zunehmend an Bedeutung. Es geht dabei nur vordergründig darum, eine Aussage zu erhalten, denn die Folterungen gehen auch dann weiter, wenn die Inhalte längst bekannt sind. Geständnisse unter Folter sind mehr als die Preisgabe von Informationen und der Verrat von Menschen: Zu gestehen beinhaltet, den Folterer als Herrscher anzuerkennen, damit bricht der letzte Widerstand, und das ist das eigentliche Ziel der Folterer, um mit dem Übertreten dieser letzten Grenze das Erleben von Identität zu zerbrechen und eine totale Demütigung und Zerstörung der Persönlichkeit zu erreichen. Zwischen den wiederholten stundenlangen Verhören werden Gefangene oft von der Außenwelt, aber auch von Mitgefangenen isoliert, häufig auch von allen Umweltreizen abgeschirmt (Dunkelheit oder gleichförmiges Licht, Schallisolation). Starke soziale und sensorische Deprivation führt nach wenigen Tagen zu schweren psychischen Störungen (Orientierungsverlust, Angst, Depression, Halluzinationen u.a.). Außerdem kommen folgende Praktiken psychischer Schmerzverursachung häufig vor: wiederholtes Unterschreiben-Müssen von Geständnissen, Bedrohungen, Demütigungen, erzwungenes Nacktsein, sexualisierte Drohungen und Demütigungen, starkem Licht oder Lärm ausgesetzt werden, verbundene Augen, Scheinhinrichtungen; zusehen oder zuhören müssen, wie andere gefoltert werden oder sich daran beteiligen müssen; Tote in Zellen liegen lassen, Verletzung von kulturspezifischen Tabus; Verwirrungstaktiken und widersprüchliche Anforderungen mit massivem Druck, sich zwischen verschiedenen negativen Konsequenzen zu entscheiden (double-bind; z.B. Bedrohung, Familienangehörige zu foltern, wenn keine Information preisgegeben wird, gleichzeitig bedeutet die gewünschte Aussage den Verrat und die Verhaftung von Freunden). Es werden häufig solche Formen der Demütigung und Misshandlung eingesetzt, die vor dem Hintergrund der jeweiligen Kultur der Opfer maximal effektiv sind, z.B. Verletzungen der Ehre. Körperliche und psychische Methoden der Schmerzzufügung sind in der Praxis der Folter immer miteinander verbunden. Das Opfer soll dabei am Leben bleiben (um als abschreckendes Beispiel zu dienen), wenn Gefolterte sterben, werden sie meist als „verschwunden" bezeichnet, und Angehörige können damit nicht einmal ihren Verlust betrauern (vgl. Gurris und Wenk-Ansohn, im Druck). Durch diese Methoden wird eine fundamentale Orientierungslosigkeit und Ohnmacht erzeugt, ihr Opfer wird nachhaltig verwirrt und destabilisiert. Dies kann bis zur Auflösung innerer Bezugssysteme, zur Zerstörung des Erlebens von Identität und zum psychischen Zusammenbruch führen.

Folter und Verfolgung geschehen geschlechtsspezifisch (Birck, 2002a). Frauen werden nicht nur gefoltert, weil sie selber politisch aktiv sind oder einer bestimmten Gruppe angehören, sie werden auch als Angehörige von Verfolgten selbst verfolgt, oder weil sie bestimmten Normen, die nur für Frauen gelten, unterworfen sind. Wenn Frauen diese Regeln übertreten (z.B. Berufsverbote, Kleiderordnung, rigide Sexualnormen) wird das häufig als Ausdruck ihrer prinzipiellen Gegnerschaft zum Regime interpretiert und hart bestraft. Außerdem ist die Folter von Frauen regelmäßig mit sexualisierter Gewalt verbunden, das bedeutet in manchen Gesellschaften den nicht wieder rückgängig zu machenden Verlust der Ehre, bei Bekanntwerden den Ausschluss aus dem sozialen Verband bis hin zum Verlust der Existenzgrundlage (vgl. Wenk-Ansohn, 2002).

Ein sinnvolles Traumakonzept in der Arbeit mit Folterüberlebenden

Folterüberlebende waren oft über Jahre hinweg bedroht und verfolgt, sie sind oft mehrmals umgezogen oder untergetaucht und haben mit allen Mitteln versucht, der Verfolgung zu entgehen. Dennoch sind sie irgendwann Opfer von Misshandlungen, Inhaftierungen und Folterungen geworden. Die meisten Patienten des Behandlungszentrums für Folteropfer Berlin (BZFO) sind Kurden aus der Türkei, dem Irak oder Syrien, traumatisierte Kriegsflüchtlinge aus Ex-Jugoslawien, ehemalige Stasi-Verfolgte der DDR, Iraner und andere. Die meisten sind mehrmals verhaftet und gefoltert worden, sie haben fast immer lange andauernden Terror und wiederholte traumatische Gewalt durch Menschenhand erlebt. Häufig sind auch Familienangehörige und Freunde von Verfolgung bedroht.

Nach einer auch heute noch aktuellen Studie von Keilson (1979) ist die Zeit nach dem Erleiden traumatischer Gewalt entscheidend für den individuellen traumatischen Prozess, für die Entstehung und die Schwere von klinischen Symptomen (sequenzielle Traumatisierung). Folterüberlebende sind nach ihrer Entlassung häufig weiteren Repressionen ausgesetzt (Arbeitsverbot, Überwachung, sich ständig bei der Polizei melden müssen etc.) und von erneuter Folter bedroht, der andauernde Terror dehnt sich häufig auf die gesamte Familie aus. Um dem zu entgehen, wechseln Verfolgte ihren Aufenthaltsort, tauchen unter, flüchten in andere Dörfer und in andere Länder. Aber auch die Bedingungen des Flüchtlingsalltags sind durch Repressionen und Bedrohungen gekennzeichnet (Asylgesetzgebung, eingeschränkte Gesundheitsversorgung, Gewalt gegen Ausländer, Abschiebebedrohung). Folter bedeutet daher regelmäßig eine langfristige Stresssituation mit oft anhaltender Bedrohung (ongoing stress). Sowohl der nach Entlassung meist andauernde Terror im Heimatland als auch die Exilsituation beeinflusst den traumatischen Prozess und die Entwicklung und Aufrechterhaltung von schweren gesundheitlichen Folgen. Für Opfer von Krieg und politischer Verfolgung bedeutet die Hilflosigkeit und die Entmündigung, die durch die Asylsituation bedingt ist, häufig einen zusätzlichen und die Traumatisierung vertiefenden Faktor. Folterüberlebende erfahren selten öffentlich Gerechtigkeit und Würdigung des ihnen zugefügten Unrechts, da dieses von Verursachungs- und Zufluchtsgesellschaften im Allgemeinen nicht anerkannt wird (Pross 1988; Birck 2002b). Das eigene Leiden kann dann aus der Sicht der Opfer notwendig sein, um die Anklage der Täter aufrecht zu erhalten, das Leiden wird so zum Mahnmal des Erlittenen (Seagull und Seagull, 1991).

Folgen von Folter

Gesundheitliche Folgen

Folter beeinträchtigt langfristig alle psychischen und viele körperlichen Funktionen (UN, 1999), sie führt zu schweren körperlichen Schäden und erhöht langfristig das Risiko für psychische Störungen insgesamt. Die Gewaltanwendungen verursachen je nach ihrer Art körperliche Verletzungen (z.B. Trommelfelldefekte durch Schläge auf die Ohren, Wirbelsäulen- und Gelenksverletzungen durch Aufhängen, Dehnen und Zwangshaltungen; Schädelhirntraumen durch Gewalteinwirkung auf den Kopf, Schädigungen des zentralen und peripheren Nervensystems durch Gewaltanwendung und Mangelernährung). Neben der extremen Schmerzen, Angst und Ohnmacht und der körperlichen Schäden werden während der Folter absichtlich Kontrollverluste herbeigeführt, etwa der Verlust der Orientierungsfähigkeit (in Raum und Zeit), Beeinträchtigungen der Wahrnehmungsfähigkeit bis zum Verlust der Kontrolle über Sinneseindrücke (Realitätsverlust) und der Verlust der Kontrolle über den eigenen Körper (Stehen bis zum Umfallen, Versagung von Zugang zur Toilette, sexualisierte Gewalt etc.). Folterüberlebende berichten häufig über peritraumatische Dissoziationen während der Folterungen, diese sind mit Beeinträchtigungen der Aufmerksamkeit, der Wahrnehmung und Veränderungen des Bewusstseins verbunden, oft mit einem Gefühl der Unwirklichkeit oder Betäubung, das manchmal zum Nachlassen von Schmerzen führt. Dissoziative Reaktionen werden mitunter auch noch nach Jahren beibehalten, setzen automatisch ein und führen zu z.T. schweren dissoziativen Störungen (Amnesien, psychogene Anfälle). Der massive Schmerz und die Kontrollverluste führen zu Schuld- und Schamgefühlen und zur Ent-Persönlichung: Der Gefolterte kann die Realität dann nicht mehr wahrnehmen und kontrollieren, sondern unterliegt der Herrschaft der Folterer. Selbst-, Fremd- und Weltvertrauen werden tiefgreifend erschüttert (Janoff-Bulman, 1989).

Verschiedene psychische Störungen werden als Folge von Folterungen beschrieben. Epidemiologische Untersuchungen zu Folterfolgen sind aus offensichtlichen politischen Gründen schwierig. Folterüberlebende entwickeln neben komplexen posttraumatischen oft komorbide Störungen, häufig sind Depressionen, psychosomatische Störungen (z.B. chronische Schmerzen ohne ausreichenden Organbefund), Angststörungen und Panikanfälle, dissoziative Störungen, Zwänge, psychogene Essstörungen u.a. (Graessner und Wenk-Ansohn, 2000; UN, 1999; Turner und Gorst-Unsworth, 1990). Durch die (Selbst-) Medikation der Symptomatik kommt mitunter Substanzenabusus (z.B. Pharmaka, Alkohol) hinzu. Die psychischen Folgen von Folter haben eine hohe Chronifizierungstendenz (vgl. Gurris und Wenk-Ansohn, 2003; Birck, Pross und Lansen, 2002), daher werden auch andauernde Persönlichkeitsänderungen nach Extrembelastung diagnostiziert.

Die psychischen Symptome, die wir bei Folterüberlebenden beobachten, gehen weit über das Symptombild der PTBS nach DSM-IV oder ICD-10 hinaus (Gurris und Wenk-Ansohn, 2003; Maercker, 1997; Herman, 1992). Meist sind zusätzlich zur „einfachen" PTBS folgende komplexe Symptome zu beobachten: unspezifische somatische Beschwerden, Veränderungen des Bewusstseins (Depersonalisation, Derealisation, Amnesie, bis hin zu dissoziativen psychogenen Anfällen), affektive Störungen (dysphorische Verstimmung, schwere Depressionen, chronische Beschäftigung mit suizidalen oder selbstverletzenden Phantasien, explosive oder extrem unterdrückte Wut u.a.), veränderte Wahrnehmung des Täters (ständige Rachegedanken, paradoxe Dankbarkeit, Übernahme seiner Weltbilder und Wertesysteme u.a.), verändertes Selbstbild (Scham, Schuld, Empfinden eigener Wertlosigkeit und Stigmatisierung, Gefühl völliger Einsamkeit und Entfremdung anderen gegenüber), die Veränderung sozialer Beziehungen (Probleme der Nähe-Distanz-Regulierung, Verletzung eigener und fremder Grenzen, sozialer Rückzug und Isolation, unkontrollierbare Aggressivität, Sexualstörungen u.a.) und schließlich der Verlust von Bedeutungs- und Sinnkonzepten (mit dem Verlust von spirituellem Erleben, Glauben und Vertrauen sowie tiefer Hoffnungslosigkeit). Die intrusiven Zustandsbilder mit den Inhalten traumatischer Erinnerungsfragmente können manchmal psychosenah erscheinen, mit Verlust der örtlichen und zeitlichen Orientierung und sensorischem Wiedererleben, das an visuelle, auditive oder taktile Halluzinationen oder illusionäre Verkennungen erinnern mag. Bei Folterüberlebenden sind manchmal Symptomatiken zu beobachten, die an Erkrankungsbilder wie die des Überlebenden- oder Konzentrationslagersyndroms (Rappaport, 1968) erinnern, welche bei Holocaust-Überlebenden beschrieben worden sind. Die Dokumentation von Folter und ihren Spuren wird beschrieben in Graessner und Wenk-Ansohn (2000) und im Istanbul Protocol (UN, 1999).

Soziale und gesellschaftliche Folgen

Folter beschädigt nicht nur den einzelnen Menschen, der ihr unterworfen wurde, sondern auch die soziale Gruppe, in der er sich bewegt. Folterüberlebende sind in ihrem Verhalten, ihrer Persönlichkeit verändert. Ihre Beziehungsfähigkeit ist durch massive Scham- und Schuldgefühle (verursacht durch tabuisierte Verletzungen bei Männern und Frauen; Verrat, Kontrollverluste), durch generalisiertes Misstrauen, Affektstörungen, aggressive Durchbrüche, sexuelle Störungen etc. schwer beschädigt. Dadurch und noch verstärkt bei Migration können bisherige Rollen und gesellschaftliche Funktionen nicht mehr wahrgenommen werden. So werden die Beziehungen von Folterüberlebenden zur Familie, zu Freunden und Parteigenossen nachhaltig gestört und damit der Zusammenhalt von Familien, politischen Gruppierungen und ganzen Gemeinden beschädigt, auch nachfolgende Generationen sind davon betroffen (Danieli, 1998). Überlebende sind durch die Folgen der Folter gezeichnet und werden damit zum warnenden Beispiel für ihre Umgebung – dies dient letztlich der Terrorisierung der Gesellschaft zur Durchsetzung der Diktatur.

Folter führt dazu, dass Menschen vertrieben werden und in anderen Staaten asylrechtlichen Schutz suchen müssen. Zum gesellschaftspolitischen Kontext, in dem politische Verfolgung stattfindet und in dem sie häufig nicht oder nur ungenügend sanktioniert wird, gehören nicht nur jene Diktaturen, in denen regelmäßig gefoltert wird, sondern auch jene Staaten, die dies unterstützen (z.B. durch Produktion und Verkauf von speziellen Elektrofolter-Geräten auch durch deutsche Firmen, Amnesty International, 2001b), dulden oder folterüberlebenden Flüchtlingen kein Asyl gewähren. Allgemeinen Belastungsfaktoren, die mit Migration verbunden sind (z.B. Verluste, Akkulturationsstress) werden beschrieben von Sluzki (2001), zu Belastungen des Flüchtlingsalltags vgl. Merkord (1996).

Hilfen für Folterüberlebende

Die meisten Folterüberlebenden in deutschsprachigen Ländern sind Flüchtlinge, ihre Behandlung findet meistens in speziellen Zentren für Flüchtlinge und Folteropfer statt, da die gesundheitliche Regelversorgung keine adäquaten Angebote bietet (durch gesetzliche Einschränkungen der Krankenhilfe auf eine Minimalversorgung, Fehlen von Dolmetschern und interkulturellen Kompetenzen). Die aktuellen Belastungen der Exilsituation, vor allem der oft ungeklärte Aufenthalt, beeinträchtigen den therapeutischen Prozess (vgl. Gurris und Wenk-Ansohn, 2003). Die oft prekäre Exilsituation erfordert zunächst vor allem Sozialarbeit (vgl. Merkord, 1996; Kruse, 2002).

Medizinische und psychotherapeutische Behandlung

In den Zentren für Flüchtlinge und Folterüberlebende arbeiten in der Regel unterschiedliche Disziplinen zusammen, vor allem ist eine enge Kooperation von medizinischer und psychologischer Diagnostik und Behandlung aufgrund der engen Verzahnung von körperlichen und psychischen Beschwerden notwendig. Pharmakologische Behandlung kann Erleichterung verschaffen, auf die Psychotherapie vorbereiten oder sie begleiten, im Zentrum der Behandlung stehen jedoch psychotherapeutische Verfahren. Im BZFO werden verschiedene Methoden z.T. ergänzend verwendet (z.B. psychodynamische, systemische, kognitiv-behaviorale, psychodramatische, musik-, körper- und kunsttherapeutische; vgl. Gurris und Wenk-Ansohn, 2003; Birck, Pross und Lansen, 2002). Die therapeutische Behandlung im BZFO orientiert sich im Wesentlichen an einem Drei-Phasen-Ansatz (Stabilisierung, Traumafokussierung, Integration und Zukunftsorientierung) und findet einzeln und in Gruppen statt. Interventionen beinhalten distanzierende Techniken, Entspannungsmethoden, Bearbeitung von traumatischen Inhalten oft in symbolisierender Arbeit etc., sie sind im Detail an anderer Stelle beschrieben worden (Birck, Pross und Lansen, 2002; Gurris und Wenk-Ansohn, 2003). Hier soll der therapeutische Prozess veranschaulicht werden.

Therapieeingangsphase

Begleitet von einer ausführlichen Diagnostik arbeiten wir zunächst meist stabilisierend und strukturierend, häufig sind es Kriseninterventionen. Akute Belastungen im gesundheitlichen und aufenthaltsrechtlichen Bereich müssen zunächst beherrschbar werden. Ressourcen- und symptomorientierte Interventionen (Selbstbeobachtung der Symptomatik und Erkennen von Auslösern, Entspannung, Selbstkontrollverfahren etc.) schließen sich an. In der Diagnostik und Behandlung von Folterüberlebenden ist, im Unterschied zur Behandlung anderer Traumapatienten, darauf zu achten, dass Befragungen sehr leicht mit erlebten Verhörsituationen und Folterungen assoziiert werden können. Die Therapeutin sollte daher keine zu sehr befragende Haltung einnehmen. Das Wiederholen von Fragen, eine Konfrontation mit Widersprüchen oder anderer Druck (z.B. Zeitdruck) kann bei Folterüberlebenden leicht Flashbacks oder dissoziative Zustände auslösen und sollte daher vermieden werden (Gurris und Wenk-Ansohn, 2003).

Im Sinne von Psychoedukation versuchen wir, mit dem Patienten zusammen ein Erklärungsmodell für die individuelle Symptomatik zu erarbeiten und Zusammenhänge von Erlebtem und Beschwerden zu erklären. Der Zusammenhang zwischen den Symptomen und den Folterungen ist den Patienten nicht immer klar, vor allem dann nicht, wenn es eine quasi symptomfreie Latenzzeit gegeben hat (die oft für die Durchführung der Flucht lebensnotwendig war). Informationen und ein transparentes Vorgehen fördern häufig den Aufbau des Vertrauensverhältnisses. Um die Entstehung der Symptome zusammen mit der Patientin zu erörtern, ist für die Therapeutin eine Kenntnis der Foltermethoden, die sie erlitten hat, und dem, was sie bewirken, hilfreich. Außerdem ist es sinnvoll, individuelle Vorstellungen von Gesundheit und Krankheit zu erfragen, da diese häufig durch die kulturelle Zugehörigkeit und religiöse Vorstellungen (verstärkt bei mangelnder Schulbildung) beeinflusst sind. Flashbacks, dissoziatives Erleben, Konzentrations- und Gedächtnisstörungen etc. sind häufig mit großen Befürchtungen verbunden, sie werden als Zeichen von „Verrücktsein" oder „Dummheit" interpretiert, Patienten fürchten etwa, fortschreitend den Verstand zu verlieren oder an einer Gehirnerkrankung mit letztlich tödlichem Ausgang zu leiden. Die Aufklärung darüber, welche Symptome wir als Folgen von Traumatisierungen kennen und die gemeinsame Diskussion der individuellen Symptomatik sowie der Veränderungsmöglichkeiten sind oft bereits sehr entlastend.

Wir bemühen uns ebenfalls, unsere Patienten über mögliche therapeutische Interventionen und ihren Zweck genau zu informieren. Indem wir alle Schritte mit den Patienten besprechen und sie nur mit ihrer Zustimmung unternehmen, versuchen wir, der Angst vor Kontrollverlust zu begegnen (Gurris und Wenk-Ansohn, 2003). Nicht nur die Verfolgung im Heimatland, auch der Flüchtlingsstatus in Deutschland ist mit Ohnmacht verbunden. Zumindest das, was im BZFO geschieht, sollen unsere Patienten kontrollieren können. Auch in aufenthaltsrechtlichen Fragen informieren wir genau über unser Vorgehen, über Inhalte von Stellungnahmen etc. Innerhalb der Therapie bemühen wir uns, mit den Patienten realistische Therapieziele zu besprechen, dazu müssen wir den häufigen Wunsch, die Schrecken der Vergangenheit zu vergessen und wieder so zu werden wie davor, enttäuschen. Häufig wollen unsere Patienten uns entscheiden lassen, was das Beste für sie sei – unser therapeutisches Ziel ist eher, dass sie wieder selbst lernen, Wünsche zu spüren und zu äußern. Dazu sollten innerhalb der Therapie jedoch kulturelle Normen berücksichtigt werden, mit denen individuelle Therapieziele vereinbar sein sollten. Z.B. ist die Rolle des Kranken in vielen Kulturen passiv, der Therapeut soll dann Autoritätsperson und ratgebender Experte sein. Die gemeinsame Erarbeitung der Rollen, Ziele und therapeutischen Maßnahmen stärkt das Gefühl von Eigenverantwortung und reduziert so die erlebte Ohnmacht (Weber, 2002).

Viele Erfahrungen unter Folter sind derart schambesetzt, dass sie von den Patienten oft kaum ausgesprochen werden können. Andeutungen in diese Richtung greifen wir auf, manchmal ist es auch hilfreich, wenn die Therapeutin erwähnt, dass sie von anderen Menschen, die im selben Land in Haft waren und gefoltert wurden, weiß, dass diese oder jene Methoden vorkommen. Gerade bei Frauen, die Opfer von Folter wurden, ist davon auszugehen, dass sie auch irgend welche Formen von sexualisierter Gewalt (von anzüglichen, demütigenden Bemerkungen, Wegreissen des Schleiers über Ausziehen und Anfassen/Schlagen bis zu Vergewaltigungen) erlitten haben. Wenn die Therapeutin sich darüber informiert zeigt, dass solche Dinge geschehen und es gewöhnlich sehr schwer ist, darüber zu sprechen, kann das die Patientin entlasten und ihr erleichtern, eigene Erlebnisse anzusprechen.

Therapeutische Beziehung. Für viele Menschen, die traumatische Erlebnisse erlitten haben, ist es schwer, sich in professionelle Hilfe zu begeben (Maercker, 1997). Unmittelbar nach dem Trauma haben sie oft die Erwartung, mit dem Erlebten aus eigener Kraft zurecht zu kommen und es einfach „wegzustecken". Zudem sind viele der Überzeugung, dass das Leiden nicht therapeutisch verändert werden könne, da seine Ursache außen und in der Vergangenheit liegt. Folterüberlebende, die zu uns kommen, leiden mitunter schon jahrelang an ihrer Symptomatik, sie waren häufig schon bei verschiedenen Ärzten, die oft ihre Schmerzsymptomatik oder Schlaflosigkeit medikamentös und mehr oder weniger erfolglos behandelten. Sie können sich daher häufig gar nicht mehr vorstellen, doch noch eine Besserung zu erreichen, oder sie setzten übertriebene Heilserwartungen in die Therapeuten der „Spezialeinrichtung" des BZFO. Patienten erhoffen sich meist auch rechtliche Vorteile auf der Basis ihres Krankseins (z.B. aufenthaltsrechtliche Hilfe, Entschädigungen).

Der Aufbau einer vertrauensvollen therapeutischen Beziehung gestaltet sich oft schwierig, denn die Folgen der Folter beinhalten eine Beeinträchtigung der Beziehungsfähigkeit. Folterüberlebende leiden oft an einem tiefen Verlust ihres Vertrauens in andere Menschen, an Gefühlen von Entfremdung und Isolation. Sie fühlen sich oft unfähig, jemals wieder einem anderen Menschen zu vertrauen, dies umso mehr, wenn Bekannte zu Folterern wurden (wie uns wiederholt von Kriegsflüchtlingen aus Ex-Yugoslawien berichtet wurde). Asylsuchende haben zudem oft erlebt, dass ihre traumabezogenen Aussagen von deutschen Behörden nicht „geglaubt" werden, sie erwarten daher häufig, außerhalb der Gemeinschaft jener, die aus dem selben Land kommen oder Ähnliches erlitten haben, kein Verständnis zu finden. Therapeut und Patient gehören meist verschiedenen Kulturen an, dadurch unterscheiden sie sich in ihrem Kommunikationsverhalten, in Gesundheitsüberzeugungen und in Rollenerwartungen (Weber, 2002). Mangelnde Sprachkenntnisse machen die Einbeziehung eines Dolmetschers in das therapeutische Setting notwendig, dadurch werden traumabedingte Beziehungsstörungen zum Teil noch verstärkt. Fragen der Vertraulichkeit der gegebenen Informationen und Transparenz im Vorgehen sind deshalb zentral.

Auch für die Therapeutin ist es, angesichts der ihr geschilderten Greuel und der mitunter heftigen Gegenübertragungsreaktionen, oft schwierig, eine empathische und gleichzeitig optimal distante Beziehung zum Patienten aufrecht zu erhalten (vgl. Wilson und Lindy, 1994). Die existenziellen Bedrohungen, die die Patienten überlebt haben, liegen in der Regel außerhalb der Erfahrungen der Therapeuten. Die Patienten erleiden oft trotz Vorsicht der Therapeuten Flashbacks, oder sie schildern Foltererlebnisse dissoziiert, z.T. mit paradoxen emotionalen Reaktionen (etwa belustigt). Dies kann Therapeuten befremden oder verunsichern (Weber, 2002). Therapeuten von folterüberlebenden Flüchtlingen sind einem hohen Risiko von Burn-Out und sekundärer Traumatisierung ausgesetzt, regelmäßige Supervision sowie kollegialer Austausch sind eine notwendige Voraussetzung dieser Arbeit. Keine Therapeutin sollte allein hauptsächlich mit Folterüberlebenden arbeiten (z.B. in eigener Praxis), sondern nach Möglichkeit in einen institutionellen Rahmen eingebunden sein (vgl. Weber, 2002, Gurris und Wenk-Ansohn, 2003).

Folterüberlebende leiden an Erkrankungen, die unmittelbare Folge ihrer beabsichtigten Zerstörung sind, neurotische Strukturen vor der Folter spielen eine untergeordnete Rolle. Psychotherapeuten von Folterüberlebenden dürfen daher nicht neutral in dem Sinne sein, als dass sie von den politischen und gesellschaftlichen Realitäten absehen. Eine wertneutrale Haltung gegenüber Menschenrechtsverletzungen behindert den Aufbau einer hilfreichen therapeutischen Beziehung, weil sie die Patienten allzu häufig an die soziale Umgebung erinnert, die sich mit den Mächtigen solidarisiert, die Taten anzweifelt oder darüber schweigt. Die Therapeutin muss daher eindeutig Menschenrechtsverletzungen verurteilen und vom Wert demokratischer Freiheiten und Menschenrechte überzeugt sein, dies ist eine politische und sehr persönliche Grundsatzentscheidung (Becker, 1995). Wertneutralität sei, angesichts der real erlittenen Gewalt, eine Form der Identifikation mit dem Folterer (Becker, 1995) und lasse sich nur bei übermäßig großer Distanz von der Erlebnis- und Handlungsperspektive der beteiligten Personen aufrechterhalten. Jedoch lässt sich Abstinenz im Sinne von Sich-Enthalten bezüglich eigener Bedürfnisse grundsätzlich mit einer eindeutigen Verurteilung des Handelns der Täter und ihrer Regime vereinbaren. Gleichzeitig sollte sich die Therapeutin jedoch von (partei-) politischen Überzeugungen und Aktivitäten ihres Patienten abgrenzen und diese problematisieren können. Ein starkes politisches Engagement des Patienten kann mitunter seine Reflexions- und Introspektionsfähigkeit hemmen, Reaktualisierungen begünstigen und die therapeutische Behandlung behindern.

Ressourcenorientierte Arbeit

Interventionen, wodurch unsere Patienten Zugang zu positiven Erinnerungen, gegenwärtigen hilfreichen Quellen oder Hoffnungen für die Zukunft finden können, nehmen in den Psychotherapien im BZFO breiten Raum ein. Neben individuellen Ressourcen (Bezugspersonen, Fähigkeiten, Hobbies etc.) sind gerade in der Migration eigene kulturspezifische Kraftquellen wichtig (kulturübliche Heilmittel oder hilfreiche Rituale, religiöse Überzeugungen etc.), daneben finden viele Menschen Zugang zu imaginierten hilfreichen Objekten (sicherer Ort, innere Helfer etc., vgl. Reddemann, 2001). Dies sind notwendige Gegengewichte zu all dem Schrecklichen, das in der Therapie auch thematisiert wird. Die Mobilisierung solcher Kräfte ist die Voraussetzung dafür, das Schlimme unterbrechen zu können und jemanden wieder gut aus der Therapiestunde zu entlassen (vgl. Meier und Perren-Klingler, 2002).

Traumafokussierte Arbeit

Die kontrollierte Auseinandersetzung mit traumatischen Erinnerungen wird im BZFO angeregt und Patienten empfohlen, sie wird aber nicht forciert (vgl. Empfehlungen von Fischer und Riedesser, 1998). Sie erfolgt je nach den Methoden der einzelnen Therapeuten (Bearbeiten von Träumen, Konfrontation mit ängstigenden, real nicht bedrohlichen Reizen etc.). Das Ausmaß und die Art der Auseinandersetzung muss für den Patienten immer steuerbar bleiben, die Annäherung an die traumatischen Inhalte wird von der Therapeutin strukturiert, empathisch begleitet und begrenzt. Ziel der Auseinandersetzung ist, dass der Patient seine Erinnerungen als vergangene Ereignisse betrachten und wieder kontrollieren kann und sie nicht mehr als unwillkürliche Intrusionen ertragen muss. Für Folterüberlebende ist es meist extrem schwierig, darüber zu sprechen, was sie erlitten haben, manchmal aber werden Folterungen ausführlich und in allen Details immer wieder angesprochen. Damit Patienten lernen, dass nicht alles Leiden einfach ausgehalten werden muss, sondern dass sie selbst Grenzen setzen können, diene die Therapeutin als Vorbild: sie könne den Erzählfluss der Trauma-Geschichte auch zwischendurch stoppen, wenn es dem Patienten oder ihr selbst zu viel werde, damit werde die Therapeutin zum begrenzenden und strukturierenden Vorbild. Auch die Therapeutin müsse nicht alles ertragen, sondern könne sich als begrenzt belastbarer und verletzlicher Mensch zeigen, z.B. indem sie sich von dem, was sie höre, direkt betroffen zeige (Weber, 2002), dabei jedoch die therapeutische Handlungskompetenz und Arbeitsbeziehung wahre.

Traumafokussierte Arbeit wird nur dann empfohlen, wenn die äußere und innere Situation des Patienten ausreichend stabil sind und sich der Patient informiert dafür entschieden hat. Die notwendige Sicherheit kann bei vielen Patienten des BZFO nicht erreicht werden (vgl. Weber, 2002; Wenk-Ansohn, 2002; Gurris und Wenk-

Ansohn, 2003). Patienten, die zu uns kommen, haben manchmal gerade erst die Flucht hinter sich oder befinden sich in einer Situation drohender Abschiebung, in beiden Fälle muss eine innere Stabilität erst wieder erreicht werden. In solchen Krisensituationen wird von einer Konfrontation mit traumatischen Erfahrungen abgeraten. Aufgrund von lang andauernden schweren Beeinträchtigungen (Suizidalität, schwere dissoziative oder psychotische Episoden) und aufgrund der anhaltenden existenziellen Unsicherheit im Exil kann nur mit einem Teil der Patienten des BZFO intensiver traumafokussiert gearbeitet werden, bei den anderen ist die psychotherapeutische Arbeit vorwiegend ressourcenorientiert und stützend (vgl. Wenk-Ansohn, 2002). Traumafokussierte Arbeit belastet die Patienten und stellt deswegen bei Menschen ohne sicheren Aufenthalt auch ein ethisches Problem dar, weil der therapeutisch erreichte Erfolg erfahrungsgemäß oft durch Abschiebeandrohungen zunichte gemacht wird (Gurris und Wenk-Ansohn, 2003).

Transkulturelle Aspekte

Die meisten Folterüberlebenden kommen aus anderen Ländern zu uns. Die professionellen Helfer gehören meistens der Mehrheitskultur des Zufluchtslandes an. Diagnostik und Therapie sind damit transkulturelle Begegnungen. Bereits die sprachliche Verständigung ist regelmäßig erst unter Beteiligung professioneller Dolmetscher ausreichend möglich. Kulturspezifische Konzepte von Gesundheit und Krankheit sowie Regeln, die die Rolle des Kranken, das Hilfesuchverhalten, die bevorzugte Präsentation der Symptome und das Verhalten im Umgang mit Autoritäten etc. bestimmen, spielen eine wichtige Rolle. Die Therapeutin sollte zunächst, wie in jeder Behandlung, davon ausgehen, dass ihre Betrachtungsweise sich von der des Patienten unterscheidet, sie sollte sich unwissend und suchend begreifen und noch mehr, als sie das bei einem Patienten aus einem ihr vertrauten Kulturkreis tun würde, nachfragen. Sie sollte sich über zusätzliche Informationsquellen ein grundlegendes Wissen über das Land und die Kultur aneignen und sich an kulturüblichen Verhaltensweisen, Normen und Erwartungen orientieren, zumindest aber ein gemeinsames Verständnis von Krankheit und Behandlung mit dem Patienten zusammen erarbeiten. Psychotherapie ist in vielen Gesellschaften unbekannt oder aber mit „Verrücktsein" assoziiert und stigmatisiert. An dieser Stelle kann auf transkulturelle Aspekte nur darauf verwiesen werden, weitere Ausführungen dazu in Hegemann und Salman (2001); Birck, Pross und Lansen (2002) und Birck und Weber (2003).

Entwickeln von Perspektiven und Therapieabschluss

Großen Raum nimmt erfahrungsgemäß die Diskussion der Bedeutung des in der Vergangenheit und aktuell erlittenen Unrechts für die individuelle Lebensgeschichte und für die gegenwärtige Lebenssituation ein. Dabei ist es bedeutsam, dass der gefolterte Mensch nicht nur die Erfahrungen von Ohnmacht und Schmerz erinnert, sondern auch seine bewiesene Überlebenskraft anerkennt. Es ist manchmal sinnvoll, in der Therapie ein Verständnis für die gesellschaftspolitischen Zusammenhänge und Ziele der Folter und ihrer Folgen zu entwickeln. Dies kann dem Patienten ermöglichen, sein persönliches Leiden in einem größeren Zusammenhang zu betrachten, eine Orientierung und eine Distanzierung gegenüber dem erlittenen Unrecht wird so manchmal eher möglich. Gruppentherapien haben sich hierfür als hilfreich erwiesen. Außerdem versuchen wir im Rahmen der Therapie, so weit wie möglich zur realistischen Planung des weiteren Lebens anzuregen und dabei verschiedene Optionen zu berücksichtigen (in Deutschland bleiben, weiterwandern, Rückkehr ins Herkunftsland – konkrete Schwierigkeiten und Möglichkeiten, die damit jeweils verbunden sind). Folterüberlebende Flüchtlinge haben fast immer erzwungene und überstürzte Trennungen erlebt, sie mussten gehen, ohne Abschied nehmen zu können. Der Umgang mit Verlusten und Trauer ist in den therapeutischen Behandlungen ein zentrales Thema. Es ist daher besonders wichtig, das Therapieende gut vorzubereiten und lange im Voraus einzuleiten, damit ein Abschiedsprozess stattfinden kann. Der Therapieabschied wird im BZFO öfters rituell gestaltet (gemeinsame Abschiedsessen etc.).

Sozialrechtliche Unterstützung und gesellschaftliche Rehabilitation

Bei Folterüberlebenden ist es für Psychotherapeuten und Ärzte meist notwendig, sich zunächst mit praktischen Fragen des Lebens der Patienten zu befassen und praktische Hilfe zu leisten oder zu ermöglichen. Folterüberlebende mit unsicherer Aufenthaltssituation (etwa 90% aller Patienten des BZFO) haben häufig große Angst, abgeschoben und erneut gefoltert zu werden. Zunächst müssen sie vor weiterer Verfolgung geschützt werden. Damit wir unsere Patienten überhaupt behandeln können, müssen zunächst meist aufenthaltssichernde Maßnahmen erfolgen. Dazu schreiben wir klinische Stellungnahmen, in denen wir uns auf die erlittene politische Verfolgung, Folter und die daraus resultierenden Erkrankungen beziehen. Weitere sozialarbeiterische Maßnahmen (Rechtsberatung, Erlaubnis zum Verlassen des Aufenthaltsortes und Übernahme von Fahrtkosten ins BZFO etc.) sind notwendig (Merkord, 1996). Ohne diese praktischen Tätigkeiten wäre eine Psychotherapie im engeren Sinne gar nicht möglich und auch nicht sinnvoll. Gleichzeitig ist es unter fachlichen und ethischen Gesichtspunkten problematisch, in der Therapieeingangsphase vom Patienten bereits ausführliche Berichte über die erlittenen Folterungen zu verlangen, wie sie die Behörden in Stellungnahmen fordern (vgl. Gurris und Wenk-Ansohn, 2003). Weber (2002) nennt es einen „schwierigen Spagat", die Patienten bei der Anamnese nicht zu sehr zu belasten mit der Exploration der traumatischen Situationen, andererseits möglichst rasch und genügend Informationen zu erhalten, um das Aufenthaltsverfahren günstig zu beeinflussen. Anderseits erleben wir auch, dass das klinische Stellungnehmen eine therapeutische Funktion haben kann, wenn es die Qualität eines Zeugnis-Ablegens bekommt. Es rückt damit in die Nähe einer speziellen therapeutischen Methode mit Folterüberlebenden, der Testimonio-Therapie (Cienfuegos und Monelli, 1983, Agger und Jensen, 1990). Dabei geht es darum, innerhalb der Therapiestunden das erlittene Unrecht zu dokumentieren und einen schriftlichen Bericht über das Erlebte zu verfassen. Dadurch können Ereignisse rekonstruiert und zeitlich, örtlich und situativ eingeordnet werden. Ein Narrativ wird entwickelt, das kann zur Integration der traumatischen Erinnerungsfragmente beitragen. Es kann außerdem den Stellenwert einer öffentlichen Anklage der Täter einnehmen und so dazu beitragen, Anerkennung zu finden. Möglicherweise wird dadurch eine Wiedereingliederung in eine menschliche Gemeinschaft, die das Unrecht anerkennt, erleichtert.

Die Behandlung von Folterüberlebenden hat stets auch eine gesellschaftspolitische Dimension. Die Rehabilitation kann daher nicht nur innerhalb einer privaten psychotherapeutischen Beziehung stattfinden (Becker, 1995). Wer politische Verfolgung und Folter erlitten hat, fühlt sich in der Welt und in der menschlichen Gemeinschaft nicht mehr sicher (Janoff-Bulman, 1989), oft fühlen sich die Opfer von sich selbst und von anderen Menschen entfremdet, sie fühlen sich des Mensch-Seins beraubt. Deshalb ist der soziale Kontext entscheidend, in dem die Opfer wieder ein Gefühl von Verbundenheit zu anderen Menschen entwickeln und trotz dem, was sie erlitten haben, weiterleben können. Rehabilitation der Folgen von Menschenrechtsverletzungen ist nur dann möglich, wenn eine soziale Gemeinschaft das extreme Unrecht, das den Opfern zugefügt wurde, anerkennt (in dem Zusammenhang sind internationale Strafgerichtshöfe wichtig). Diese Anerkennung muss irgendeine Form der Entschädigung, aber zumindest einen nicht beschränkten Zugang zu juristischer, psychosozialer und medizinischer Hilfe mit einschließen. Leider fehlt eine solche Anerkennung meist, sowohl für Folterüberlebende, die aus anderen Ländern zu uns flüchten, als auch für Menschen, die in unserem Sprachraum verfolgt und gefoltert worden sind.

Literatur

Agger I, Jensen S (1990) Testimony as ritual and evidence in psychotherapy for political refugees. J Traumatic Stress 3: 115–130

Amensty International (2001a) Jahresbericht. Fischer, Frankfurt aM

Amnesty International (2001b) 26. Februar 2001, Bericht. Online: www.amnesty.at/cont/presse/profit_folter.html vom 9.9.2002. London Wien

Becker D (1995) Die Psychotherapie bei Extremtraumatisierten. In: Peltzer K, Abduljawad A, Bittenbinder E (Hrsg) Gewalt und Trauma. Psychopathologie und Behandlung im Kontext von Flüchtlingen und Opfern organisierter Gewalt. Interkulturelle Kommunikation: 98–125. Frankfurt aM

Birck A (2002a) Verfolgung und Flucht von Frauen. Menschenrechtsmagazin 7 (2): 73–81. www.uni-potsdam.de/u/mrz/mrm.htm

Birck A (2002b) Traumatisierte Flüchtlinge. Wie glaubhaft sind ihre Aussagen? Asanger, Heidelberg

Birck A, Pross C, Lansen J (2002) (Hrsg) Das Unsagbare. Die Arbeit mit Traumatisierten im Behandlungszentrum für Folteropfer Berlin. Springer, Berlin

Birck A, Weber R (im Druck) Behandlungszentrum für Folteropfer Berlin. In: Von Wogau R, Eimmermacher H, Lanfranchi A (Hrsg) Interkulturelle Therapie und Beratung. Beltz, Weinheim

Cienfuegos A, Monelli C (1983) The testimony of political repression as a therapeutic instrument. Am J Orthopsychiatry 53: 4–51

Danieli Y (1998) (ed) International handbook of multigenerational legacies of trauma. Plenum, New York

Fischer G, Riedesser P (1998) Lehrbuch der Psychotraumatologie. Reinhardt, München

Graessner S, Wenk-Ansohn M (2000) Die Spuren von Folter. Eine Handreichung. Behandlungszentrum für Folteropfer, Berlin

Gurris N, Wenk-Ansohn M (2003) Folteropfer und Opfer politischer Gewalt. In Maercker A (Hrsg) Therapie der posttraumatischen Belastungsstörungen. 2. Aufl., S. 221–246 Springer, Berlin

Hegemann T, Salman R (2001) Transkulturelle Psychiatrie. Konzepte für die Arbeit mit Menschen aus anderen Kulturen. Psychiatrie Verlag, Bonn

Herman JL (1992) Complex PTSD: A syndrome in survivors of prolonged and repeated trauma. J Traumatic Stress 5 (23): 377–391

Jacobsen L, Vesti P (1990) Torture survivors: a new group of patients. Danish Nurses Organization, Copenhagen

Janoff-Bulman R (1989) Assumptive worlds and the stress of traumatic events: Application of the schema construct. Social Cognition 7: 113–136

Keilson H (1979) Sequentielle Traumatisierung bei Kindern. Encke, Stuttgart

Kruse C (2002) Sozialarbeit und Sozialtherapie mit traumatisierten Flüchtlingen. In: Birck A, Pross C, Lansen J (Hrsg) Das Unsagbare. 79–94. Springer, Berlin

Maercker A (1997) (Hrsg) Therapie der posttraumatischen Belastungsstörungen. Springer, Berlin, S. 54

Meier C, Perren-Klingler G (2002) Ressourcenarbeit. Ein Handbuch für die Betreuung von und mit Flüchtlingen, die Begleitung traumatisierter Menschen, die Praxis und den Alltag. 2. Aufl. Institut Psychotrauma Schweiz, Visp

Merkord F (1996) Wie ein Tropfen Wasser ... Der Alltag von Asylbewerbern und die Sozialarbeit mit Folterüberlebenden. In: Graessner S, Gurris N, Pross C (Hrsg) Folter. An der Seite der Überlebenden. 219–236. Beck, München

Pross C (1988) Wiedergutmachung – Der Kleinkrieg gegen die Opfer. Athenäum, Frankfurt/M

Rappaport E (1968) Beyound traumatic neurosis. A psychoanalytic study of late reactions to the concentration camp trauma. Int J Psychoanalysis 49: 719–731

Reddemann L (2001) Imagination als heilsame Kraft: Zur Behandlung von Traumafolgen mit ressourcenorientierten Verfahren. Pfeiffer bei Klett-Cotta, München

Seagull EA, Seagull AA (1991) Healing the wound that must not heal: psychotherapy with survivors of domestic violence. Psychotherapy 28 (1): 16–20

Sluzki CE (2001) Psychologische Phasen der Migration und ihre Auswirkungen. In: Hegemann T, Salman R (Hrsg) Transkulturelle

Psychiatrie. Konzepte für die Arbeit mit Menschen aus anderen Kulturen. 101–115. Psychiatrie Verlag, Bonn

Turner S, Gorst-Unsworth C (1990) Psychological sequelae of torture. A descriptive model. Brit J Psychiatry 157: 475–480

United Nations (1999) Manual on the effective investigation and documentation of torture and other cruel, inhuman or degrading treatment or punishment (The Istanbul Protocol). Submitted to the United Nations High Commissioner for Human Rights, 9.8.1999

Vereinte Nationen (1984) Übereinkommen gegen Folter und andere grausame, unmenschliche oder erniedrigende Behandlung oder Strafe, 10. Dezember 1984, BGBl 1990 II 246

Weber R (2002) Psychotherapeut und Traumaopfer. Risiken und Ressourcen des intersubjektiven Erlebens von Traumatherapeuten. In: Birck A, Pross C, Lansen J (Hrsg) Das Unsagbare. 199–226. Springer, Berlin

Wenk-Ansohn M (2002) Folgen sexualisierter Folter – Therapeutische Arbeit mit kurdischen Patientinnen. In: Birck A, Pross C, Lansen J (Hrsg) Das Unsagbare. 57–77. Springer, Berlin

Wilson JP, Lindy JD (ed) (1994) Countertransference in the treatment of PTSD. Guilford Press, New York

Psychologische Aspekte von Großschadensereignissen und Katastrophen

Günther Herzog

Von je her waren Menschen mit Ereignissen konfrontiert, die ihr eigenes Leben, das Leben von Gemeinschaften und von ganzen Völkern bedrohen. Gebrechen, Krankheit und Tod begleiten sie durch ihre Geschichte, sind Motor individueller wie auch kollektiver Veränderungen. In den psychologischen Betrachtungen dazu stehen einerseits das individuelle Erleben im Mittelpunkt der Aufmerksamkeit – dabei geht es um den Umgang mit Trauma und Trauer – andererseits auch der Umgang ganzer Menschengruppen und Gesellschaften mit derartigen existenzbedrohenden Phänomenen. Eine Katastrophe ist „die Unterbrechung der Funktionsfähigkeit einer Gesellschaft, die Verluste an Menschenleben, Sachwerten und Umweltgütern verursacht und die Fähigkeit der betroffenen Gesellschaft, aus eigener Kraft damit fertig zu werden, übersteigt" (vgl. United Nations, 1992, S. 3, Anhang M). Menschen begannen bald für diese Katastrophen Erklärungen und Sinnbezüge zu finden. Widerstrebend der Idee in diesen Ereignissen grausame und sinnlose Naturereignisse zu sehen, interpretierten sie diese Katastrophen als besondere Form der Interaktion zwischen Gott und den Menschen. Beispiele dafür gibt es wohl viele, man denke an die Ereignisse von Sodom und Gomorrha, an die Sintflut oder an die Plagen des alttestamentarischen Gottes. Sehr oft wurden diese Ereignisse als Folge lasterhaften, ungläubigen Lebens ganzer Völker gesehen. Dem einhergehenden Massensterben wurde so im Nachhinein Sinn gegeben und der Weg in die Umkehr in ein sinnvolleres „gläubiges" Leben der Überlebenden vorgezeichnet.

Zu Beginn der industriellen Revolution kommt es immer stärker zur Auseinandersetzung mit dem Leid von Menschen aufgrund mehr oder weniger vorhersehbarer Unfälle und Katastrophen, die die neuen Technologien mit sich bringen. Man beschäftigt sich einerseits mit den psychischen Folgen derartiger Unglücke aber auch mit den Ereignissen selbst. Erste Arbeiten zur Katastrophenpsychiatrie entstehen, was das Interesse der Wissenschaft auf das Erleben und Verarbeiten des Einzelnen richtet. Im Zuge der großen Weltkriege bekommt diese Frage große praktische Relevanz, da eine große Zahl der Soldaten unter einer Vielzahl von körperlich unerklärbaren Symptomen und Beschwerden leidet und deren Fronttauglichkeit dadurch eingeschränkt ist. Die Frage nach der raschen Wiederherstellung der Fronttauglichkeit dieser Soldaten beeinflusst die Untersuchung der Wirkung extremer psychischer Stressoren auf die Menschen genauso wie die Frage der Behandlung von Soldaten mit psychischen Beschwerden nach dem Krieg.

Als Geburtsstunde der Krisenintervention im zivilen Bereich gilt der verheerende Brand in der damals größten amerikanischen Diskothek Cocoanut Grove in Bay Village Bosten am 28. Nov. 1942. Die Ausgänge der mit Menschen gefüllten Diskothek blieben versperrt, viele Menschen kamen vor den Türen zu Sturz, schließlich starben 492 Menschen in den Flammen. Es galt lange Zeit als das schrecklichste Feuer der amerikanischen Geschichte. Dies führte zu Veränderungen in der Brandbekämpfung genauso wie in der Medizin (Einführung von Penicillin). Damals gab es 101 Überlebende. Der Psychiater Erich Lindemann nahm sich dieser Menschen und den Angehörigen der Verstorbenen an. Lindemann und seine Mitarbeiter finden bei den Geretteten regelrechte Schock-, Schuld-, Trauer- und Aggressionsreaktionen (vgl. Adler, 1943).

In weiterer Folge beschäftigten sich immer wieder Psychiater mit Zustandsbilder nach diesen traumatisierenden Ereignissen, die in manchen Menschen Formen schwerer psychischer Beeinträchtigungen hervorrufen. Sie finden das Gemeinsame dieser Störung bei Kriegstraumatisierten, Vergewaltigungsopfern und bei manchen Menschen in Folge von außergewöhnlich belastenden Unglücksfällen, wie sie das moderne Leben tagtäglich mit sich bringt und benennen diese Störung Posttraumatische Belastungsstörung (PTSD). Das deutsche Ehepaar Jatzko beschäftigt sich mit der Nachbetreuung von Menschen nach dem Flugzeugabsturz einer italienischen Kunstfliegerstaffel bei der Flugschau in Ramstein 1988 und zeigt damit auf, wie vielfältig die Verarbeitung ist und eventuelle Beeinträchtigungen nicht nur auf ein syndromales Zustandsbild einer PTSD reduzierbar sind (vgl. Jatzko et al., 1995).

Im letzten Jahrzehnt des 20. Jahrhunderts bekommt die psychische Betreuung von Traumatisierten nicht zuletzt durch die Berichterstattung in der Öffentlichkeit größere Beachtung. Unglücksfälle wie z.B. die ICE-Zugkatastrophe in Eschede, Deutschland, Busunfälle bei Finkenberg und Trahütten in Österreich, Naturkatastrophen wie die Flut 2002 in Österreich und Deutschland oder das Grubenunglück in Lassing, durch menschliches Verhalten verursachte Katastrophen wie die Massenpanik im Berg-Isel-Stadion oder die Terroranschläge in Oklahoma City und New York bringen das psychische Leid der Betroffenen und ihrer Angehörigen in den Blickpunkt der Öffentlichkeit und machen die psychische Betreuung salonfähig.

Nach einer grundlegenden Einführung in die Mechanismen von GroßschadenserEignissen und Katastrophen und den darauffolgenden Hilfsmaßnahmen sollen die psychischen Folgen und Reaktionen von Betroffenen beleuchtet werden und ausführlich mögliche psychische Betreuungsmaßnahmen erläutert werden.

Norris et al. (2002) weisen in ihrer Analyse sehr klar nach, dass Katastrophen in Entwicklungsländern und den ärmeren Ländern der Welt andere Wirkungen auf die Menschen zeigen als in den Industrienationen. Nicht nur, dass Menschen in ärmeren Ländern stärker leiden, gibt es auch unterschiedliche Wechselwirkungen zwischen der Art der Katastrophe und ihrer Lokalisierung. Die Ausführungen in dieser Arbeit gehen auf diesen interkulturellen Aspekt nicht näher ein und konzentrieren sich auf die psychische Wirkung von Katastrophen in den Industrienationen.

Die außerordentliche Lage

Ein Markenzeichen entwickelter Gesellschaften ist es ihren Mitgliedern Unterstützung und Hilfe in schweren Notsituationen zu geben. Dies ist vor allem dann der Fall, wenn eine Vielzahl ihrer Mitglieder zu Schaden kommen oder eine Schädigung absehbar ist. Über diesen karitativen Aspekt hinaus werden dadurch auch die innerpolitische Sicherheit und Stabilität einer Gesellschaft geprüft. Dementsprechend groß ist die öffentliche Aufmerksamkeit nicht nur in Bezug auf das Katastrophengeschehen, sondern auch auf die Reaktion verantwortlicher Einrichtungen, Einsatzkräfte, öffentliche Strukturen, auf die juridischen Implikationen und Entscheidungen sowie auf die Vorgangsweise der politisch Verantwortlichen.

Je nach Fokus oder Interessenslage wird der Katastrophenbegriff unterschiedlich definiert: So wird umgangssprachlich der Begriff inflationär eingesetzt und sehr leicht für die Beschreibung von unerwarteten Entwicklungen bis hin zur existenziellen Gefährdung eines Individuums verwendet, während man im offiziellen Kontext von Katastrophe erst bei substanzieller Existenzgefährdung oder Verlust an Entwicklungsmöglichkeit einer Vielzahl von Individuen ausgeht.

Von einer Katastrophe im rechtlichen Sinne spricht man im Falle von Schadensereignissen, die jenseits der routinemäßigen Bewältigung der dafür im Regelfall zuständigen Organisationen (Einsatzorganisationen) liegen – man spricht auch von einer außerordentlichen Lage. Es liegt also Gefahr für die öffentliche Sicherheit im ungewöhnlichem Ausmaß vor und meist kommt es zu einem eklatanten Missverhältnis von Bedürftigen beziehungsweise Bedürfnissen in Bezug auf Bewältigungsressourcen. Dies macht einen durch die öffentliche Hand koordinierten Einsatz erforderlich, deren Leitung in entwickelten Ländern bei der zuständigen Behörde liegt, die die Katastrophe erst ausrufen muss. Ziel dabei ist eine Bewältigung durch einen vereinfachten, abgekürzten aber rechtlich abgestützten Entscheidungsprozess unter Koordinierung systeminterner und -externer Ressourcen. Je nach Ausmaß der Schadenslage vergeht unterschiedlich viel Zeit bis die entsprechenden Hilfsmaßnahmen anlaufen: 2 bis 6 Stunden, wenn nationale Mittel eingesetzt werden müssen, 24 Stunden, wenn Nachbarländer unterstützen müssen und oft 3 bis 7 Tage, wenn breite, internationale Hilfe erforderlich ist.

Die Menschheit ist mehr oder weniger selbst für Entstehung und/oder Ausmaß der sie heimsuchenden Katastrophen verantwortlich. Ist dieser Einfluss nicht evident, spricht man gerne von **Naturkatastrophen**, bei denen die Verursachung schicksalhaft gesehen wird und die Rolle des Menschen sich auf die Bewältigung der oft periodisch auftretenden Katastrophen richtet (z.B. Hochwasser, Erdbeben, Sturm, Klimakatastrophen ...).

Davon unterschieden werden **Katastrophen**, die durch Verhalten **von Menschen** bzw. Menschengruppen **direkt verursacht** (z.B. Kriege, Terror, Massenpanik usw.) sind. Fragen nach Verantwortung und Schuld rücken hier stärker in den Vordergrund.

Dazwischen liegen **technologische Katastrophen**, bei denen aus der Technik bzw. aus der Interaktion zwischen Technik, Mensch und Naturkatastrophen entstehen (in diesem Bereich fallen Unfälle von Massentransportmitteln – Flugzeuge, Schiffe usw.; Umweltkatastrophen z.B. Chemieunfälle, Atomunfälle).

Ein **Großschadensereignis** liegt vor, wenn anzunehmen ist, dass das Ereignis mit den lokalen personellen und materiellen Kräften und Mitteln nicht bewältigt werden kann, aber durch einen koordinierten Einsatz der Einsatzorganisationen aus dem weiteren Umfeld durchaus bewältigbar wird, ohne auf zusätzliche behördliche Instanzen zugreifen zu müssen. Es handelt sich dabei prinzipiell um eine quantitative Häufung von Bedürftigkeiten, somit sind diese meist durch eine quantitative Erhöhung von Einsatzmitteln beherrschbar. Als Beispiele sind hier Bus- oder Bahnunglücke zu nennen.

Unmittelbare Beachtung bekommt der Schadensraum, der Ort des Unglücks. Dieser Schadensraum ist durch ein Maximum an menschlichem und technischem Chaos gekennzeichnet, welches in sich eine Reihe von Folgegefahren für die Verletzten und für die zuströmenden Einsatzkräfte birgt. Zur Reduktion dieser Gefahren und zur optimalen Versorgung der Verletzten ist es unabdingbar, alle Bemühungen so zu lenken, dass eine systematische Schadensbegrenzung erfolgreich eingesetzt werden kann. Nur so kann gewährleistet werden, dass eine wirkungsvolle Organisation im Schadensraum Ordnung in das Chaos bringt. Je nach Schwerpunkt der Katastrophe handelt es sich dabei um eine eher primär materielle oder primär medizinische Schadensbegrenzung, meist geht es um eine sinnvolle Kombination beider Punkte. Daraus ergeben sich im Großschadensfall zwei zentrale Anliegen:

- die Feststellung der Lage und
- die Beurteilung jedes einzelnen Patienten bezüglich Behandlungsdringlichkeit, Behandlungsart, Behandlungskompetenz und der Transportpriorität – man spricht allgemein von *Triage*.

Ziel dieser Organisation ist es, dass eine größtmögliche Zahl von Patienten überlebt und die Verletzten gleichmäßig in die Krankenhäuser verlegt werden, damit dort Individualmedizin betrieben werden kann. Dazu erfolgt meist die Einrichtung einer Sanitätshilfsstelle, die zweckmäßigerweise so nahe wie möglich am Schadensraum etabliert wird und über entsprechende Triage-, Erstversorgungs- und Transporträume verfügt.

Diese Art von Organisation, die unabdingbar für eine optimale Versorgung Verunfallter und Katastrophengeschädigter ist, lässt einige Fragen und Probleme offen:

Informationsgesellschaft

Der Drang und das Recht der Öffentlichkeit auf Information haben zur Folge, dass bei einem entsprechenden Ereignis eine Vielzahl von Berichterstattern vor Ort eintreffen. Diese verfügen oft über beträchtliche Mittel (z.B. Hubschrauber, Telekommunikationsmöglichkeiten) und drängen bis in den Schadensraum vor. Darüber hinaus verstehen sich die Reporter frei von jeder Weisung durch die Einsatzleitung und haben aufgrund der Konkurrenz untereinander beträchtlichen Druck, die von ihnen gewünschte Information zu lukrieren. Das Informationsmanagement durch und über die Medien hat eine wichtige Funktion für die Öffentlichkeit und spielt auch für die Bewertung der Bewältigungsbemühungen der Behörden und Einsatzorganisationen durch die Öffentlichkeit eine wichtige Rolle.

Vernünftigerweise nutzt die Einsatzleitung die Möglichkeiten der Presse zur Einsatzbewältigung und kommt den Bedürfnissen der Presse entgegen. Dies erfordert aber ein geschultes Vorgehen und ein Wissen über Pressearbeit bei der Einsatzleitung, man spricht heute von Informationsmanagement, was eine vernünftige und zielgerichtete Zusammenarbeit zwischen Presse und Einsatzleitung bedeutet.

Darüber hinaus gibt es ein starkes Informationsbedürfnis der Betroffenen und deren Angehörigen, denen man nachkommen muss. Sie haben ein Recht darauf als erste und aus erster Hand zu erfahren, was mit ihren Geliebten passiert ist, und sie haben auch ein Recht auf Beistand in dieser oft schwersten Situation ihres bisherigen Lebens. Dieses legitime Informationsbedürfnis hat unmittelbare organisatorische Konsequenzen. Es ist heute notwendig, kompetent Information im Einzelfall weiterzugeben, was die Einrichtung von Informations- und Betreuungszentren erfordert. In diesen temporären Kriseninterventionszentren sollen Angehörige Unterstützung, Information bekommen, gleichzeitig wird für einen begrenzten Zeitraum soziale und allgemein den Bedürfnissen entsprechende Unterstützung angeboten. Darüber hinaus ist ein Großteil an Informationsarbeit auch telefonisch zu erledigen, was die Einrichtungen von Telefonarbeitsplätzen, sogenannter Call-Centers erfordert. Mitarbeiter dieser Call-Center sind psychisch im Einsatzfall höchst belastet, besonders dann, wenn die Mitarbeiter nur ehrenamtlich zum Einsatz kommen. Hier ist es wichtig, eine besonders gute psychosoziale Nachsorge anzubieten.

Zur Organisation von Katastrophenhilfe unterscheidet man verschiedene Phasen der Ereignisse, die man aber nach verschiedenen Gesichtspunkten unterteilen kann (vgl. Hausmann, 2003). Der Großteil der Überlegungen in dieser Arbeit konzentriert sich auf die Katastrophe selbst und die unmittelbare Zeit danach (bei Hausmann, 2003, S. 360 als „Akutphase" beschrieben). Sie beinhaltet das direkte Katastrophengeschehen, die erste Zeit danach und die Phase der Rettungsmaßnahmen (vgl. CERT, 2003). Aber auch die psychosozialen Interventionen in der Nachbereitungsphase sollen kurz beschrieben werden.

Menschen in außerordentlichen Lagen

Aus psychologischer Sicht ist die Unterscheidung zwischen Menschen, die unter besonders belastenden Schicksalsschlägen und individuell tragischen Ereignissen leiden und den Betroffenen von kollektiven Katastrophen, zunächst einmal in Frage zu stellen. Beides stellen traumatische, weil traumatisierende Situationen dar, die mit einem Gefühl der Ohnmacht, also einem unkontrollierbarem Überwältigtsein einerseits und mit dem Abreißen grundlegender Erwartungen anderseits einhergehen (*shattered assumptions;* Janoff-Bulman, 1992). Es kommt zu einem (subjektiven) Verlust an Sicherheit, Kontrollierbarkeit, Vorhersehbarkeit, Belastbarkeit des Individuums selbst und zum Verlust des Vertrauens in individuelle und kollektive Möglichkeiten, auf die Belastung zu reagieren. Darüber hinaus kommt es bei den meisten Betroffenen zu einer psycho-physiologischen Reaktion, die man als extreme Stressreaktion interpretiert. Auf psychologischer Ebene lässt ein Erleben zwischen Vermeidung und detailliertem Erinnern, bis zum Wiedererleben, also zwischen psychischer Analgesie und situativ unfassbarem Schmerz festmachen, ein Phänomen, das Horowitz (1997) als *„stress response reaction"* beschrieben hat.

Zusätzlich zu körperlicher und/oder psychischer Traumatisierung tritt bei außerordentlichen Lagen die soziale Komponente in den Vordergrund. Nicht nur eine Vielzahl Einzelner werden traumatisiert, sondern auch oft gesellschaftliche Ressourcen zerstört. Diese eben braucht die Gesellschaft aber, um das Trauma zu verarbeiten. So rechnen ein Verunfallter und deren Angehörige mit optimaler medizinischer und sozialer Betreuung, im Falle außerordentlicher Lagen geht der berechtigte Anspruch zugunsten dem Wohle vieler verloren – der Anspruch optimaler medizinischer Versorgung weicht den Prinzipien der Katastrophenmedizin. Außerordentliche Lagen gefährden nicht nur die Integrität des Einzelnen, sondern zerstören ganze soziale Netzwerke und Verflechtungen, die üblicherweise dafür genutzt werden, die Belastungen des Lebens entsprechend zu bewältigen.

In der Literatur sind die psychischen Folgen von Katastrophen eingehend untersucht. Norris et al. (2002) geben einen Überblick englischsprachiger Fachliteratur über einen Zeitraum von 20 Jahren: Es existieren über 200 Arbeiten an 160 verschiedenen Stichproben von insgesamt über 60.000 untersuchten Katastrophenopfer. Eine Vielzahl (77% der Untersuchten) zeigen in den Untersuchungen psychische Beschwerden:

- 68% zeigen Symptome der posttraumatischen Belastungsstörung
- 36% zeigen depressive Beschwerden
- 20% zeigen Angstsymptome unspezifischer Natur oder in Richtung der generalisierten Angststörung (Panikstörungen und spezifische Phobien werden dabei selten genannt!)
- 39% der Betroffenen zeigen unspezifische Belastungen, die sich in Mittelwertserhöhungen bei diversen psychosozialen Messinstrumenten abbilden
- 23% äußern allgemeine Gesundheitsbeschwerden in Richtung Somatisierung, physiologische Stresssymptome, Immunschwäche, Schlafstörungen sowie steigender Substanzmissbrauch

Chronische psychosoziale Belastungsfaktoren findet man häufig, wenn man sie untersucht, was aber insgesamt selten getan wird. Auf erlebnismäßiger Ebene findet man einen Verlust psychologischer Ressourcen wie wahrgenommene Kontrolle und optimistische Grundhaltung, dabei wird die soziale Unterstützung insgesamt von den Betroffenen geringer (als vorhanden) eingeschätzt. Norris et al. (2002) beurteilen den Schweregrad der Beeinträchtigungen in 4 Kategorien:

- 11% der Personen zeigen nur minimale Beeinträchtigungen
- 51% zeigen moderate Beeinträchtigungen, wobei verlängerte Stressszenarien ohne klinische Relevanz den Hauptteil bilden
- 21% zeigen schwere Beeinträchtigungen, wobei zwischen einem Viertel bis zur Hälfte dieser Gruppe klinisch relevante pathologische Beschwerden äußert

- 18% zeigen sehr schwere Beeinträchtigungen mit einem hohen Anteil an Behandlungsbedürftigkeit

Welcher Art die psychische Schädigung durch Katastrophenerleben tatsächlich ist, wird in der Literatur oft kontrovers diskutiert. Die Mehrheit der Studien zeigen, dass solche Ereignisse psychische Störungen nach sich ziehen können (vgl. Solomon und Green, 1992 Literaturübersicht). Dabei wird ein weites Spektrum verschiedener Beschwerden genannt: Symptome der PTSD, depressive Störungen, Alkoholmissbrauch, Angststörungen und Somatisierungssyndrome bis hin zu körperlichen Erkrankungen, Verhaltensstörungen (z.B. erhöhte Gewaltneigung usw.), sowie allgemeine stressbedingte Symptome, Leistungsbeinträchtigungen und psychophysiologische Störungen (vgl. Solomon und Green, 1992 Literaturübersicht). Diese Symptome halten bei Naturkatastrophen bis 3 Jahre an (Bravo et al., 1990; Krause, 1987; Shore et al., 1986; Steinglass und Gerrity, 1990). Durch menschliches Verhalten verursachte Katastrophen zeigen meist längere Folgeschäden (vgl. Baum, 1990; Green et al, 1990).

Risikofaktoren für Gesundheitsschädigung

Aus diesen vielen Untersuchungen kann man eine Reihe von Risikofaktoren für eine Gesundheitsschädigung herauslesen: Das Ausmaß der Konfrontation mit dem Unglück.

Primär Betroffene haben eine oder mehrere der folgenden Erfahrungen gemacht:

Verlusterlebnisse

Der unerwartete Verlust eines nahestehenden Menschen gehört generell zu den potenziell schädigendsten Faktoren. Dies gilt auch für Katastrophenfälle. Shore et al. (1986) fanden, dass Verluste nach einer Vulkankatastrophe (Mount St. Helen) höhere psychiatrische Morbidität hervorrufen, als Verluste nach sonstigen Todesfällen.

Hodgkinson und Stuart (1998) nennen drei charakteristische Erfahrungen mit dem Tod in Katastrophenfälle:

- **Der frühzeitige Tod** – es handelt sich um den Tod von Jugendlichen und Kindern. Angehörige erleben diese Schicksalsschläge, als beraube man sie ihrer Hoffnung auf die eigene Zukunft und die eigene Selbsterfüllung. Dies gehört zu den schlimmsten Formen psychischer Belastung, vergleichbar etwa mit Foltererfahrung. Vor allem im Katastrophenfall, wo die sterblichen Überreste kaum oder nicht eindeutig zu identifizieren sind bleibt ein Ungewissheit zurück, die die Trauerarbeit für den Angehörigen verzögert – so berichten Betroffene noch Jahre nach diesem Ereignis von der Hoffnung, dass die Tür aufgehe und das verstorbene Kind zurückkomme.
- **Der unerwartete Tod** – unvorhersehbar erschlägt er die Erwartungen der Überlebenden an die eigene Gegenwart (Tod des Partners) oder Vergangenheit (Tod der Eltern), an das Fortbestehen der gewachsenen und geschaffenen Strukturen und Beziehungen. Der Tod führt zu einem endgültigen Beziehungsabbruch in dieser Welt und zu einem radikalen Bruch mit der bisherigen Lebensweise und der Struktur des bisherigen sozialen Netzes.
- **Der verhängnisvolle Tod** – er fördert Gedanken an Leid und an unmenschliches Sterben. Imaginationen über die Qual und die „Unwürdigkeit" des Sterbens. Für viele Angehörige ist es hilfreich zu wissen, dass es schnell gegangen ist und der Betroffene nicht zu sehr gelitten hat.

Gerade im Katastrophenfall kann es zu einer Kombination dieser drei Faktoren kommen, was einen in der Situation nicht zu bewältigenden Schmerz hervorruft, der nur mit Hilfe spezieller Abwehrmechanismen zu überstehen ist. Dazu gehört ein Schockzustand, der den Betroffenen für den Schmerz kurzfristig nicht erreichbar macht, gefolgt von sukzessiver Konfrontation mit dem Schicksal. Angehörige erleben den aktuellen Tod in Form der Betroffenen in Form der extremen Stressreaktion (Horowitz, 1976). In Folge des unerwarteten, plötzlichen Todes treten Trauerreaktionen oft verzögert und mit intensiveren Gefühlen assoziiert auf (Osterweis, Solomon und Green, 1984). So zeigen Martikainen und Valkonen (1996) eine erhöhte Mortalität Trauernder in Zusammenhang mit Unfall, Gewalt und in Folge von Alkohol auf.

Persönlicher, unerwarteter Verlust geht einher mit dem Anstieg des negativen Affekts, während kollektiver Verlust eher einhergeht mit einem Verlust von positiven Affekten, einer gemeindeweiten Abnahme positiver Gefühle über die Umwelt, Verlust von Enthusiasmus, Energie und Lebenslust (Norris et al., 2002).

Eigene Verletzungen oder Verletzung von Familienmitgliedern

Die Erfahrung des körperlichen Versehrtseins, der eigenen Verletzlichkeit ist assoziiert mit einem Verlust des Gefühls der eigenen Sicherheit und dem Gefühl, „Wahlmöglichkeiten" im Leben zu haben. Einer Bedrohung ohnmächtig gegenüber zu stehen verringert noch mehr die Wahrscheinlichkeit, in Zukunft sinnvolle Reaktionen in entsprechenden Belastungssituationen zu setzten (Norris et al., 2002). Ein Großteil der Studien zeigt, dass körperlich Verletzte nach Katastrophen in einem höheren Ausmaß psychiatrische Unterstützung brauchen. Körperliche Verletzungen gehen einher mit der Erfahrung der Verletzbarkeit, Verlust oder potenzieller Verlust der Schaffenskraft, von Familie und Freunden und bleibt oft als Schmerz und/oder Behinderung eine langanhaltende Erinnerung an die Katastrophe (Ursano et al., 1994).

Besonders bestialische Verletzungen sind Verbrennungen. Feuer und Rauch gehen mit stärkeren psychischen Extremreaktionen einher als andere Verletzungen. In der akuten Katastrophensituation stehen dabei nicht Schmerz, sondern extreme psychische Angst- und Schreckenserlebnisse im Vordergrund. Dies kann oft zu Verzweiflungstaten führen, wie beispielsweise bei den Opfern der WorldTradeCenter-Katastrophe beobachtet wurde, die vor den Flammen aus den Fenstern der Hochhäuser in den sicheren Tod stürzten. Verbrennungsopfer zeigen allgemein mehr Angst und Betäubtheit als die anderen Patienten (Harvey und Bryant, 1999). Auch gibt es Hinweise auf verzögerte Traumareaktionen bei Schwerbrandverletzten, die auch mit sehr langer und schmerzvoller Rehabilitation konfrontiert werden (vgl. z.B. Jatzko et al., 1995).

Konfrontation mit lebensbedrohenden Reizen

Das subjektive Erleben und die Konfrontation mit lebensbedrohenden Stimuli ist ein starker Risikofaktor für die Entwicklung von Beschwerden. Bereits Adler (1943) hält bei der Untersuchung von Überlebenden der Katastrophe nach dem Diskobrand Coconut Grove fest, dass intensive Konfrontation mit Rauch, Feuer und aggressivem Geschiebe in einer Menschenmenge ein höheres Risiko für psychische Morbidität zeigt – ein Ergebnis, das von anderen immer wieder bestätigt wurde (vgl. Green et al., 1985). Die Konfrontation mit lebensbedrohenden Ereignissen ist nicht primär assoziiert mit lähmendem Panikerleben, sondern wird durch mehr oder weniger vorprogrammierte Verhaltensweisen gesteuert. Überlebende berichten über Wahrnehmungseinengungen, über Gefühle einer im Nachhinein unheimlichen inneren Leere sowie zielgerichtetem Verhalten. Sie suchen gezielt nach Flucht- und Bewältigungsmöglichkeiten und fokussieren ihre Aufmerksamkeit darauf. Erst viel später beschämt sie dieses Verhalten, sehr oft stellen sich Schuldgefühle gegenüber den Anderen, Verstorbenen ein (Überlebensschuld). Verhalten, das ihrem Überleben diente (z.B. über andere Menschen hinwegsteigen, um den Notausgang eines Flugzeuges zu erreichen) wird später zur moralischen Belastung. Grundsätzlich kann man in solchen Situationen sicherlich von einem Entscheidungsprozess unter

Zeitdruck ausgehen, bei dem auch die maßgebliche Reizkonstellation nicht eindeutig ist. Verhalten, das vertraut ist, wird sicherlich leichter entwickelt werden, was für das Trainieren von überlebensspezifischen Verhaltensweisen in existenziell bedrohlichen Situationen bei Risikopersonen spricht (z.B. Soldaten mit Sonderfunktionen). Weiters ist noch zu erwähnen, dass der Verhaltensspielraum Einzelner oft dem Verhalten von Gruppen weicht (Massenpanik).

Panik – Schreckenserleben

Katastrophen lösen extreme Angst aus. Dieser Zustand hängt einerseits mit dem Erleben von Hilflosigkeit, Kontrollverlust, Unsicherheit und dem Gefühl in Lebensgefahr zu sein, zusammen (vgl. Holloway und Fullerton, 1994). McCaughey et al., (1994) berichten über Situationen während Erdbeben: So überschätzen viele Personen die Zeit des Bebens um etwa das Doppelte, es kommt zu massiven Angstreaktionen, aber auch jede andere Form von Reaktion ist möglich. Ebenfalls wurden kardiale Arrhythmien während des Erdbebens festgestellt, was als sympathikotone Aktivierung interpretiert wird. Es kommt in der Situation zu einem plötzlichen emotionalen Umbruch, beschreibbar als ein „inneres Erdbeben".

Das Erleben von massiver Gewalt, oft durch Terror, löst dabei die stärksten psychischen Folgeschäden aus: Überfälle, Vergewaltigung, Geiselnahme und Terrorismus sind Beispiele dafür. So leiden gemäß der Metastudie von Norris et al. (2002) 67% dieses Klientels an schweren Folgeschäden, im Gegensatz zu 39% als Folge von technologischen Katastrophen und 34% von Naturkatastrophen. Bereits seit den 70ern des vergangenen Jahrhunderts häufen sich Terroranschläge und Geiselnahmen (Holloway und Fullerton, 1994). Die besondere Dramatik beim Erleben von Terror ist wohl der gleichzeitige Verlust von Sicherheit in die Welt und Vertrauen in die menschliche Gemeinschaft (Ursano et al., 1994).

Schwerer Verlust von Eigentum – Evakuierung

Der Verlust von Eigentum kann unter zwei verschiedenen Aspekten gesehen werden: Einerseits kann es zu verschieden starken individuellen Verlusterfahrungen durch die Katastrophe kommen (Verlust von einzelnen wichtigen Gegenständen, z.B. Bildern, bis hin zu Verlust von Wohnung und Existenzgrundlage), andererseits wirken bei Katastrophen solche Verluste über ganze Gemeinschaften hinweg, so dass auch Institutionen (z.B. Gemeindestrukturen), die im Einzelfall emotionale und materielle Unterstützung und Hilfe geben, nicht wirken können. Norris et al. (1994), die ältere Menschen nach einer Flutkatastrophe über viele Jahre untersuchen, finden hier eine deutliche Interaktion beider Faktoren in Bezug auf den Schwergrad der Beeinträchtigung. Aber auch allein die Zerstörung der Gemeinschaft zeigt psychische Folgeschäden an Individuen, auch bei denen, die selbst vielleicht kein Eigentum verloren haben. Im Zuge von Evakuierungen kann es auch zu einer Separation von der eigenen Familie kommen, was vor allem für Kinder und Jugendliche fatal wirkt.

Eine Kombination all dieser Faktoren erhöht das Risiko einer psychologischen Beeinträchtigung. Insgesamt gehen Norris et al. (2002) von durchschnittlich 42% Beeinträchtigten mit diesen Erfahrungen aus.

Geschlecht und Alter

Alter als Einflussfaktor spielt zumindest in den nordamerikanischen Studien eine Rolle. Menschen mittleren Lebensalters (40–60 a) sind mehr gefährdet als jüngere und ältere Personen, was damit zu tun haben kann, dass sie die Hauptlast der Folgen der Katastrophe tragen müssen.

Frauen werden großteils stärker als Männer beeinträchtigt und unterscheiden sich quantitativ und qualitativ bezüglich der Folgen. Die stärksten Diskrepanzen gibt es bei den PTSD, wo die Rate 2:1 zu Ungunsten der Frauen beträgt.

Frauen leiden stärker an der Katastrophe als Männer, vor allem dann, wenn der Partner signifikant durch den Stress der Situation betroffen ist. Ehestress steigt nach der Katastrophe. Die Symptome des Ehemanns wirken sich stärker auf die Partnerin aus als umgekehrt. Ehepaare mit Kindern sind mehr gefährdet, wobei Mütter stärker als Väter leiden. Über die Ursache dieser geschlechtsspezifischen Differenzen lässt sich sicherlich viel diskutieren. Eine mögliche Erklärung ist hier die Bedeutung der Familie als soziales Netzwerk für die Menschen zu sehen. Während Männer hier vielleicht stärker mit dem Wiederaufbau materieller Ressourcen beschäftigt sind, arbeiten Frauen noch immer mehr an der Instandhaltung des Familiensystems, also an der Erhaltung der emotionalen Stützkraft der Familie. Noch immer ist die Krankheit und Beeinträchtigung eines Familienmitglieds eher Sache der Frau, was im Katastrophefall zu verstärkter Belastung führt und sich dementsprechend auch in einer entsprechenden Reaktion niederschlagen kann. Zumindest wird in der Literatur die Rolle der Familie für die Belastung immer wieder hervorgehoben (vgl. Norris et al., 2002).

Für Kinder und Jugendliche gelten ähnliche Wirkfaktoren wie bei Erwachsenen, wobei hier die Bedeutung der Bewältigung der Belastung durch die Familie eine entscheidende Rolle spielt.

Bei Studien mit Kindern zeigen sich neben den erwähnten folgende weitere Risikofaktoren (vgl. Übersicht von Solomon und Green, 1992; Bromet et al., 1984):

- Elterliches Verhalten oder Disstress
- Erziehungsfaktoren und -geschichte
- Das „psychische Klima" zu Hause

Kinder zeigen einen höheren Anteil (52%) Schwertraumatisierter als Erwachsene (42%), sie sind sehr empfindlich auf familiäre Konflikte und mangelhafte Stressverarbeitung in der Familie (Norris et al., 2002). Weniger irritierbare, mehr unterstützende und gesündere Eltern haben auch gesündere Kinder. Unterstützung für die „Aufrechterhalter" des Familienklimas, also der Mutter/Ehefrauen erscheint hier als wichtige Intervention. Darüber hinaus machen auch eine Reihe von Interventionen im Rahmen der Schule Sinn.

Psychische Entwicklung und Stressfaktoren

Niedriger sozialökonomischer Status geht mit größerem Stress nach der Katastrophe einher, wobei dieser Effekt mit steigender Schwere des Ereignisses stärker wird. Eine psychiatrische Vorgeschichte oder zumindest psychische Probleme vor der Katastrophe, gehen mit stärkeren Symptomen von PTSD einher. Emotional instabile Persönlichkeiten haben mehr Symptome als stabile und gelassene Persönlichkeiten. Die vor der Katastrophe übliche Verarbeitung von Stress durch Lebensveränderungen und von chronischem Stress gehen einher mit Stressverarbeitungsmaßnahmen nach der Katastrophe. Akute und chronische Stressoren und Stressbewältigungsmaßnahmen beeinflussen sich wechselseitig. Besondere Aufmerksamkeit muss bei Katastrophen auf die Stressverarbeitungskapazität und dem Erholungspotential ganzer Gemeinschaften gelegt werden.

Psychosoziale Stützfaktoren und psychologische Ressourcen

Unterschiedliche Bewältigungsstrategien spielen für die Verarbeitung eine Rolle, es gibt aber unterschiedliche Ergebnisse (vgl. Norris et al., 2002). Vermeidungsstrategien und Schuldzuweisungen sind längerfristig problematisch. Baum et al. (1983) betonen Unterschiede zwischen problem- vs. emotionsbezogenem Bewältigungsstil, wobei sie die Bedeutung wahrgenommener Kontrolle für die erfolgreiche Bewältigung unterstreichen.

Vorstellungen zur Bewältigung scheinen wichtiger als die Bewältigungsstrategien selbst, d.h. es ist wichtiger welche Bewältigungsstrategien sich jemand zuschreibt, als was er tatsächlich tut. Selbsteffizienz, Selbstbeherrschung, wahrgenommene Kontrolle, Selbstwert, Hoffnung und Optimismus sind wichtige Ressourcen. Die soziale Eingebundenheit – die Größe, die Aktivität und die Nähe des sozialen Netzwerkes der Überlebenden – spielen eine Rolle. Inadäquate soziale Unterstützung geht einher mit dem Schweregrad der PTSD nach Katastrophen (Bromet et al., 1982, 1984; Green et al., 1985). Kaniasty et al. (1990) zeigen, dass Betroffene einer Flutkatastrophe das Ausmaß sozialer Unterstützung und der sozialen Anteilnahme unterschätzen.

Betroffene Helfer

In manchen Fällen werden auch zufällig anwesende Unbeteiligte oder Menschen, die nur indirekt in die Katastrophe involviert sind, traumatisiert. Sogar gänzlich Unbeteiligte können beeinträchtigt sein, vor allem dann, wenn das Unglück eine starke Medienpräsenz gewinnt bzw. es Konsequenzen für im Prinzip unbeteiligte Bevölkerungsgruppen nach sich ziehen könnte (beispielsweise lösten die Briefattentate mit Anthrax, die nur gegen Amerikaner ausgeführt wurden, auch bei Europäern Angst und Besorgnis aus). Auch Helfer im Katastrophengeschehen haben mit einer Inzidenz von insgesamt 13% erhöhte Wahrscheinlichkeit psychisch beeinträchtigt zu werden (Norris et al., 2002).

Einsatzkräfte können unter dem Schuldgefühl, „versagt zu haben" leiden (Duckworth, 1986; Raphael, 1986) oder glauben, für das Leid der Opfer verantwortlich zu sein (Williams, 1993). Dies kann mit unrealistischen Erwartungen an sich und seine Möglichkeiten und mit Gefühlen eigener Ohnmacht zu tun haben. Sie überbewerten die Rolle ihres persönlichen Engagements dahingehend, zu meinen, dass die Einsatzeffektivität nur von ihrem eigenen Engagement abhängig sei (Raphael, 1986).

Charakteristika der Einsatzorganisation wie z.B. Führungs- und Umgangsstile, bürokratische Flexibilität (Alexander und Wells, 1991; Doepal, 1991; Paton et al., 1999; Powell, 1991) sowie das Ausmaß an Vertrauen und die richtige Delegation von Zuständigkeiten beeinflussen die Sensibilität der Einsatzkräfte genauso wie ihre Widerstandsfähigkeit (Paton und Jackson, 2002).

Eine positive Integration in eine Einsatzorganisation fördert die Fähigkeit mit komplexen, belastenden und nicht alltäglichen Situationen, wie sie bei Großschadenserereignissen gegeben sind, positiv umzugehen (Dunning, 2002; Johnston und Paton, 2002; Paton und Jackson, 2002). Mitchell (1991) untersucht die Katastrophenhilfe von Polizisten nach der Flugzeugtragödie in Lockerbie und zeigt, dass Polizisten auch im Katastrophenfall Aufgaben, die ihrer Alltagsroutine entgegenkommen, besser bewältigen können (z.B. kriminalpolizeiliche Ermittlungen, Spurensicherung usw.) als Aufgaben, die jenseits ihrer Routine liegen (z.B. Betreuungsaufgaben, Bergung von Leichen usw.).

Die Art, wie Entscheidungen in Einsatzsituationen gefällt werden, hat einen bedeuteten Einfluss. So kann man mit Klein (1996) zwei unterschiedliche Strategien unterscheiden: den naturalistischen Entscheidungstypus vs. den analytischen Entscheidungstypus – der erstere handelt intuitiv, aus dem Bauch heraus, während der andere Typus analytisch die Möglichkeiten abwägt und aus den Vor- und Nachteilen die Entscheidung ableitet. Der naturalistische Typus dominiert bei Feuerwehreinsätzen (Burke und Hendry, 1997), Evakuierungen in Notfallsituationen (Flin et al., 1996) und bei Flugzeugkatastrophen (Orasanu, 1997). Typisch für naturalistische Entscheidungen sind Einsatzsituationen mit substanziellem Zeitdruck und hohem Risiko, während der analytische Stil effektiv bei strategisch/taktischen Entscheidungen eingesetzt werden kann (Flin, 1996). Eine Vertiefung in die Problematik findet sich bei Paton (2003).

Spezielle Anforderungen an die Einsatzorganisationen im Katastrophenfall

Außerordentliche Lagen beinhalten *à priori* eine Überforderung für Einsatzorganisationen und Helfer. Weder besteht dafür in den Einsatzorganisationen eine große Routine bezüglich der anstehenden Aufgaben, noch können Mitarbeiter restlos auf die Situation vorbereitet werden. Ursano und McCarroll (1994) nennen Mediatorvariablen, die die Effekte der Konfrontation bei Einsatzkräften auslösen:

- Stress durch vorweggenommene Erwartungen (vor allem bei langen Wartezeiten)
- Einsatzroutine
- Einsatzerfahrung.

Das Vorgehen im Einsatzfall kann nur durch einen koordinierten und gelenkten Einsatz vonstatten gehen, der wiederum eine genaue Lageeinschätzung durch die Verantwortlichen voraussetzt. Diese Lageeinschätzung beinhaltet die Beurteilung der Schadenslage und der Erfordernisse genauso wie die Beurteilung der eigenen technischen und humanen Ressourcen zur Situationsbewältigung. Fehlentscheidungen in der Führungsebene wirken sich auf die Mitarbeiter genauso fatal aus wie für die betroffene Bevölkerung. Darüber hinaus können diese auch den Tod von Helfern in ihrer Dienstausübung bedeuten, was für alle eine besondere Belastung darstellt. Aber auch eine Führungsschwäche im Sinne eines „nicht Ausführen wollens" einer Führungsaufgabe (Rollenambiguität) schafft bei den Untergebenen Potenzial für posttraumatische Belastung (Paton, 1994).

Zusammenarbeit unterschiedlicher Einsatzkräfte und Organisationen

Im Katastrophenfall müssen unterschiedliche Hilfs- und Einsatzorganisationen, im schlimmsten Fall auch solche, die normalerweise konkurrieren, zusammenarbeiten, was zu beträchtlichen Koordinationsschwierigkeiten führen kann. Diese Schwierigkeiten wiederum führen bei Mitarbeitern zu Rollenkonflikten und Streit um Zuständigkeiten, was auch mit Gefühlen persönlicher Frustration und Insuffizienz einher gehen kann (Paton, 1994). In Niederösterreich gab es im Rahmen der Hochwasserkatastrophe 2002 zwischen den psychosozialen Betreuungsteams verschiedener Organisationen Zuständigkeitsdebatten, die mit Frustrationen qualifizierter, hilfsbereiter Teams zur psychosozialen Betreuung endete. Der Fehler liegt hier in der mangelnden Koordination dieser Einsätze über Einsatz- und Hilfsorganisationen hinweg, was ja in Arbeitskreisen zuständiger Gremien immer mehr thematisiert wird.

Konfrontation mit dem Tod

Einige Arbeiten während und nach der Katastrophe konfrontieren den Helfer mit dem Tod und mit Verstorbenen. Obwohl die Situation des Helfers keine Todesgefahr mehr in sich birgt, provoziert sie doch ein hohes Ausmaß an Angst, Gedanken an das Sterben, an Zerstückelung und imaginierte Risken (Ursano et al., 1994). Identifizierung, Verabschiedung und emotionale Involvierung spielen bei Angehörigen und Einsatzkräften im Allgemeinen eine wichtige Rolle.

Menschen, die mit Verstorbenen zu tun haben, geben folgende Belastungsfaktoren an:

- Tote Kinder
- Unverletzt und gesund wirkende, meist jüngere Verstorbene
- Extreme sensorische Stimulation – z.B. Gerüche von Blut, Konfrontation mit einer großen Zahl an Verstorbenen usw.
- Angst vor Überraschung und Schock – z.B. beim Öffnen des Leichensacks
- Identifizierung von Bekannten und emotionelle Involvierung („...erinnert mich an ...")

Speziell im Kriegsfall oder nach Kampfsituationen:

- Tote, die unglücklicherweise durch eigenes Feuer („*friendly fire*") verstarben
- Frauen, im Kampf verstorben
- Verunfallte, „sinnlose" Verstorbene
- Tote Feinde

Psychosoziale Versorgung in außerordentlichen Lagen

Psychosoziale Unterstützung nach Katastrophen ist ein „muss“. Nicht die Frage „Ob?“, sondern die Frage „Wie und in welchem Ausmaß?“ ist das Entscheidende. Auch ist psychosoziale Betreuung nicht nur durch einen Prozess zwischen Nachfrage und Angebot zu regeln. Viele Autoren betonen, dass entsprechende Angebote von Bedürftigen nicht immer in Anspruch genommen werden und empfehlen deshalb eine **proaktive Vorgangsweise** (vgl. Norris et al., 1994). Darunter versteht man ein gezieltes Ansprechen und Anbieten von psychosozialer Unterstützung für Bedürftige, ohne zu warten, dass diese um Hilfe bitten. Dabei werden folgende Vorgangsweisen empfohlen (Hodgkinson und Stewart, 1998):

- Einsatz von Medien und Information über die psychosoziale Versorgung
- Identifikation von Betroffenen über Information der lokalen Ansprechpersonen (Gemeinde, Bürgermeister)
- Information für bestimmte Gruppen
- Angebot von telefonischer Hilfe

Die Art der psychosozialen Versorgung ist neben der Anzahl und Art der Beeinträchtigung bei Betroffenen, Helfern und Bevölkerung auch von der **Art der Katastrophe** abhängig. Auf diese differentielle Sichtweise (vgl. Hodgkinson und Stewart, 1998), die für die Praxis sehr relevant ist, kann hier nicht ausreichend eingegangen werden, da sie die Dimension der Ausführungen bei weiten sprengt. Exemplarisch sei hier auf zentrale Punkte eingegangen, wie sie bei technologischen Katastrophen oder Großschadensereignissen und hier nur speziell bei Massentransportunfälle (MTU – z.B. Schiffs-, Bus-, Bahn- und Flugzeugunfälle) eine Rolle spielen, für detaillierte Information sei auf die Ausführungen von Hodgkinson und Stewart (1998) verwiesen:

MTU ereignen sich meist ohne Warnung und plötzlich, dies führt zu intensiven Schockerlebnissen bei Überlebenden. Sehr oft gibt es beträchtliche Schwierigkeiten für die Einsatzkräfte, die Betroffenen zu bergen, was zu verlängerten Traumaszenarien führt, wie beispielsweise beim ICE Unglück bei Eschede. Die Unfälle passieren meist an Orten, die weit weg „von zu Hause“ sind und die für Betroffene und Angehörige die Verarbeitung erschweren, sprachliche und kulturelle Barrieren erschweren die Betreuung. Einige dieser Katastrophen führen zu einer extrem hohen Zahl an Verstorbenen (z.B. Flugzeugkatastrophen, Gletscherbahnunglück in Kaprun, usw.). Es kommt bei den Verstorbenen manchmal zu Verstümmelungen, die für Angehörige und Einsatzkräfte schwer zu bewältigen sind. Weiter gibt es aufgrund der Verletzungen eine hohe Anzahl kaum zu identifizierender Toten und Verletzten (z.B. Schwerbrandverletzungen). Die Verarbeitung von MTU dauert oft lange und zeigt eine Häufung phobischer Vermeidung sowie depressiver Beschwerden. Zielgerichte Wut von Angehörigen ist oft gegen den Betreiber der Massentransporteinrichtung vorhanden, was oft zu Rollenkonflikten bei Betreuern dieser Organisationen führt.

Die hier im Folgenden erwähnten Interventionen sind sicherlich bei einer Vielzahl von Katastrophen einsetzbar, obwohl eben differentielle Aspekte einzelner Schadensereignisse eine spezifische Vorgangsweise erfordern.

Psychosoziale Betreuung ist ein humanitäres Anliegen, sie unterstützt systematisch die Selbstorganisation bzw. die Bewältigung der Individuen einer Gemeinschaft. Sie ist nicht auf einige wenige auserwählte Helfer beschränkt sondern umfasst die **gesamte Gemeinde**. Der nächste Nachbar ist aufgefordert Erste Hilfe zu leisten, für den Körper, aber auch für die Psyche. Diese psychische Erste Hilfe ist gekennzeichnet durch Anteilnahme und praktische Unterstützung wo Bedarf besteht. Auch in Staaten mit gut ausgebauten Notfallsystemen wie Österreich ist die Unterstützung der Bevölkerung untereinander sehr hoch, was die Flutkatastrophe im Jahr 2002 gezeigt hatte: Spontan waren Menschen bereit, Betroffene aufzunehmen, sie in ihren Häusern einzuquartieren und Unterstützung zu leisten. Die Nächsten erkennen die Not am direktesten und helfen dort wo es notwendig ist. Eine besondere Bedeutung kommt hier auch der Familie zu, was bereits öfters ausgeführt wurde. Auch die Arbeits- oder Schulkollegen können bedeutende Hilfe leisten, was sich sehr oft bewährt bei Ereignissen wie MTU, bei denen Betroffene oft räumlich weit auseinander leben. Eine wichtige Arbeit psychosozialer Fachkräfte besteht darin die „natürlichen Helfer" zu unterstützen und zu schulen und dort zur Verfügung zu stehen, wo das soziale Netz überfordert ist. Wichtige andere Quellen der Unterstützung stellen traditionelle Einrichtungen zur psychischen Unterstützung dar. Hier sei die **Seelsorge** erwähnt, die sich ebenfalls intensiv mit Notfällen auseinandersetzt und für viele Menschen entsprechende Unterstützung anbietet (Notfallseelsorge). Darüber hinaus bieten **Institutionen für psychische Gesundheit**, beginnend bei regionalen Vereinigungen über psychosoziale Zentren, Beratungseinrichtungen (z.B. Schulpsychologie) bis hin zu psychiatrischen Kliniken Hilfe und Unterstützung für Betroffene.

Bei Katastrophenhelfern im psychosozialen Bereich handelt es sich um **psychosoziale Fachkräfte**, die sich in diesem Bereich spezialisiert haben (z.B. Notfallpsychologen), oder aber um **Laienhelfer** (vor allem aus Einsatzorganisationen), die sich in diesem Bereich weitergebildet und qualifiziert haben.

Diese vielen Quellen psychosozialer Unterstützung bedürfen in Katastrophensituation eines koordinierten Einsatzes. Genau diese Führung der psychosozialen Betreuung kann, wenn sie nicht oder nur ungenügend passiert, Quelle für viele Fehlentwicklungen werden, deswegen sei sie hier zuerst beschrieben, wobei im Anschluss spezifische Interventionen psychosozialer Betreuung genauer dargestellt werden.

Koordination und Führung psychosozialer Aktivitäten

Aus dem bisher Geschilderten wird klar, dass die psychosoziale Betreuung in Großschadens- und Katastrophenfällen eine komplexe Aktivität vieler unterschiedlicher Proponenten ist. Gerade deshalb bedarf psychosoziale Betreuung einer fachlich qualifizierten Führung. Unter Führung versteht man ein weisendes und steuerndes Einwirken im Umgang mit Mitarbeitern und im Einsatz von Material, um ein Ziel im Sinne des Einsatzauftrages zu erreichen. Der Einsatzauftrag ist eine mehr oder weniger flächendeckende psychosoziale Versorgung nicht zu hospitalisierender Betroffener oder deren Angehörigen bzw. vom Ereignis betroffener Bevölkerungsschichten. Daraus erfolgt die

Beurteilung der Lage

In einer ersten Analyse geht es um die Beurteilung der taktischen Lage. Spezifika des Katastrophengeschehens müssen hier beurteilt werden:

- Welches ist das zu betreuende Klientel
- Wo ist das zu betreuende Klientel
- Können zu Betreuende und Betreuer an einem Ort zusammengebracht werden
- Welche Bedürfnisse der Betreuenden müssen abgedeckt werden
- Wie viele Betreuungsressourcen sind notwendig
- Wie lange muss betreut werden
- Welche mittelfristige Maßnahmen müssen für die Betreuung vorhanden sein (z.B. Dienstablöse, Zusammenarbeit mit Institutionen zur psychologischen und sozialen Weiterbetreuung usw.)

In der Beurteilung der eigenen Lage sollte eine Soll-Ist-Analyse der vorhanden psychosozialen Ressourcen erfolgen und vorausschauend Reserven aktiviert werden. Vor allem bei länger dauernden Einsätzen erscheint es hier ratsam, lokale Fachkräfte erst zu einem späteren Zeitpunkt zu aktivieren und in der ersten Anlaufphase mit externen Ressourcen zu arbeiten. Bei dem Gletscherbahnunglück am österreichischen Kitzsteinhorn vom 11. Nov. 2000 hat sich diese Vorgangsweise bewährt. Es wurden für den ersten Tag die Betreuungsressourcen des österreichischen Roten Kreuzes aktiviert um bereits am folgenden Tag mit lokalen psychosozialen Fachkräften (Psychiater, Notfallpsychologen) die Betreuung weiterzuführen. Der Vorteil dieser Vorgangsweise ist es den Übergang von der Notfallbetreuung in die Regelbetreuung zu gewährleisten. Während zu Beginn der Betreuung günstigerweise eher Betreuer mit Notfallkompetenz gefragt sind, sollten diese bald durch Betreuer aus dem lokalen Bereich abgelöst werden. Die Notfallhilfe sollte durch die Regelbetreuung ersetzt werden, der Alltag so schnell wie möglich wieder hergestellt werden.

Die emotionale Triage

Obwohl die meisten Menschen auch derartig schwere Ausnahmezustände gut überwinden können, werden einzelne nicht damit fertig und können im Anschluss an die Katastrophe in fataler Weise reagieren. Die Identifikation dieser Risikogruppe ist eine wichtige Aufgabe, die mit der emotionalen Triage bewältigt wird.

„Triage" kommt aus der Katastrophenmedizin und bedeutet die Beurteilung jedes einzelnen Patienten mit der Festlegung von Behandlungsdringlichkeit, Behandlungsart und Behandlungskompetenz. Ziel dabei ist eine Sicherstellung des Überlebens für die größtmögliche Zahl von Geschädigten. Aus der Beobachtung von Psychiatern, dass Notfallmediziner in ihren Aufnahmen die Behandlungsdringlichkeit von psychisch beeinträchtigten Patienten nicht entsprechend beurteilen können (Boren und Zeman, 1985), stellt sich auch die Frage einer wirksamen Einschätzung für Krisenzustände. Bengelsdorfer et al., (1984) schlagen die Beurteilung folgender Punkte vor:

- Beurteilung der Gefährlichkeit
- Beurteilung des sozialen Netzwerkes und der sozialen Unterstützung
- Fähigkeit, in der Situation zu kooperieren

Etwas unfangreicher ist die Kriterienliste bei Gschwend (2002), die empirische Evidenz lässt sich nicht klar nachvollziehen.

Die einzelnen Punkte werden standardisiert beurteilt und die Betroffenen drei Kategorien zugeordnet:

- Notfallmäßige Aufnahme in der psychiatrischen Klinik
- Ambulante Therapie
- Basale emotionale Unterstützung im Sinne der psychosozialen Betreuung nach außergewöhnlichen Schadensfällen

Darüber hinaus empfehlen Litz et al. (2003) zur Prävention von Posttraumatischen Belastungsstörungen die Beurteilung des Bewältigungsstils, der Ko-morbidität, frühere traumatische Erfahrungen sowie gegenwärtige allgemeine Belastungsfaktoren, was aber nicht immer sehr leicht zu erheben ist. Zumindest empfehlen sie eine genauere Beurteilung innerhalb einer Woche nach dem Ereignis, mitunter auch unter zu Hilfenahme psychologischer Messinstrumente (vgl. Litz et al., 2002).

Ressourcenmanagement psychosozialer Fachkräfte

Einer der wichtigsten Führungsaufgaben im Katastrophenfall ist das Ressourcenmanagement. Es geht darum, Settingfaktoren für psychosoziale Fachkräfte zu erzeugen und zu verwalten. Die Betreuer müssen die Möglichkeit bekommen, die entsprechende Infrastruktur für die Betreuung zu haben. Auch die Verteilung der Betreuer auf die zu Betreuenden muss gut überlegt werden. Beispielsweise wird die einzige vor Ort anwesende Kinderpsychologin nicht zur Betreuung des nächstbesten Kindes geschickt, sondern bleibt als Coach im Hintergrund und organisiert die Betreuung aller in Frage kommender Kinder durch die zur Verfügung stehenden Betreuer. Darüber hinaus sollte die psychosoziale Einsatzleitung ein offenes Ohr für die Anliegen der Betreuer haben, damit diese ihre Arbeit durchführen können – also als Krisenintervention für die Krisenintervention zur Verfügung stehen. Zu den Aufgaben der Einsatzleitung gehört auch die Organisation von Dienstübergabe, Besprechungen, Ess-, Schlaf- und Kommunikationsmöglichkeiten. Auch die Organisation der emotionalen Nachbereitung für die Kriseninterventionsteams fällt in diesen Zuständigkeitsbereich.

Psychosoziales Informationsmanagement

Das bereits oben angesprochene Informationsbedürfnis macht auch vor dem psychosozialen Bereich keinen Halt. Wie Erfahrungen der letzten Jahre zeigen, ist das Interesse der Medien an der psychosozialen Betreuung nach Großschadensereignissen und Katastrophen sehr ausgeprägt, es scheint sogar so zu sein, dass mit zunehmender Einsatzdauer das Interesse für diese Aspekte steigt. Medien leisten hier kompetente Hilfe in der psychosozialen Betreuung, wenn der Interviewpartner darüber fachkundig ist und sich der Fragen der Presse stellt. Persönliche Daten der Betroffenen müssen auf jeden Fall geschützt werden, Rückschlüsse aus den Interviews bezüglich der Identität einzelner Betroffener dürfen nicht möglich sein. Weiter obliegt der psychosozialen Betreuung auch eine wichtige Rolle beim Informationsmanagement für direkt Betroffene. Hier und auch in Bezug auf andere elementare Bedürfnisse agiert der Betreuer wie ein Anwalt für den Betroffenen, er setzt sich für seine Bedürfnisse so weit wie möglich ein, der psychosoziale Einsatzleiter fungiert hier als Schnittstelle zwischen Einsatzleitung und Betreuer und sorgt für einen transparenten Informationsfluss auf allen Ebenen. Auch Hausmann (2003, vgl. Abb. 17 dort) betont diese Schnittstellenfunktion, die zu den wichtigsten Aufgaben des leitenden Psychologen vor Ort gehört.

Dokumentation

Die Einsatzleitung führt Journal über Aktivitäten in ihrem Zuständigkeitsbereich und ist auch für den eventuell anfallenden Schriftverkehr zuständig. Hausmann (2003) betont bezüglich der Dokumentation die Eigenverantwortlichkeit des Notfallpsychologen. Vernünftig wäre es, zweckmäßige Richtlinien zu erstellen, davon ist aber zum jetzigen Zeitpunkt nichts bekannt.

Koordination im Stab

Als Einsatzleitung der psychosozialen Betreuung ist man auch Mitglied im Führungsstab der Gesamteinsatzleitung. Dort berät man diese Einsatzleitung bezüglich psychologischer Fragen, beispielsweise für

- psychologisch heikle Einsätze und Entscheide (z.B. Warnung und Evakuierung)
- Personalfragen bezüglich der Einsatzkräfte (z.B. Belastbarkeit usw.)

Leichenidentifikation vs. Emotionale Verabschiedung

Ein wichtiger Schritt für die Verarbeitung gravierender Verluste ist die emotionale Verabschiedung vom Verstorbenen. Obwohl es diesbezüglich kaum empirische Studien gibt, haben Kliniker, die mit Patienten nach Verlusten langfristig arbeiten, durchwegs den Eindruck, dass bei gelungener Verabschiedung die Verarbeitung des schmerzlichen Verlustes für die Überlebenden besser gelingt. Unterschiedliche Meinungen gibt es bezüglich der Grenzen, die sich aus der Exposition mit eventuell zerstückelten oder verunstalteten Leichen ergibt (vgl. Fässler-Weibl, 1999). Sinnvoll jedenfalls erscheint hier eine psychosoziale Betreuung der Angehörigen bei der Verabschiedung.

Unabhängig von der psychologischen Sinnhaftigkeit der Verabschiedung, ist es im Großschadensfall notwendig, den Verstorbenen zu identifizieren. Bei der Identifikation ist es besonders wichtig, den Angehörigen zu betreuen und auf zusätzliche Erschwernisse zu achten. So muss sich der Angehörige oft nicht nur mit dem Verstorbenen konfrontieren, sondern oft auch mit ebenfalls verstorbenen Bekannten aus dem selben Schadensereignis, was zu einer zusätzlichen Belastung führt. Bei machen Unglücken ist eine direkte Identifikation und/oder Verabschiedung nicht möglich. Hier erfolgt die Verabschiedung über Gegenstände, die als zum Verstorbenen zugehörig erkannt werden.

Psychische Erste Hilfe

Psychische Erste Hilfe ist der psychologisch angemessene Umgang mit Personen in akuten psychischen Notsituationen wie sie für die meisten Menschen durch Notfälle entstehen. Sie sollte pragmatisch anwendbar sein, wenn möglich weitläufig einsetzbar sein und leicht zu unterrichten, d.h. deren Anwendung sollte keine psychologische Vorbildung voraussetzen. Darüber hinaus sollte die Abfolge der Schritte leicht merkbar sein. Lasogga und Gasch (1997) veröffentlichen entsprechend Ratschläge für Rettungspersonal, was aber für den untrainierten und nicht in Notfallsituationen spezialisierten Menschen etwas schwer zu adaptieren ist. Eine mögliche, pragmatische Vorgangsweise sei hier näher erläutert:

- **S***tabilize (dem Betroffenen Sicherheit geben)*
- **T***alk/Teach (Zuhören, sprechen, erklären)*
- **O***perate (Aktivität – Rituale – Handlungsplan)*
- **P***eer (soziale Unterstützung)*

Das mit der Abkürzung „Stop" leicht merkbare Schema beinhaltet folgende Schritte, die auch in der entsprechenden Reihenfolge anzuwenden sind:

Stabilize

Steht für den Aspekt der Sicherheit. Es muss klar sein, dass im Moment des Gesprächs dem Betroffenen unmittelbar keine weitere Gefahr droht, die Wahrscheinlichkeit von Folgeschäden minimiert worden sind oder zumindest alles Menschenmögliche unternommen wurde, um weitere Schädigung abzuwenden. Dazu gehören natürlich auch Maßnahmen der Ersten Hilfe, Alarmierung von Notärzten und Rettungspersonal, aber auch die Absicherung vor Folgeschäden, dazu gehört auch die Entfernung aus dem unmittelbaren Gefahrenbereich. Die Betroffenen sind „sicher" anzusprechen, der Zuspruch soll beruhigend wirken und in Richtung Deeskalation gehen. Auf die Bedürfnisse und die Menschenwürde des Betroffenen ist besonders zu achten. Der Ersthelfer sollte solange bei dem Betroffenen bleiben, bis weitere Unterstützung kommt – ein Hin und Her schafft in der Notfallsituation eher Unruhe und Panik.

Talk/Teach

Ziel dabei ist, dass der Betroffene versteht, was passiert ist. Der Ersthelfer führt ihn langsam, ausgehend von dem Ist-Zustand des subjektiven Erlebens zur Anerkennung der Realität der Situation. Die unmittelbaren, kurzfristigen Folgen sollen für den Betroffenen klar werden. Der Betroffene soll dabei die Chance erhalten, zu erzählen was ihm wiederfahren ist und was ihn momentan bewegt. Gleichzeitig soll er vom Ersthelfer Information bekommen, die ihm hilft, die Situation einzuordnen und günstiges Verhalten in der akuten Krisensituation zu entwickeln. Im Besprechen des Geschehenen wird es dem Betroffenen ermöglicht, die Wirklichkeit anzuerkennen und zu seinem bisherigen Leben in einen ersten Bezug zu setzen. Fokus der Intervention ist das Ereignis selbst, der Betroffene soll die Möglichkeit haben, Gefühle und Empfindungen zu artikulieren, auf Wertschätzung und Verständnis bei dem Ersthelfer zu treffen. So können Ohnmacht und Kontrollverlust langsam in Richtung Kontrolle der derzeitigen Situation weichen. Der Ersthelfer soll sich dabei Zeit lassen, lange Phasen des Schweigens ohne Nachlassen der Zuwendung können auch hier hilfreich sein.

Operate

Etwas miteinander tun ist mehr als das Gespräch. Dazu reicht es oft, miteinander zu „spazieren", oder etwas „symbolträchtiges" zu tun – z.B. eine Kerze anzünden usw. Ziel ist es, Handlungskontrolle in spezifischen Bereichen wiederzuerlangen und Platz für erste Verarbeitungsprozesse zu machen. Auch ein Handlungsplan für die nächsten Stunden ist durchaus hilfreich – daraus sollte der Betroffene Handlungspotenzial zur Krisenbewältigung finden.

Peer

Der wichtigste Betreuer bei derartig schweren Belastungen ist der Angehörige. Familienzusammenführungen ist ein sehr wichtiger Vorgang, der oft am Ende der psychischen Ersten Hilfe durch Nichtfamilienangehörige steht. Die Anteilnahme und der Schutz der Familie ist, wie bereits öfters ausgeführt, eine wichtige Maßnahme zur Verarbeitung der Geschehnisse.

Natürlich wäre es sinnvoll, die psychische Erste Hilfe, ähnlich der Ersten Hilfe in entsprechenden Kursen zu trainieren. Zumindest von Krisenhelfern ist zu erwarten, diese Maßnahmen in Theorie und Praxis zu beherrschen.

Normalisierungsintervention

Die wohl bekannteste Intervention ist die sogenannte Normalisierungsintervention. Diese Intervention erfolgt günstigerweise durch eine akzeptierte Fachkraft oder aber durch eine persönlich relevante Person (Angehöriger ...). Dabei wird von Seiten des Betreuers das Geschehene in der Form des subjektiv Erlebten gewürdigt. Das beinhaltet ein einfühlendes Gespräch über das Gewesene und die Anerkennung der subjektiven Sichtweise des Betroffenen. Weiters wird der Betroffene auch auf eventuell spürbare kognitive und emotionale Reaktionen befragt. Schließlich erfolgt eine Rückmeldung der relevanten Symptome und Beschwerden der Person und Zuschreibung auf die Situation (... ist eine normale Reaktion auf ein abnormes Ereignis). Dann wird weitere Information über den Verlauf der emotionalen Reaktion gegeben und ein Entscheidungsbaum für weitere Betreuungsmaßnahmen erarbeitet.

Krisenintervention unmittelbar nach der Katastrophe

Welche Funktionen hat nun das Einzelgespräch in der Krisenintervention nach Großschadensereignissen und Katastrophen:

Zeitüberbrückung

Im Anschluss an Katastrophen entsteht in der Regel für Angehörige von Verunfallten eine mehr oder weniger lange Wartezeit, die überbrückt werden muss. Es ist eine Zeit des Bangens, der Rat- und Hilflosigkeit. Selbst im offensichtlichen Todesfall dauert das Erlangen von Gewissheit aufgrund der notwendigen Ermittlungen sehr lange. Krisenintervention versucht, dem Angehörigen zu helfen diese Zeit zu überbrücken.

Der Helfer als Zeuge

Das Anerkennen der schrecklichen Realität gehört zu den schwierigsten psychischen Prozessen, die ein Mensch in seinem Leben durchlaufen muss. Hier kann der Helfer das Leid **nicht** lindern, jeder Anspruch diesbezüglich erscheint unrealistisch. Der Betroffene muss sehr schmerzhafte Erfahrungen überwinden und es gibt nichts, was das Leid in dieser Situation lindern könnte (Hodgkinson und Stewart, 1998). Die Aufgabe des Helfers hier ist, den Prozess zu begleiten, ein Zeuge zu sein in dieser schweren Stunde, also den Schmerz zuzulassen und nicht zu verleugnen. Durch diese Begleitung bekommt der Betroffene das Gefühl, nicht alleine zu sein.

Dem Chaos Struktur geben

Der Betroffene ist dem Chaos der Situation genauso wie dem Chaos seines eigenen Erlebens ausgeliefert. Der Fokus der Intervention liegt auf

- Verstehen, was vorgegangen ist
- Verstehen, was jetzt ist
- Verstehen, wie es weiter geht

Das Begreifen der Katastrophe geschieht im Spannungsfeld von Verleugnung und Überflutung von Gefühlen und Gedanken an die Situation. Es handelt sich um eine Art psychische Schutzreaktion zur Verarbeitung der Situation (vgl. Horowitz (1997). Der Helfer zeigt dem Betroffenen gegenüber Wertschätzung für diesen Zustand und seine Gefühle, führt den Betroffenen auf die faktische Ebene zurück und erklärt auch wie es jetzt, die nächsten Stunden und Tage, weitergeht. Er entwickelt mit dem Betroffenen einen entsprechenden individuellen Hilfeplan. Im Vordergrund steht ein bewältigungsorientierter Zugang. Wie bei der Ersten Hilfe schon erwähnt, soll im Betreuungsgespräch Platz für das Äußern von Gefühlen sein. Der Helfer zeigt Verständnis und Wertschätzung, ohne die emotionale Verarbeitung aktiv (wie z.B. später in der Psychotherapie) zu *pushen*.

Zugehörigkeit schaffen

Judith Hermann (2003) zeigt in ihrer bemerkenswerten Abhandlung über psychisch traumatisierte Menschen, dass ein Teil der Problematik in einem Erleben von „Nichtzugehörigkeit" besteht. Die Nichtzugehörigkeit wird als subjektiver Bruch erlebt und zwar mit der Situation, als Unfähigkeit diese anzuerkennen, mit dem Gefühl der Kontrolle, mit der eigenen Biografie und mit der Bezugsgruppe. Die Krisenintervention gibt Hilfe bei der Überwindung dieser Bruchstellen. Es geht auch hier um eine Unterstützung der Bewältigung, nicht darum Leid zu lindern, dafür aber diese Bruchstellen zu überwinden und das Gefühl der Kontrolle zu fördern.

Sicherheit und andere existenzielle Grundbedürfnisse

Das Anbieten von Möglichkeiten existenzielle Grundbedürfnisse zu befriedigen (Sicherheit, Schlaf, Nahrung, aber auch Information), ist eine der wichtigsten Möglichkeiten der Krisenintervention. Der Helfer wird zum „Anwalt" für den Betroffenen und stellt sicher, dass der Betroffene die wichtigsten Bedürfnisse befriedigen kann. In manchen Situationen ist gerade die Befriedung des Sicherheitsbedürfnisses nicht möglich. Beispielsweise stellt bei manchen Naturkatastrophen (wie z.B. Erdebeben) die Situation nach dem Ereignis eine potenziell Bedrohung für Betroffene und Helfer dar. Auch in Kriegsgebieten kann die Sicherheit nicht immer gewährleistet werden. Hier tritt der Überlebenskampf für Betroffene und Helfer in den Vordergrund, es geht darum, das Überleben Vieler optimal sicherzustellen. Hier macht es Sinn, die Gruppenzugehörigkeit stärker zu betonen: Wir als Helfer und Betroffene kämpfen gemeinsam ums Überleben, miteinander. Hier etwas beitragen zu können ist für die Betroffenen eine wichtige Bewältigungsmaßnahme. So z.B. war es für viele Opfer der Flutkatastrophe 2002 in Österreich wichtig, selbst Hand anlegen zu dürfen, beim Katastrophenschutz aktiv beteiligt zu sein und so, wenn möglich tatenloses Verharren und damit das Gefühl der Hilflosigkeit zu unterbinden.

Ein Problem stellt auch die Betreuung von Menschen, die vor allem im Bereich der Sicherheit selbst eine traumatische Erfahrung des Kontrollverlustes gemacht haben. Es handelt sich dabei vor allem um Opfer menschlicher Gewalt, von Missbrauch, Krieg und Terror.

Holloway und Fullerton (1994) empfehlen folgende Vorgangsweise bei Terrorisierten, bzw. Menschen mit externen Angsterfahrungen in der Notfallsituation:

- Biete Ruhepause und Erholung an – körperliche Bedürfnisse sollen primär befriedigt werden (Nahrung, Wärme, Schlaf und medizinische Versorgung)
- Biete eine sichere Umgebung an – Familienzusammenführungen oder zumindest Information über Familie und Freunde – Wichtig ist hier der Schutz vor der Presse, die mit zu eindringlichen Fragen die Opfer re-traumatisieren könnte
- Verhinderung weiterer Stigmatisierung und rückhaltlose soziale Unterstützung

- Erlaube den Ausdruck von Wut und anderen Gefühlen
- Beachte eventuelle psychische Vorschädigungen oder andere Traumen in der Vergangenheit
- Fördere positive Gefühle bezüglich des Selbstwerts
- Verhindere sekundäre Verletzungen durch andere
- Normalisiere die Gefühle
- Trage eine positive Zukunftserwartung

Längerfristig sollte auch ein Schwerpunkt auf Diskriminationslernen gelegt werden: gefährliche und ungefährliche Reize sollen differenziert werden.

Litz et al. (2003) betonen, dass die Krisenintervention des Fachmanns in dieser Akutphase drei Ziele haben soll:

- Beurteilung eines eventuell (seltenen) Behandlungsbedarfs
- Psychologische Erste Hilfe
- Information über die Wirkung psychischer Traumata.

Zur Bedeutung psychotherapeutischer Intervention mit Akuttraumatisierten

Eine Reihe von Autoren unterstreichen den Einsatz psychotherapeutischer Techniken mit Akuttraumatisierten: Gschwend (2002) nennt hier beispielsweise Gedankenstopp, TV-Technik, Muskelentspannung bzw. Imaginationstechniken. Zu Bedenken gilt hier sicherlich, dass die psychische Ausnahmesituation der Menschen durch eine nachvollziehbare Katastrophensituation entstanden ist, die Situation auch noch so frisch ist, dass eine gezielte Nachbetreuung noch nicht möglich ist. Auch wirkt ein zu intensives Psychologisieren oft kontraproduktiv und in der Situation inadäquat. Trotzdem kann man sicherlich von der einen oder anderen Technik in Einzelfällen profitieren, was aber eine sehr gute und routinierte Beherrschung der Technik voraussetzt. Litz et al. (2003) betonen, dass es derzeit nicht genügend empirische Evidenz gibt, um den Einsatz von therapeutischen Traumatechniken in dieser Phase wissenschaftlich zu begründen oder abzulehnen.

Interventionen mit Gruppen

Krisenintervention im sozialen Netz – die Unterstützung der Familie

Neben der Betreuung des Einzelnen sollte vor allem die Unterstützung ganzer Familien im Vordergrund stehen. Die familiäre Bindung ist oft der wichtigste Schutzfaktor und eröffnet einen vergrößerten sozialen Raum und Möglichkeiten. Probleme ergeben sich oft aus vor dem Ereignis unverarbeiteten Konflikte, aus familieneigenen Wertungen und Normen, aber auch aus „Verlegenheitsverhalten" von Familienmitgliedern, resultierend aus dem eigenen Unvermögen, das Geschehene zu verarbeiten. Wichtig erscheint auch die Einbeziehung aller Mitglieder, anstatt sukzessiver Ausgrenzung von beispielsweise Kindern oder anderen Subgruppen der Familie, die sich dann in der Situation alleingelassen fühlen. Bei Katastrophen ist die Familienzusammenführung eine entscheidende Aufgabe, die entsprechend organisiert sein sollte (z.B. Suchdienst des Roten Kreuzes, Medienaktivitäten usw.).

Informelle Gruppen- und Informationsveranstaltungen

Es handelt sich dabei um diverse Angebote vor allem mit dem Hinweis auf die psychischen Wirkungen nach den Schadenfällen im Gemeindebereich, die vor allem in der Phase des Wiederaufbaus von Bedeutung sind.

Krisenseminar

Es handelt sich dabei um psychoedukative Großgruppenveranstaltungen im Gemeindebereich, aber auch für Firmen und Organisationen. Everly und Mitschell (2000) verstehen darunter einen 4-stufigen Prozess, der vor allem bei Krisen in der Schule, in großen Firmen, nach Terroranschlägen und Katastrophen eingesetzt werden kann (vgl. für Details Everly, 2000; Newmann, 2000).

Angehörigengruppen

Angehörige, die Menschen verloren haben oder deren Leben sich aufgrund schwerer Verletzungen der Betroffenen verändert hat, treffen sich zum gemeinsamen Austausch von Informationen und gegenseitiger Unterstützung. Diese Gruppen eignen sich auch für gemeinsame Abschiedsrituale (vgl. Jatzko et al., 1995).

Opfergruppen

Verunfallte und Geschädigte treffen einander. Die Gruppen können ähnlich den der Angehörigengruppen angelegt werden. Eine Durchmischung allerdings zwischen Angehörigen und Opfern erweist sich als eher ungünstig, da Trauer und sonstige Verarbeitungsprozesse zeitlich bei beiden Gruppen unterschiedlich ablaufen (z.B. verzögerte Traumaverarbeitung von Schwerverletzten). Als erfolgversprechendste und bestuntersuchte Interventionsform (Litz et al., 2003) erweisen sich vor allem kognitiv-verhaltenstherapeutische Zugänge, die vor allem durch die Arbeiten von Frau Foa mit Vietnamkriegsveteranen in Amerika bekannt geworden sind. Hier fließen psychoedukative Elemente, Entspannungstraining, imaginative Elemente und vor allem Reizkonfrontation aufeinander.

Allgemeine Aktivitäten

Telefonhotline

Sobald ein Unglück publik wird, gibt es eine Reihe von Fragen, die Betroffene und Angehörige stellen. Hier hat es sich bewährt, sogenannte Callcentren einzurichten, also spezifische Telefonnummern freizuschalten, bei denen diese Fragen gestellt werden können. Es handelt sich dabei um Drehscheiben der Information. Die Menge der Anrufe richtet sich nicht nach Zahl der tatsächlichen Opfer, sondern eher nach Anzahl der Personen, die Opfer sein könnten, bzw. nach dem Popularitätsfaktor des Unglücks. Bei dem Gletscherbahnunglück in Kaprun gab es z.B. eine Anfrage einer australischen Familie, die ihren Sohn suchte, von dem sie nur wissen, dass er mit einem Zug zwischen Innsbruck und Salzburg unterwegs sei. Die Klärung solcher Missverständnisse nimmt eine Zeit in Anspruch, zumal man auch sicherlich einfühlend mit den verängstigten und besorgten Anrufern umgehen muss. Bei Flugzeugkatastrophen sind oft die meisten Anfragen abzuarbeiten, so kann es durchaus vorkommen (z.B. nach Flugzeugkatastrophen), dass man hier 60.000 Anrufe innerhalb der ersten 24 Stunden nach der Katastrophe bearbeiten muss. Man darf auch nicht vergessen, dass die Mitarbeiter in diesen Callcentren unter starkem zeitlichen und emotionalen Druck stehen. Gerade für diese Mitarbeiter ist eine entsprechende emotionale Nachbetreuung sehr wichtig.

Medienaktivitäten

Die Zusammenarbeit mit der Presse gehört zu den wichtigsten und oft schwierigsten Aufgaben. Gerade für die psychosoziale Betreuung macht Pressearbeit aber Sinn. Die Presse kann den Geschädigten das Gefühl geben, dass die Gesellschaft sie nicht vergisst und die entsprechende Unterstützung kommt. Neben den traditionellen Medien kommt dem Internet eine immer größer werdende Bedeutung, da es beispielsweise für die Suche nach Vermissten oder für Familienzusammenführungen gezielt eingesetzt werden kann. Im Katastrophenfall muss aber damit gerechnet werden, dass die Möglichkeiten von Telefon und Internet technisch stark beeinträchtigt sein können.

Zur „Selbst"organisation von Einsatzkräften nach Großschadensereignissen/ Katastrophen

Viele Autoren (z.B. Mitchell, Paton) betonen die Bedeutung von systeminternen Implementierung von Betreuungsmaßnahmen in Einsatzorganisationen im Allgemeinen, nicht erst im Großschadens- und Katastrophenfall. Obwohl es sich bei Großschadensereignissen oder Katastrophen um seltene Ereignisse für Einsatzkräfte handelt, sollte ein System für die Betreuung bei der Bewältigung belastender Ereignisse auch für den Alltag zur Verfügung stehen. Nur ein routinemäßig funktionierendes System zur Psychohygiene hat genügend Akzeptanz bei den Einsatzkräften, die psychologischen Interventionen gegenüber oft kritisch eingestellt sind.

Soziale Unterstützung von Einsatzkräften

Soziale Unterstützung ist eine zwischenmenschliche Tätigkeit und ist im Beziehungsgeflecht der allgemeinen Interaktionen in der jeweiligen Einsatzorganisation verwurzelt. Daher sind es eine Reihe von sozialpsychologischen Wirkfaktoren, die letztlich zur Bewältigung oder Pathologisierung der erlebten Belastung führen (Paton und Stephens, 1996). Gerade nach Großschadensereignissen ist das Geben von sozialer Unterstützung selbst sehr belastend, da viele Mitarbeiter Unterstützung brauchen und belastet sind. Kameradenhilfe kann zur zusätzlichen Belastung werden, wenn selbst Belastete auch noch um Unterstützung gefragt werden. Darüber hinaus kann es zum sozialen Bruch zwischen Einsatzkräften, die dem Ereignis beigewohnt haben und solchen, die nicht anwesend waren, kommen. Zusätzlich wird auch noch interne Manöverkritik geübt, die die soziale Interaktion zusätzlich belastet (MacLeod, 2000). Eine wichtige Funktion haben hier Peer-Support-Gruppen (Paton, 1997; Williams, 1993). Auch muss es unterschiedliche Formen der Unterstützung geben, die nicht von ein und derselben Person angeboten werden kann, so unterscheiden Paton und Stephens (1996) zwischen informativer Unterstützung vs. emotionaler Unterstützung. Gruppendynamische Effekte in den Einsatzorganisationen sowie die Qualität der Interaktion der Einsatzkräfte untereinander, beeinflussen die Prognose der Stressverarbeitung nach dem Ereignis.

Aus psychologischer Sicht wird der Aufarbeitung in kleinen, funktionell eng zusammenarbeitenden Gruppen ein großer Wert beigemessen (Lyons et al., 1998). Die Delegation der Aufarbeitung vom Einzelnen an die Teams fördert diese und vermittelt Akzeptanz für Schwierigkeiten beim Verarbeiten des Ereignisses.

Die Familien der Einsatzkräfte

Auch bei Einsatzkräften wirkt die familiäre Unterstützung entscheidend bei der Psychohygiene mit. Die Familie hat oft Schwierigkeiten, die Situation des Helfers zu verstehen, andererseits berichten manchmal auch Helfer, dass sie die Familie nicht mit Dingen belasten wollen, die selbst sie schwer verstehen. Shakespeare-Finch et al. (2002) betonen, dass die Wechselwirkung zwischen klimatischen Faktoren der Organisation und der (fehlenden) familiären Unterstützung sehr oft die Belastungsverarbeitung bei Einsatzkräften triggern. Die Betreuung der Familien der Einsatzkräfte sollte ein Teil der psychosozialen Betreuungsmaßnahmen für Helfer sein, ein Ansatz, der in Österreich bisher noch nicht weiter verfolgt wurde.

Organisatorische Interventionen

Weltweit bewährt sich ein umfassender, strukturierter und standardisierter Ansatz der amerikanischen Psychologen Jeffry T. Mitchell und George S. Everly (im amerikanischen: Critical incident stress management = CISM), der für Einsatzkräfte aus Rettung, Feuerwehr, Exekutive, Militär und Katastrophenschutz entwickelt wurde. Mitchell und Everly sind amerikanische Psychologen, die selbst Einsatzerfahrungen bei Rettung und Feuerwehr hatten. Aus ihrer eigenen Betroffenheit (vgl. Everly und Mitchell, 2002) entwickelten sie ein umfassendes Instrumentarium zum Stressmanagement nach kritischen Ereignissen. Das System funktioniert basierend auf der Idee des „peer-support", also der Idee, dass ein Großteil der Interventionen von speziell ausgebildeten Einsatzkräften selbst gemacht werden kann. Im Kern der Interventionen steht die Krisenintervention im Einzelgespräch. Darüber hinaus gibt es noch weitere Interventionen, einige spezielle, die vor allem für den Großschadensfall wichtig sind, werden im Folgendenden beschrieben (vgl. Everly und Mitchell, 2002).

On-scene-support

Eine speziell im Katastrophenfall sehr nützliche Einrichtung ist die Begleitung von Einsatzkräften während ihrer Arbeit. Mitchell sieht darin eine spezifisch beratende Tätigkeit der Einsatzleitung in Bezug auf personelle, organisatorische oder psychologische Fragen. Ein anderer Aspekt richtet sich eher auf die emotionale Unterstützung in besonders schweren Einsatzsituationen.

Demobilisation

Es handelt sich um einen psychoedukativen Einsatzabschluss nach Großschadensereignissen/Katastrophen. Angesichts der schweren Erschöpfung der Einsatzkräfte nach dem belastenden Einsatz wird eine kurze Information über mögliche Symptome und Schwierigkeiten bei der Stressverarbeitung dargestellt. Angebote für eine Unterstützung in den nächsten Tagen werden explizit genannt. Als schwierige Phase für die Einsatzkräfte sind besonders die ersten 3 bis 4 Tage nach dem Ereignis, so kommen sehr oft Schlafstörungen aber auch andere Symptome der akuten Belastungsreaktion vor. Meist lassen diese Symptome aber bald wieder nach. Ziel der Intervention ist einen psychisch und zeitlich günstigen Übergang vom traumatischen Ereignis zu einer Form der „Normalisierung" zu schaffen, genauso wie die Unterstützungsmöglichkeiten durch Peers noch einmal explizit in Erinnerung zu rufen bzw. auch die Mechanismen der sozialen Unterstützung in der Organisation zu aktivieren.

Debriefing

Es handelt sich um eine Gruppenintervention, die innerhalb einer Woche nach Abschluss der Arbeit an einem Großunfall oder Katastrophengeschehen erfolgt. Dabei treffen sich alle im Geschehen involvierten Einsatzkräfte und werden von einer psychosozialen Fachkraft mit entsprechender Zusatzqualifikation in Kooperation mit einigen Peers (die selbst im Geschehen als Helfer nicht involviert waren) durch einen 7-stufigen Gruppenprozess geleitet. Es geht darum den Prozess des emotionalen Erlebens und der (bei vielen meistens schon fortgeschrittenen) Normalisierung noch sichtbar zu machen und eventuelle Schwierigkeiten Einzelner diagnostisch einzuordnen, damit diese wenigen, die mit den Folgen der Traumatisierung nicht umgehen können, entsprechende fachliche Hilfe bekommen. Bei diesem Prozess handelt es sich um einen geregelten und strukturierten Ablauf, durch den die psychosoziale Fachkraft die Betroffenen führt: Nach einer Einführung geht es in einen Prozess, in denen sich die Mitglieder vorstellen und erzählen, was konkret ihre Aufgaben waren. Als nächstes beschäftigen sich die Teilnehmer mit dem inneren Erleben der Katastrophe, vor allem mit dem individuellen gedanklichen Erleben. Dies führt in einer nächsten Phase zur Auseinandersetzung mit emotionalen Reaktionen auf diese Ereignisse. Emotionale Abreaktionen können vorkommen, sind aber nicht zentraler Prozess bei Mitchell (1991). In einer nächsten Phase geht es um die beobachteten Konsequenzen – Symptome, die sich in der vergangenen Woche eingestellt haben. Bezüglich der Symptome werden in der Gruppe geeignete Stressverarbeitungsmechanismen aufgezeigt. Hier soll man sehr individuell auf Teilnehmer und Katastrophengeschehen eingehen. Schließlich geht es in der letzten Gruppenphase darum, den Prozess abzurunden, offene Fragen zu klären, die Perspektiven aufzuzeigen. Beendet wird ein Debriefing mit einer gemeinsamen (organisierten) Mahlzeit, bei der ungezwungen Möglichkeiten für vertiefende Einzelgespräche bestehen. Debriefing ist eine Hilfe zur besseren Verarbeitung belastender Ereignisse nach einem Einsatz, aber keine Psychotherapie. Debriefing stellt eine spezifische Form der Krisenintervention dar. Es geht um Verarbeitungsmöglichkeiten normaler Reaktionen sonst psychisch gesunder Menschen auf eine außergewöhnliche Situation.

Nachbereitung und Weiterbetreuung

Die bisher besprochenen Interventionen richten sich vor allem für die erste Zeit nach der Katastrophe. Hausmann (2003) differenziert hier noch eine Stabilisierungsphase (bis 4 Wochen nach dem Ereignis) und eine Konsolidierung und Wiederaufbauphase. Ziele psychosozialer Versorgungsprogramme nach Großschadensereignissen und Katastrophen sind sehr oft auf die akute Betreuung im Anschluss ausgerichtet (bis in die Stabilisierungsphase hinein). Eine gezielte, über die Krisenintervention hinausgehende längerfristige Betreuung, ist sicherlich primär Aufgabe psychosozialer Regelversorgung. Spezialisten der Katastrophennachbetreuung können aber hier auch in der längerfristigen Nachbetreuung wesentliche Punke triggern:

- Entwicklung von spezifischen Programmen: z.B. Diskriminationslernen nach Naturkatastrophen, Programme für die Begleitung beim Wiederaufbau, Jahrestagsaktivitäten usw.
- Vorträge und Information zu spezifischen Themen z.B. über Trauerprozesse, Umgang mit Schuldgefühlen usw.
- Supervision von Kollegen aus der Regelbetreuung, die weniger Erfahrung im Umgang mit Traumatisierten haben
- Förderung der Bereitschaft, Unterstützung anzunehmen durch z.B. gezielte Öffentlichkeitsarbeit.

Während das öffentliche Interesse für die Betroffenen anfänglich hoch ist, lässt dies einige Wochen nach dem Geschehen nach. Betroffene fühlen sich dann im Stich gelassen, allein und desillusioniert (Gschwend, 2002). Vor allem in dieser Phase ist die gezielte Betreuungsarbeit der psychosozialen Regelversorgung sehr wichtig, was immer wieder Impulse von Seiten der Spezialsten notwendig macht.

Schließlich gibt es im Bereich von Schulung und Vorbereitung vielfältige Aufgaben und es gilt auch für die psychosoziale Betreuung aus Erfahrungen neue, verbesserte Standards für die Betreuung bei zukünftigen Einsatzfällen zu schaffen.

Literatur

Adler A (1943) Neuropsychiatric complications in victims of Boston's Coconut Grove disaster. J Am Med Association 123: 1098–1101

Alexander DA, Wells A (1991) Reactions of police officers to body handling after a major disaster: a before and after comparison. British J of Psychiatry 159: 517–555

Baum A (1990) Stress, intrusive imagery, and chronic distress. Health Psychology 9: 653–675

Baum A, Fleming R, Singer JE (1983) Coping with victimization by technological disaster. J of Social Issues 39: 117–138

Bengelsdorf H, Levy LE, Emerson RL, Barile FA (1984) A crisis triage rating scale: Brief dispositional assessment of patients at risk for hospitalisation. J of Nervous and Mental Disease 172 (7): 424–430

Boren C, Zeman P (1985) Psychiatric triage. Connecticut Medicine 49 (9): 570–573

Bravo M, Rubio-Stipec M, Canino GJ, Woodbury MA, Ribera JC (1990) The psychological sequelae of disaster stress prospectively and retrospectively evaluated. Am J of Community Psychology 18: 661–680

Bromet EJ, Hough L, Connell M (1984) Mental health of children near the Three Mile Island reactor. J of Preventive Psychiatry 2: 275–301

Bromet EJ, Parkinson DK, Schulberg HC, Dunn LO, Gondek PC (1982) Mental health of residents near the Three Mile Island reactor: A comparative study of selected groups. J of Preventive Psychiatry 1: 225–274

Burke E, Hendry C (1997) Decision making on the London incident ground: An exploratory study. J of Managerial Psychology 12: 40–47

Community Emergency Response Team (CERT) (2003) CERT Training Participant Handbook. Training Materials. Chapter VI: Disaster Psychology and Team Organisation. The Georgia State Defense Force www.gasdf.com/docs/certhand6.pdf

Doepal D (1991) Crisis management: the psychological dimension. Industrial Crisis Quarterly 5: 177–188

Duckworth D (1986) Psychological problems

arising from disaster work. Stress Medicine 2: 315–323

Dunning C (2002) Sense of coherence in managing trauma workers. In: Paton D, Violanti JM, Smith LM. Promoting Capabilities to Manage posttraumatic stress: Perspectives on resilience. Springfield, Ill: Charles C Thomas

Everly GS, Mitschell JT (2000) The Debriefing Controversy and Crisis Intervention: A Review of Lexical and Substantive Issues. Int J of Emergency Mental Health 2 (4): 211–225

Everly GS Jr (2000) Crisis management briefings (CMB): Large group crisis intervention in response to terrorism, disasters and violence. Int J of Emergency Mental Health 2: 53–57

Everly GS, Mitchell JT (2002) CISM: Stressmanagement nach kritischen Ereignissen. Facultas Universitätsverlag, Wien

Fässler-Weibl P (Hrsg) (1999) Wie ein Blitz aus heiterem Himmel – vom plötzlichen Tod und seinen Folgen. Pauslusverlag, Freiburg Schweiz

Fin R (1996) Sitting in the Hot Seat. Leaders and Teams for Critical Incident Management. Wiley, Chichester

Fin R, Slaven G, Stewart K (1996) Emergency decision making in the offshore oil and gas industry. Human Factors 38: 262–287

Green BL, Grace MC, Gleser GC (1985) Identifying survivors at risk: Long-term impairment following the Beverly Hills Supper Club fire. J of Consulting and Clinical Psychology 53: 672–678

Green BL, Glace MC, Lindy JD, Gleser GS, Leonard AC, Kramer TL (1990) Buffalo Creek survivors in the second decade: Comparison with unexposed and nonlitigant groups. J of Applied Social Psychology 20: 1033–1050

Gschwend G (2002) Notfallpsychologie und Trauma-Akuttherapie. Huber, Bern

Harvey AG, Bryant RA (1999) Acute stress disorder across trauma populations. J of Nervous and Mental Disease 187 (7): 443–446

Hausmann C (2003) Handbuch Notfallpsychologie und Traumabewältigung. Grundlagen, Interventionen, Versorgungsstandards. Facultas, Wien

Herman JL (2003) Die Narben der Gewalt. Traumatische Erfahrungen verstehen und überwinden. Junfern, Paderborn

Hodgkinson P, Stewart M (1998 2nd) Coping with Catastrophe – A Handbook af Post-Disaster Psychosocial Aftercare. Routledge, London, S. 31ff

Holloway HC, Fullterton CS (1994) The psychology of terror and its aftermath. In: Ursano RJ, McCaughey BG, Fullerton CS (Hrsg) Individual and Community Responses to Trauma and Disaster. 31–45. Cambridge University Press, Cambridge

Horowitz MJ (1997 3rd eds) Stress response syndromes. Jason Aronson, Northvale NJ

Janoff-Bulman R (1992) Shattered Assumptions: Towards a New Psychology of Trauma. The Free Press, New York

Jatzko H, Jatzko S, Siedlitz H (1995) Das durchstoßene Herz. Rammstein 1988 – Beispiel einer Katastrophen-Nachsorge. Stumpf und Kossendey, Edewecht

Johnston P, Paton D (2002) Environmental Resilience: Psychological Empowerment in High-Risk Professions. In: Paton D, Violanti J, Smith L. Promoting Capabilities to Manage posttraumatic stress: Perspectives on Resilience. Springfield, Ill: Charles C Thomas

Kaniasty KZ, Norris FH, Murrell SA (1990) Received and perceived social support following natural disaster. J of Applied Social Psychology 20: 85–114

Klein G (1996) The effect of acute stressors on decision making. In: Driskell J, Salas E (eds) Stress and Human Performance. Lawrence Erlbaum, Hillsdale NJ

Krause N (1987) Exploring the impact of a natural disaster on the health and well-being of older adults. J of Human Stress, Summer: 61–69

Lasogga F, Gasch B (1997) Psychische Erste Hilfe bei Unfällen. Stumpf und Kossendey, Wien

Litz B, Gray M, Bryant R, Adler A, Reed W (2003) Early Intervention for Trauma: Current Status and Future Directions. A National Center for PTSD Fact Sheet. www.ncptsd.org/facts/disaster/fs_earlyint_disaster.html

Litz BT, Miller M, Ruef A, McTeague L (2002) Psychological Assessment of Adults Exposed to Trauma. In: Antony M, Barlow D (eds) Handbook of Assessment and Treatment Planning for Psychological Disorders. Guilford Press, New York

Lyons RF, Mickelson KD, Sullivan MJL, Coyne JC (1998) Coping as a communal process. J of Social and Personal Relationships 15: 579–605

MacLeod MD (2000) The Future is Always Brighter: Temporal Orientation and Adjustment to Trauma. In: Violanti JM, Paton D, Dunning C (eds) Posttraumatic Stress Intervention: Challenges, Issues and Perspectives. Springfield Ill: Charles C Thomas

Martikainen P, Valkonen T (1996) Mortality after the Death of a spouse: Rates and causes of death in a large Finnish cohort. Am J of Public Health 86: 1087–1093

McCaughey RJ, Hoffman KJ, Llewellyn CH (1994) The human experience of earthquake. In: Ursano RJ, McCaughey BG, Fullerton CS (Hrsg) Individual and Community Responses to Trauma and Disaster. 136–153. Cambridge University Press, Cambridge

Mitchell JT (1991) The police after Lockerbie: what were the effects? Police 23: 30–31

Newman EC (2000) Group crisis intervention in a school setting following an attempted suicide. Int J of Emergency Mental Health 2: 97–100

Norris FH, Byrne CM, Diaz E (2002) 50,000 Disaster Victims Speak: An Empirical Review of the Empirical Literature, 1981–2001 Review of the Empirical Disaster Literature, Part I and II. National Center for PTSD, www.ncptsd.org

Norris FH, Phifer JF, Kaniasty K (1994) Individual and community reactions to the Kentucky floods: findings from a longitudinal study of older adults. In: Ursano RJ, McCaughey BG, Fullterton CS (Hrsg) Individual and Community Responses to Trauma and Disaster. 378–402. Cambridge University Press, Cambridge

Orasanu J (1997) Stress and naturalistic decision making: Strengthening the weak links. In: Flin R, Salas E, Strub M, Martin L (eds) Decision Making Under Stress. Aldershot, Ashgate

Osterweis M, Solomon F, Green M (1984) Bereavement: Reactions, consequences, and Care. National Academy Press, Washington DC

Paton D (1994) Disaster Relief Work: An assessment of training effectiveness. J of Traumatic Stress 7: 275–288

Paton D (1997) Dealing with Traumatic Incidents in the Workplace (Third Edition) Gull Publishing, Queensland Australia

Paton D (2003) Stress in Emergency Response: A risk management approach School of Psychology, University of Tasmania, Launceston, Tasmania, Australia and Institute of Geological and Nuclear Sciences, Wellington, New Zealand. www.ncdpt.org/docs/Paton.pdf

Paton D, Flin R (1999) Disaster Stress: An emergency management perspective. Disaster Prevention and Management 8: 261–267

Paton D, Jackson D (2002) Developing Disaster Management Capability: An Assessment Centre approach. Disaster Prevention and Management 11: 115–122

Paton D, Stephens C (1996) Training and support for emergency responders. In: Paton D, Violanti J (eds) Trauamtic Stress in Critical Occupations: Recognition, consequences and treatment. Springfield Ill: Charles C Thomas

Powell TC (1991) Shaken, but alive: Organisational behaviour in the wake of catastrophic events. Industrial Crisis Quarterly 5: 271–291

Raphael B (1986) When Disaster Strikes. Hutchinson, London

Shakespeare-Finch J, Paton D, Violanti J (2002) The Family: Resilience resource and resilience needs. In: Paton D, Violanti J, Smith L (eds) Promoting Capabilities to Manage posttraumatic stress: Perspecitves on resilience. Springfield Ill: Charles C Thomas

Shore JH, Tatum EL, Vollmer WM (1986) Pschiatric reactions to disaster: The Mount St Helens experience. Am J of Psychiatry 143: 590–595

Solomon SD, Green BL (1992) Mental Health Effects Of Natural And Human-Made Disasters. PTSD Research Quarter 3(1): 1–8

Steinglass P, Gerrity E (1990) Natural disasters and posttraumatic stress disorder: Short-term versus long-term recovery in two disaster-affected communities. J of Applied Social Psychology 20: 1746–1765

United Nations, Department of Humanitarian Affairs – IDNDR-Secretariat (Hrsg) (1992) Glossary – Internationally agreed glossary of basic Items related to Disaster Management. Geneva

Ursano RJ, McCarroll JE (1994) Exposure to traumatic death: the nature of the stress. In: Ursano RJ, McCaughey BG, Fullerton CS (Hrsg) Individual and Community Responses to Trauma and Disaster. 46–71. Cambridge University Press, Cambridge

Ursano RJ, McCaughey RJ, Fullerton CS (1994) The structure of human chaos. In: Ursano RJ, McCaughey BG, Fullerton CS (Hrsg) Individual and Community Responses to Trauma and Disaster. 403–410. Cambridge University Press, Cambridge

Williams T (1993) Trauma in the workplace. In: Wilson JP, Raphael B (eds) International Handbook of Traumatic Stress Syndromes. Plenum Press, New York

Trauma bei den Opfern der NS-Verfolgung

David Vyssoki, Traude Tauber, Stefan Strusievici, Alexander Schürmann-Emanuely

Ewigkeiten, über dich
hinweggestorben ...
Paul Celan

1. Einleitung

Der als Holocaust-Syndrom nach Niederland (1961) besser bekannte traumatische Prozess, welcher nun generell als durch NS-Verfolgung provoziertes komplexes PTSD (*Post Traumatic Stress Disorder*) (APA, 1994) nach Herman (1992) bezeichnet und im ICD-10 als F 62.0: Andauernde Persönlichkeitsänderung nicht in Folge einer Schädigung oder Krankheit des Gehirns (WHO, 1992) diagnostiziert wird, ist kollektiv und eben dauerhaft. Wie die Shoah selbst jedoch sind ihre posttraumatischen Folgeerscheinungen in ihren zerstörerischen Auswirkungen für die betroffenen Menschen unvergleichbar, im therapeutischen Sinne ein Kapitel für sich. Die Ursache ist die industrielle und planmäßige, als unumgänglich festgelegte Vernichtung durch Massenermordung, legitimiert durch von der Staatsmacht und der Gesellschaft festgelegten pseudowissenschaftlichen Grundsätze. Die Shoah war ein Teil der NS-Verfolgungs- und Vernichtungsmaschinerie – diese Maschinerie hatte, psychotraumatologisch betrachtet, auf alle NS-Verfolgten, aus welchen Gründen sie auch immer verfolgt wurden, die überlebt haben, die gleichen Arten von Auswirkungen und Folgeerscheinungen. Bezeichnend ist, dass das unglaubliche *man-made-desaster* der NS-Verfolgung einerseits bei den Überlebenden das Vertrauen in die Menschen schlechthin erschüttert hat und sich andererseits von den Überlebenden auf die Nachgeborenen überträgt, somit transgenerational ist. Durch diese Transmission festigt sich das Trauma über Generationen hinweg, ist sozusagen ansteckend und kann sich somit nicht auflösen (Rakoff, 1966; Barocas, 1979).

2. Verfolgt und überlebt

Verfolgung der „Asozialen" und Pflegebedürftigen

Es wurde schon 1939 begonnen, alle „vom erbpflegerischen Standpunkt negativen Sippen" (d.h. Familien mit allen lebenden Vorfahren und Nachkommen) in gigantischen Karteien zu erfassen. Diese Kartei sollte die Basis für die Verfolgungs- und Vernichtungsmaschinerie bilden, die sich die Nazis für alle jene ausdachten, die nicht in ihr Gesundheits- und Gesellschaftskonzept passten. Das hieß, dass vollkommen willkürlich, neben psychisch Kranken und Körperbehinderten, alle Arten von „Asozialen", wie Prostituierte, verwahrloste Kinder und Jugendliche, Alkoholiker und – ganz im Sinne der Sippenhaftung – sämtliche Angehörige, wie man den Unterlagen eindeutig entnehmen kann, großteils nach dem „Endsieg", einer „Endlösung der sozialen Frage" zum Opfer fallen sollten. „In der Wiener Zentralkartei [waren 1939] 320.000 Personen „verkartet"; bis 1942 stieg diese Zahl auf 700.000 an [...]" (Talos, 2000). Mit der Ermordung sozialer und wegen ihrer Krankheit diskriminierter Menschen wurde zwar schon während des Krieges begonnen, doch bevor mit der intendierten Endlösung begonnen wurde, erfolgten Zwangssterilisierungen: 400.000 im gesamten Deutschen Reich, davon rund 5000 bis 10.000 im Bereich der „Ostmark".

Und schon früh wurden psychisch Kranke und Körperbehinderte massiv ermordet, die ersten Gaskammern kamen zum Einsatz. Die Leiter und Mitarbeiter dieses Massenmordens fanden sich bald als Leiter und Mitarbeiter der Großvernichtung wieder. Das sog. Euthanasieprogramm wurde dadurch gerechtfertigt, dass durch die Ermordung „minderwertigen Lebens" das Gesundheitswesen entlastet wird. Insgesamt wurden bis 1942 im Deutschen Reich in der Aktion T4 (nach der Tiergartenstr. 4, wo die „Euthanasie"-Zentrale lag, Jabloner, 2003, S. 158, FN 379) 93.521 Betten in Spitälern „freigemacht" (Talos, 2000). Dabei wurden schätzungsweise alleine 25.000 Menschen aus Österreich ermordet. Die österreichischen Opfer wurden fast ausschließlich in der Tötungsanstalt Hartheim ermordet, aber auch in den Anstalten selbst kam es dazu. Manche Anstalten galten als „leergemordet" – „über den Kreis der psychisch Kranken weit hinaus [traf es ebenfalls] Insassen von Pflege- und Altersheimen [...]" (Talos, 2000). Hier traf es viele Kinder, seien es Kinder sogenannter „Asozialer", womit auch politische Gegner gemeint sein konnten, oder kranke Kinder. Bis zur Publikation des Buches „NS-Herrschaft in Österreich" im Jahr 2000 konnte die Ermordung von 5.000 Kinder nachgewiesen werde, davon mindestens 772 in Wien, alleine 336 Kinder im Pavillon XV. am Spiegelgrund, wo Dr. Heinrich Gross (Talos, 2000) arbeitete, doch scheint die Zahl der Opfer beträchtlich höher (Schürmann-Emanuely, 2001). Die Kinder wurden oft erst, nachdem sie als Versuchsobjekte für die Forschung missbraucht worden waren, ermordet, wenn sie nicht schon an den Versuchen selbst gestorben waren. Obwohl 1942 die Amtskirchen ein teilweises Ende des Massentötens durch Euthanasie bewirken konnten, liefen die diversen mörderischen Forschungsprojekte am Menschen in den verschiedenen Spitälern und Heimen, sowie mit KZ- und Gefängnishäftlingen weiter. Nach dem offiziellen Ende des Euthanasieprogramms, kam es zu „wilden" Euthanasien, ganz auf die Bedürfnisse der Ärzte abgestimmt, meist im Rahmen von medizinischen Menschenversuchen.

Verfolgung der Roma und Sinti

Die Roma und Sinti wurden aus rassistischen Motivationen und weil ihr Lebensstil als „asozial" eingestuft wurde, ermordet. Wie die Juden waren auch sie zur Vernichtung bestimmt und ähnlich waren auch die Etappen der Verfolgung: der Entrechtung und Diskriminierung folgte die Deportation und Ermordung. Die Fluchtmöglichkeiten waren beschränkt und reichten oft nicht weiter, als in die bald von den Nazis besetzten Nachbarländer Österreichs. Schon ab Mai 1938 durften im Burgenland Kinder von Roma nicht mehr zur Schule gehen, bald darauf folgten die ersten Deportationen ins KZ.

Manche Nazis wollten gleichzeitig alle „asozialen Deutschblütigen, die die Lebensgewohnheit der Zigeuner angenommen haben ... mit abtransportieren" (Enigl, 2003), was vor allem Menschen in Westösterreich (Jenische) und in der Steiermark betroffen hätte. Vorerst blieb es jedoch bei den Roma und Sinti und 1939 kamen aus dem Bereich der sogenannten „Ostmark" 1000 Arbeitsfähige von ihnen nach Ravensbrück, nach Dachau und nach Buchenwald. Zurück blieben Alte und Kinder, denen nun nicht nur die Versorgung fehlte, sondern deren gesamter Besitz von der Gesellschaft gestohlen, „arisiert" worden war. Zwei Jahre später wurden aus dem gesamten Burgenland 5000 Menschen in das

Getto von Lodz gebracht. Bald danach wurden alle von ihnen im Vernichtungslager Chelmo ermordet. Noch vor der Wannsee-Konferenz hatte die „Endlösung der Zigeunerfrage" begonnen. 1943 wurden alle noch in Österreich lebenden Roma und Sinti, welche in „Zigeunerlagern" interniert waren und dort Zwangsarbeit leisteten, mit Ausnahme der Häftlinge von Lackenbach, nach Auschwitz deportiert. Rund 9000 österreichische Roma und Sinti wurden ermordet, knapp 1500 bis 2000 überlebten (Jabloner, 2003).

Verfolgung der Juden und sogenannten Mischlinge

Die Opfer der Shoah – der Vernichtung – konnten sich ihr Schicksal nicht aussuchen, sich nicht anpassen, der NS-Verfolgung nicht entkommen. Widerstand wurde in allen Bereichen geleistet, verzögerte vielleicht. Er verhinderte jedoch nicht die Vernichtung der meisten Betroffenen. Im März 1938 galten 206.000 Menschen in Österreich als Juden. Jene unter ihnen, welche sich 1941 noch in dem von den Nazis besetzten und kontrollierten Europa befanden, waren zum Tode verurteilte Menschen.

Die Verfolgung erfolgte in zwei Phasen: in der ersten Phase zwischen 1938 und 1940 wurden Juden vor allem durch den arisierenden Staat und die arisierenden Mitbürger beraubt und vertrieben, in der zweiten Phase ab 1941 wurden die noch meist in Wien verbliebenen Juden in die Gettos und die KZ im Osten deportiert. Ab 1942, nach der Wannsee-Konferenz, begann dann das industrielle Massenmorden in den Vernichtungslagern (Talos, 2000). Von den österreichischen Bürgern, welche als Juden verfolgt wurden und in Österreich geblieben waren, bzw. bleiben mussten oder sich in den von den Nazis eroberten Ländern befanden, wurden 65.000 ermordet und 5500 hatten überlebt. Von jenen, die durch Flucht ins sichere Ausland der Shoah entkommen hatten könnten, lebten 1998 weltweit noch rund 40.000 Menschen, „Ex-38er" genannt (Pelinka, 1998), von diesen waren 1999 rund 2200 noch oder wieder in Österreich.

Unter den von den Nazis als Juden verfolgten Menschen, waren ca. 25.000 Menschen, die nicht oder nicht mehr der jüdischen Religion angehörten oder als Mischlinge galten. Die „Mischlingen ersten und zweiten Grades", bzw. die so genannten Volljuden, wie es in den Nürnberger Rassegesetzen von 1936 hieß, also die Menschen, die vier jüdische Großeltern hatten und selbst nicht mehr der jüdischen Religion angehörten, ereilte meistens das selbe Schicksal wie jene Menschen, die als Glaubensjuden bezeichnet wurden. Die Deportationen und die Vernichtung verzögerte sich zwar etwas, war jedoch genauso Teil des Mordplanes, wie alles andere, was die Nazis in die Wege für die „Endlösung der Judenfrage" leiteten. Während „Mischlinge zweiten Grades" noch zur Wehrmacht mussten, fanden sich die „Mischlinge ersten Grades" oft als Zwangsarbeiter wieder (Talos, 2000). Für viele junge Menschen oder Kinder, die nichts von ihrer jüdischen Abstammung im Sinne der Nazis wussten, kam die Verfolgung wie aus heiterem Himmel. Die überlebte Willkür, der Zufall des Überlebens, der Tod meist aller geliebten und verwandten Menschen war das, was das Leben der wenigen Menschen, die dem Schrecken entkommen waren, nach 1945 erwartete, es war die Fassungslosigkeit im wahrsten Sinne des Wortes.

NS-Verfolgung

Einerseits war die Zuordnung zu einer Gruppe zu Verfolgenden seitens der Nazis streng geregelt, andererseits war sie nicht nachvollziehbar und willkürlich. Neben den schon aufgezählten Opfern gab es die Regimegegner, bzw. die politisch Verfolgten oder Menschen in willkürlicher Schutzhaft, die Bibelforscher/Zeugen Jehovas und jene, welche als Homosexuelle verfolgt wurden, sowie Mitglieder österreichischer Minderheiten wie die Kärntner Slowenen, die burgenländischen Kroaten und Ungarn und die Tschechen und Slowaken aus Wien, aber auch sehr kleine und kaum zu erfassende Gruppen, wie z.B. die in Wien niedergelassenen Chinesen, sie alle waren Diskriminierungen, Verfolgungen und der Vernichtung ausgesetzt. Die Vernichtung betraf in Folge auch die Familien der primär verfolgten Menschen, galt bei den Nazis doch das Prinzip der Sippenhaftung. Dazu kommen noch die Zwangsarbeiter, die Historikerkommission schätzt alleine die Zahl der überlebenden Zwangsarbeiter und -arbeiterinnen, die zwischen 1939–1945 auf dem Gebiet der heutigen Republik Österreich arbeiteten auf rund 199.000 zivile Ausländer, rund 19.000 Kriegsgefangene, 21.000 KZ-Häftlinge und ungarische Juden und Jüdinnen, also insgesamt ca. 239.000 Menschen.

Die Gesamtzahl der beim „Nationalfond der Republik Österreich für Opfer des Nationalsozialismus" eingereichten Anträge, lässt auf ca. 29.000 noch lebende Opfer der NS-Verfolgung aus Österreich – Stand von 2001 – (ESRA, 2002) schließen. Diese Zahl dient aufgrund der Gesamterfassung sämtlicher Verfolgter als wichtige Orientierung, beinhaltet aber nur jene Opfer, welche noch 1938 in Österreich waren und jene, welche einen Antrag beim Nationalfond gestellt haben, jedoch aber nicht die ausländischen Zwangsarbeiter, noch automatisch die Deserteure oder die Homosexuellen. Die Gesamtzahl der heute noch lebenden Opfer kann als beachtlich höher eingeschätzt werden. Man kann mit ziemlicher Sicherheit davon ausgehen, dass sie alle an den Folgen eines komplexen PTSD leiden, genauso wie ihre Kinder und vielleicht auch Enkelkinder.

3. Theorie und Umsetzung

Erste Publikationen und erste Auseinandersetzung mit Auswirkungen der Shoah und der NS-Verfolgung auf den seelischen Zustand der Opfer, unter dem Gesichtspunkt einer komplexen Traumatisierung, fand erst eine Generation nach Ende des Krieges statt. Denn erst in den 60–70er-Jahren gab es umfassende und international geführte Diskussionen und Publikationen (vgl. v. Baeyer/Häfner/Kisker, 1964; Eitinger, 1976; Keilson, 1979; Niederland, 1980) – wenngleich die ersten Fachpublikationen schon bald nach dem Krieg erschienen waren, meist von Ärzten wie Louis Tas, 1946), die selbst verfolgt worden waren. Knud Hermann und Paul Thygesen legten sich 1954 (Hermann, 1954) auf ein Syndrom fest, welches sie KZ-Syndrom nannten. Doch waren nicht alle Opfer des NS-Terrors KZ-Häftlinge gewesen, es galt ein Phänomen zu erfassen, welches weit mehr Menschen betraf. 1961 beschrieb William Niederland (Niederland, 1961) das Holocaust-Syndrom und 1966 wurde die Übertragung und Folgeerscheinung auf die Nachkriegsgeneration festgestellt (Rakoff, 1966) und es folgten weitere bahnbrechende Arbeiten, wie z.B. von Harvey und Carol Barocas (Barocas, 1979). Bei den meisten Diskussionen und Definitionsversuchen ging es auch darum festzustellen, ob psychische Invalidität auch ohne Nachweis von Organschädigung existiert und schlussendlich setzte sich die Theorie durch, dass das eine vom anderen tatsächlich unabhängig sei, wie es auch im ICD-10 festgehalten ist: F62 bedeutet dort nichts anderes, als „Andauernde Persönlichkeitsänderung, nicht in Folge einer Schädigung oder Krankheit des Gehirns" (WHO, 1992). Es war auch Anfang der 90er-Jahre, in denen begonnen wurde, die Klassifikationsschemen im medizinischen Alltag anzuwenden. Fortan wurden die Kriterien des PTSD auf die Überlebenden der Shoah und folglich auf alle Opfer der NS-Verfolgung angewandt (Krystal, 1994; Yehuda, 1994). In die Irre führenden Diagnosen, wie z.B. solche, dass das Flashback die Form einer Schizophrenie sei, waren bald nach den ersten Forschungen und Studien überholt. Heutzutage finden Überlebende der NS-Verfolgung und ihre Kinder, ausgehend von der neuen Diagnose komplexes PTSD, viel schneller den Grund ihrer psychischen Probleme, können somit betreut werden und handeln. Die Fülle an Forschungsarbeiten und Diskussionen war ein nicht übersehbarer Schritt im gesamten Bereich der Traumaforschung, war aber vor allem ein großer für die Betroffenen.

ESRA

Doch wie wurde diese Forschungsarbeit in die Praxis umgesetzt und institutionalisiert? 1960 eröffnete im 1897 gegründeten Sinai-Zentrum in Amersfoort in Holland die erste psychosoziale Ambulanz für Shoah-Überlebende und deren Nachkriegskinder. 1980 gründete die holländische Regierung die ICODO-Stiftung (National Institute for the Victims of War) in Utrecht, 1987 wurde in Jerusalem das psychosoziale Zentrum AMCHA (National Israeli Center for Psychosocial Support for Survivors of the Holocaust and Second Generation) gegründet, Anfang der 90er-Jahre ESRA in Berlin, und 1997 Tamach in Zürich. 1994 kam es in Wien zur Gründung von ESRA. Die Gründung in Wien wurde durch ein Zusammenwirken der Israelitischen Kultusgemeinde und der Stadt Wien ermöglicht. Wie in den vorangehend gegründeten ähnlichen Institutionen umfasst das Angebot in Wien „Beratung und Behandlung bei psychosozialen Problemen und PTSD" (ESRA, 2002) die im Zusammenhang mit der NS-Verfolgung stehen.

Von der Struktur ähnelt ESRA/Wien den in den voran gegangenen Jahren gegründeten anderen Ambulatorien und Institutionen. „Konzipiert als ein Modell für interdisziplinäre Betreuung, wird psychiatrische Versorgung, Psychotherapie (Einzel-, Paar- u. Familie), Sozialarbeit und häusliche Pflege in unterschiedlichen und bedarfsorientierten Kombinationen angeboten" (ESRA, 2002). Klienten sind alle Opfer der NS-Verfolgung, deren Angehörige und deren Nachkommen, deren Persönlichkeitsentwicklung unter den elterlichen Spätfolgen der Shoah Schaden genommen hat.

Es dauerte jedoch seine Zeit, bis andere Opfergruppen, als die jüdische den Weg zu ESRA fanden. Z.B. kamen anfangs nur sehr wenige Roma und Sinti zu ESRA, als sich jedoch in den Familien herumsprach, dass ESRA ein Ort sei, wo auch endlich und effektiv geholfen werde, wurde es zumindest für viele in Wien Lebende unter ihnen eine Anlaufstelle. Doch die Lücken einer alle in Österreich lebenden und betroffenen Roma und Sinti unterstützenden Hilfe ist nach wie vor groß. Den großen Gemeinden wie Oberwart, wo nach dem jüngsten Bombenanschlag von 1995, trauriger Höhepunkt des in Österreich nach wie vor verbreitenden Rassismus gegen Roma und Sinti, noch mehr im psychosozialen Bereich zu tun wäre, sind weit weg von Wien und von ESRA. Erst in letzter Zeit konnten mit Unterstützung des Nationalfonds Überlebende und ihre Nachkommen außerhalb Wiens verstärkt beraten und betreut werden.

Seit April 1999 werden in ESRA auch ehemalige Insassen der Kinderabteilung „Am Spiegelgrund", wo unter anderem auch Dr. Gross wirkte, betreut. Seit dem Nationalfondbrief 2002, der an alle erfassten NS-Verfolgte aus und in Österreich ging, und sie über die Existenz von ESRA aufklärte, kommen auch immer mehr politisch Verfolgte zu ESRA.

Für einige Überlebende wurde ESRA mit der Zeit einer der wenigen Orte in Österreich und eine der wenigen öffentlichen Institutionen, welche Vertrauen einflössen und alleine schon durch ihre Existenz versöhnlich stimmen. ESRA ist ein Zeichen dafür, dass seitens der Mitmenschen und der Gesellschaft endlich etwas „Gutes" und „Wohltuendes" passiert, es ist ein Zeichen dafür, das wieder Vertrauen gefundene werden konnte.

Die Bedingungen zur Gründung von ESRA

Zwei Ereignisse, Österreich betreffend, sind ausschlaggebend dafür gewesen, dass konkrete psychosoziale Hilfe, sprach die Gründung einer Institution wie ESRA, für die Opfer der NS-Verfolgung erfolgen konnte: die Psychiatriereform 1980 und die zentralen politischen Diskussionen gegen Ende der 80er-Jahre rund um die Waldheim-Affäre (1986) und um das Gedenkjahr 1988. Die politische Diskussion wurde bald zu einer gesellschaftspolitischen, es bildete sich eine neue und kritische Öffentlichkeit, welche die Mitverantwortung Österreichs und die Mitschuld vieler Österreicher an den NS-Verbrechen thematisierte. In Folge wurde erstmals von der staatstragenden Politik des Landes klare Worte zur NS-Vergangenheit Österreichs formuliert (Rede von Bundeskanzler Vranitzky 1995). Dies hatte nicht nur symbolischen Wert, sondern auch positive Folgen im alltäglichen Bereich für die Opfer, wenn auch noch lange nicht in der seit langem notwendigen Form. Es wurde über Entschädigung diskutiert und eine zeitgeschichtliche und teilweise auch mediale Aufarbeitung in Angriff genommen. Zumindest war das für die Opfer und ihre Nachkommen grauenvolle Verschweigen über das Geschehene gebrochen. Die Identitätsfindung der österreichischen Gesellschaft nach 1945 hatte versucht, sich ohne konkrete Erinnerung an die NS-Verbrechen zu definieren, ohne Rücksicht auf die Opfer des Naziregimes. Diese sahen sich dem ausgesetzt, was oft als „Verschwörung des Schweigens" definiert wird. Viele Opfer hatten zwar ebenfalls geschwiegen, doch dieses Schweigen war lange ein Selbstschutz gewesen, erstens um nicht die Schmerzen neu durchleben zu müssen, zweitens und ausschlaggebend, um nicht negativ in der ebenfalls verschweigenden Gesellschaft aufzufallen. Das Verschweigen seitens der Gesellschaft, des Täterkollektivs, welches die Vertreter der Republik u.a. aus Staatsraison und Wählergunst bis dahin gepflegt und gefördert hatten, war 1986 und 1988 in Österreich massiv gebrochen worden. 2001 kam dann der entscheidende Schritt und der „Nationalfond der Republik Österreich für Opfer des Nationalsozialismus" wurde vom österreichischen Parlament eingerichtet.

Die Aufarbeitung der NS-Vergangenheit und die Übernahme von Verantwortung für die Opfer fand in der 1980 umgesetzten Psychiatriereform jene strukturellen Möglichkeiten, die zur Gründung von ESRA führten. Die für die Psychiatriereform notwendigen strukturellen Änderungen der psychiatrischen und psychosozialen Versorgung in Wien erfolgten seit Mitte der 70er-Jahre. Die Reformen erfolgten in mehreren Schritten und umfasste die stationäre sowie die außerstationäre Versorgung. 1980 wurde schließlich das Kuratorium für psychosoziale Dienste in Wien gegründet und mit der Organisation und dem Aufbau einer flächendeckenden Versorgung in der ganzen Stadt betraut. Das patientengerechte, zeitgemäße Versorgungssystem verband eine therapeutische und eine soziale Versorgung psychisch kranker und behinderter Menschen. Die geschaffenen therapeutischen Einrichtungen entsprachen der Vielfalt psychiatrischer Erkrankungen und Störungen und sollten die Erhaltung bzw. baldige Wiedererlangung der Selbstständigkeit und Eigenverantwortlichkeit der Patienten bestmöglich unterstützen. (vgl. Danzer, 2002)

4. NS-Verfolgung und Trauma

Ein individuelles Trauma besteht nach Bruno Bettelheim (1943) darin, dass der Einzelne akut einem überwältigenden, lebensbedrohlichen Geschehen ausgeliefert ist. Ein kollektives Trauma bedeutet, dass es verheerende Folgen auch für die Nachkommen und die Umwelt des Betroffenen gibt. Die Folgen sind noch komplexer, wenn eine Gruppe von Menschen gemeinsam bedroht und traumatisiert wurde. Der Terror dauerte länger an, wiederholte sich. Jeder Betroffene wurde derart überwältigt, dass die extreme Machtlosigkeit nicht nur individuell erlebt wurde, sondern alle Schutzmechanismen des Umfelds zusammenbrachen, was zu einer totalen psychischen Zerrüttung führte. Alle hilfreichen Erfahrungen über Hilfe und Schutz, Gerechtigkeit und Ausgleich wurden zerstört. Bei der NS-Verfolgung trat die subjektive Traumatisierung in ihrer Auswirkung hinter das kollektive Trauma zurück. Jeder Überlebende fühlte sich jahrelang gleichermaßen von der sicheren Vollstreckung seines, oft kaum nachvollziehbaren Todesurteils bedroht. Der Einzelne wurde nicht individuell, sondern aufgrund der Zugehörigkeit zu einem Kollektiv verfolgt. Grundlegende Glaubenssätze, die Basis jeglichen Vertrauens in die Rechtmäßigkeit des Lebens wurden gestört. Die Betroffenen haben in der Folge Schwierigkeiten, ihr Leben als einen kontinuierlichen Ablauf zu begreifen. Sie sind nicht mehr die Menschen, die sie vorher waren. Ein Anknüpfen an frühere Phasen gelingt nicht, schwierig auch deshalb, weil ihnen alle Bezugspunkte, alle Menschen genommen wurden, die jeder Mensch braucht, um seine Persönlichkeit als ein kontinuierliches Ganzes zu erfassen. Bei einem kollektiven Trauma wird mehr als beim subjektiven die Umwelt mit einbezogen, es kommt zu Kotraumatisierungen. Die Folgeerscheinungen des Traumas werden an die nächste Generation weitergegeben, ebenso wie an die Lebensgefährten.

Die Verfolgten und ihr Trauma

Jede Opfergruppe der NS-Verfolgung weist die gleichen Ursachen und Symptome des PTSD auf. Sie werden als 1. Generation bezeichnet, sozusagen als jene Generation, die den Schrecken des NS-Terrors direkt erlebt hat. Bei den jüdischen Verfolgten des NS-Terrors sind Hans Keilson zufolge (1979) drei Sequenzen der Traumatisierung zu verzeichnen: die erste während des Terrors gegen die als Außenseiter und Minderheit begriffenen Juden nach dem Beginn der Machtergreifung durch die Nazis – für Kinder oder für Mischlinge war dies noch weniger begreifbar und überwindbar, als für Menschen, die sich in eine Identität und Gruppe fliehen konnten; die zweite während der direkten Verfolgung, Deportierung und Vernichtung, während der Flucht und des Untertauchens; die dritte in der direkten Nachkriegsperiode. Für viele Überlebende war die dritte Sequenz ein besonders intensives Thema. In ihr ging es nicht mehr um Tod oder Leben, sondern um die Anerkennung des Erlittenen. Solange dies nicht geschah oder geschieht, solange zusätzlich Alltagsfaschismus und feindseliger Rechtspopulismus systemimmanent sind, ist die dritte Sequenz nach wie vor von laufender Aktualität. Wer in der Nachkriegszeit eine Fortsetzung der Stigmatisierung, von mangelnder Unterstützung und Ausgrenzung erfuhr, leidet in der Folge stärker unter allen Folgeerscheinungen der PTSD als jene (es gibt nur wenige), die in ein freundliches, annehmendes und stützendes Milieu zurückkamen (Religionsgemeinschaften, politische Vereine für politisch Verfolgte). Für viele war die Befreiung ein Schritt in eine Welt, in der sie nicht erwünscht waren („dich ham's beim Vergasen vergessen!"). Schikanen bei Ansuchen um Opferanerkennung waren an der Tagesordnung. Viele mussten ihre Peiniger an hohen Positionen der neuen Republik wiedersehen, z.B. war der Nazi-Arzt am Spiegelgrund Dr. Gross als hochdotierter Gerichtsgutachter der 2. Republik aktiv. Er konnte seine eigenen Gutachten vom Naziheim am Spiegelgrund zitieren, um ehemalige Opfer wieder lange ins Gefängnis abschieben zu können.

Phasen und Prozess der Traumatisierung

Den Tätern ging es in erster Linie darum, die Opfer zu entmenschlichen, ihnen jede Form der menschlichen Würde zu nehmen; es galt den Willen des Einzelnen zu brechen und seine Gefühle für sich und die Mitmenschen zu zerstören. Als erstes wurden die Opfer von der menschlichen Gemeinschaft ausgeschlossen und mussten von da an alle menschliche Empathie seitens der Anderen entbehren (1. Sequenz). Die Anderen waren zu Verfolgern geworden. Der Verlust des eigenen Willens und der Selbstbestimmung machte die Opfer von ihren Verfolgern abhängig. Menschen wurden gebrochen, erlebten das an sich Schreckliche als unausweichlich eigenes Schreckliches, wehrlos.

Überlebende erzählen oft, dass sie die allerersten Eindrücke aus dem Lager oder dem Gefängnis vergessen haben. In dieser Schockphase (Rossberg, 2003) erfolgt die erste Regression: eine Desorganisation der Persönlichkeit. „Es ist ein überwältigender

Affekt, der als sehr beängstigend erfahren wird und totale Verlassenheit, eine Affektblockade, eine Betäubung, eine Einschränkung kognitiver Funktionen, wie des Urteilens, des Symbolisierens und der sinnlichen Wahrnehmung; ein Verlust jeglicher Initiative auslöst" (Rossberg, 2003). Dieser Zustand, die „Lagerpsychose" kann als katatonoide Reaktion, als ein Sich-tot-Stellen bezeichnet werden. Diese Schutzreaktion kommt aber auch einer Selbstaufgabe gleich. Bald bleibt nur noch das psychomotorische Ich übrig, welches einzig am konkreten Überleben interessiert ist. Wenn auch dieses verloren geht, ist die mentale Apathie komplett, der Mensch wird zum „Muselmann" wie es im Lagerjargon hieß. Die Funktion, bzw. Dysfunktion des menschlichen Organismus beim Sich-tot-Stellen hat eine klare Funktion: den Erhalt eines Minimums an Energie und Kraft, den Versuch im Unerträglichen eine Art Gleichgewicht zu finden, wenn auch ein extrem fragiles. Wenn der Verfolgte wenigstens wusste, warum er deportiert worden waren, wie ein Regimegegner, dann wurde das Los, auch wenn es das gleiche war, anders, weniger destruktiv verarbeitet, als bei jemanden, der nicht nachvollziehen konnte, wieso er nun all das erleiden muss, wie ein assimilierter Jude oder ein Kind.

Child Survivor

Mehr als 50% der heute noch lebenden Opfer der Shoah waren am 30. April 1945 nicht älter als 14 Jahre alt. Als Child Survivor besaßen nur wenige, kaum oder keine Erinnerung an die Zeit vor der Verfolgung. Eigentlich hatten alle, die Verfolgung überlebenden, Kinder in einem sehr verletzbaren Alter wichtige Bezugspersonen wie Eltern oder Geschwister verloren, kaum aktiven Anteil am Überleben gehabt und nach dem Krieg oft unter offenen Demütigungen durch andere Kinder, durch die allgemeinen Umstände an sich gelitten. Sie fanden nach dem Krieg auch schwer in eine Gemeinschaft, wie die erwachsenen Überlebenden, sondern mussten ihre Identitätssuche erst nachholen, nicht selten dadurch, dass viele unter ihnen bald und überstürzt Leidensgefährten heirateten, auf der Suche nach der verlorenen Familie.

Der erzwungene Schulabbruch brachte auch nachhaltige Benachteiligungen für viele überlebende Kinder, die sich nach 1945 ohne Schulausbildung wiederfanden. Auch die Zeit und das Erlebte nach der Befreiung sind prägend für das bleibende Trauma. Die Kinder entdeckten oft, dass niemand ihrer Verwandten überlebt hatte und wenn jemand überlebt hatte, stand er ebenfalls noch unter Schock und konnte sich kaum um das Kind kümmern, bzw. war nach jahrelanger Trennung ein anderer Mensch geworden. Die erste Zeit nach der Befreiung fanden sich auch viele Kinder in Sanatorien wieder, wo sie zwar körperlich gepflegt wurden, jedoch genauso einsam blieben wie im Lager oder im Versteck. Es ist zu beobachten, dass gerade Child Survivors intensive Gefühle nicht zulassen. Sie leben nach der Devise „Handeln und nicht Fühlen", so wie als Kind im Terror. Misstrauen, ein nicht reduziertes Selbstvertrauen, Angstgefühle und der Eindruck der Nicht-Zugehörigkeit sind die Emotionen, die trotzdem und unfreiwillig existieren. Das steht im Zusammenhang damit, dass der gesamte Reifungsprozess zusammengebrochen ist, bzw. verzögert und verhindert stattgefunden hat.

Auch die Kinder des Spiegelgrundes gehören zur Gruppe der Child Survivors. Zum großen Unterschied zu den jüdischen Kindern, blieben sie nach 1945 oft weiterhin „Asoziale". In der Republik waren sie zwar nicht mehr durch Euthanasie und tödlichen Forschungseifer bedroht, doch blieben sie in den Händen der gleichen Ärzte und Pfleger sowie in den gleichen Heimen bis zur Volljährigkeit. Die ehemaligen Spiegelgrundinsassen haben gemeinsam, dass sie ein nicht vorhersehbares, plötzlich hereinbrechendes Trauma prägte. Die Überlebenden hatten ihr Trauma am selben Ort, im Spital während ihrer Kindheit und Jugend erlebt.

Das Alter

Bei vielen Überlebenden ließen sich zwei antagonistisch vorhandene Gefühle wahrnehmen – subsumiert in der „Überlebensschuld" – einerseits der Triumph den Vernichtungsplan der Nazis durchkreuzt zu haben, andererseits das Gefühl überlebt zu haben, weil die anderen ermordet worden sind, womit man selbst wiederum kein Recht auf Triumph zu haben glaubt. Dieser Antagonismus beeinflusste den Alltag der Opfer stark. Im Alter, mit dem Bewusstsein über den näher rückenden Tod, schwindet jedoch das Triumphgefühl. Im näher rückenden Tod tritt immer mehr eine Identifikation mit den Toten der Verfolgung in den Vordergrund. Neben Wut erwacht auch wieder verstärkt die Angst, die Folgen sind Angst- und Erregungszustände (Grünberg, 2000) oder/und eine vollständige Somatisierung. Weiters ist es häufig so, dass sich die Überlebenden in der Auseindersetzung mit Tod und Alter auch wieder daran erinnern, dass es gerade die alten Menschen waren, die während der Verfolgung unausweichlich ihrer Hilflosigkeit und den Verfolgern ausgesetzt waren und keine Chance hatten zu überleben. In diesem von David de Levita (in: Rossberg, 2003) als Diachrom-Trauma bezeichneten Zustand setzen sich nun alte Menschen mit jenen alten Menschen von damals gleich, die ihrem Schicksal überlassen waren, die im Überlebenskampf für die jungen Menschen ein Hindernis dargestellt haben, im Kampf und auf der Flucht in Stich gelassen werden mussten. „Es ist nicht nur die Erinnerung an das Schicksal ihrer eigenen Eltern, das für so manche Verfolgungsopfer, die jetzt selbst alt sind, so schmerzhaft ist. Es ist auch die Einsicht, jetzt selbst zu der Gruppe zu gehören, die damals für das eigene Überleben nur eine Last war" (Rossberg, 2003).

Die folgenden Generationen

Es wird von transgenerationeller Traumatisierung gesprochen, wenn in der 1. Generation das Trauma nicht verarbeitet werden konnte und eine Transmission des Traumas in die nächste und übernächste Generation erfolgte. Die 2. Generation vertritt oft die verloren gegangenen Angehörigen, ersetzen sie als „Gedenkkerzen" (vgl. Wardi, 1997). Sie wurden in eine Welt der Trauer und des Schweigens hineingeboren, in der sich die Eltern zurückgezogen bis apathisch verhielten.

Diese Kinder interessieren sich besonders für die Verfolgungsgeschichte der Eltern, bis hin zur Identifikation mit dieser – sie leisten ihre Trauerarbeit, stellvertretend. Doch die Eltern schwiegen meistens und dieser „Pakt des Schweigens" erweckte bei den nachforschenden Kindern oft phantasie- und mythenreiche, verklärende und irreführende Vorstellungen über die NS-Verfolgung. Sie wollten in ihrer Trauerarbeit konkret sein, konnten es mangels Information jedoch nicht. Die Probleme in der zweiten Generation begannen mit der Ablösung von den Eltern, welche mit starken Schuldgefühlen verbunden war. Sie wollten die Eltern schützen und sie nicht durch ihr Loslösen als Erwachsene kränken. Emotional bleiben diese Kinder daher immer mit den Eltern verbunden. Oft herrscht die Vorstellung, die Eltern heilen oder retten zu können, sie zu entschädigen. Diese Wünsche hindern daran, den Eltern gegenüber Aggressionen, welche aber einen gesunden Ablösungsprozess unterstützen würden, auszudrücken. Einerseits wurden aufkommende Aggressionen des Kindes als verwerflich („wie ein Nazi") unterdrückt, andererseits sollte das Kind immer wieder als Retter für das Lebensglück der Eltern herhalten. Die eigenen emotionalen kindlichen Bedürfnisse mussten betäubt, verdrängt und abgespalten werden. Das eigene Selbst konnte auch dadurch nicht entwickelt werden, weil ein Kind eventuell als Ersatz für ein anderes verstorbenes Familienmitglied dienen sollte, was gut bei der Namensgebung nachvollziehbar ist. Die eigene Identität zu finden ist für Menschen der 2. Generation eine mühevolle Aufgabe: entweder lebt er als Opfer („mir darf es nie gut gehen"), oder als Retter („ich muss nur gut sein, muss es schaffen") oder als Aggressor („ich lasse mich/meine Familie nie wieder zu einem Opfer werden"). Außerdem sind immer wieder Probleme in der Abgrenzungsfähigkeit zu beobachten, ebenso Schwierigkeiten Emotionen auszudrücken. Die Hassliebe zu den Eltern entspringt der Tatsache, dass einerseits der Wunsch da ist, sich endlich aus der Retterrolle für die Eltern zu befreien, andererseits aber ein Gefühl der Verantwortung gegenüber den Eltern dies nicht erlaubt. Dafür hassen sich die Kinder häufig selbst. Diese Kinder schützten ihre Eltern, indem sie eigene kindliche Bedürfnisse hinter den Verletzungen ihrer Eltern zurückstellen. Sie wurden sozusagen Eltern ihrer Eltern (Parentifizierung). In der Eltern-Kind-Symbiose werden Ängste, Trauer und Aggressionen weitervermittelt.

Einerseits sollten die Angehörigen der 2. Generation bewusst (bzw. meist unbewusst) den Vorbildern der Toten folgen, andererseits sollten sie als „Ersatzgeneration" symbolisch den Sieg über die Nazis und den Sieg über den Tod verkörpern. Das führt oft zu Grundgefühlen von Machtlosigkeit und Scheitern. Die intensive Überlebensschuld der 1. Generation gehört zum Schädlichsten, was in die nächste Generation übermittelt werden kann. Werden Bestandteile einer Verfolgungsvergangenheit in der Familie verschwiegen, wird dies umso nachhaltigere Wirkung auf Kinder und möglicherweise Enkel haben.

5. Therapie

Von den Überlebenden

Es ist wahrscheinlich bei kaum einer anderen Klientengruppe so schwierig für einen Psychotherapeuten, Vertrauen herzustellen, als bei den Überlebenden der NS-Verfolgung. Meistens kommen die Überlebenden nicht mit dem Wunsch nach einer Psychotherapie in ärztliche Behandlung. Es sind somatische Probleme, Schmerzen, körperliche Symptome, die sie als Anlass für einen Arztbesuch nehmen. Einer der Gründe, warum viele Opfer diesen Umweg über den praktischen Arzt machen, ist auch, dass bei vielen alten Menschen der Begriff „Psychotherapie" noch immer mit etwas Anrüchigem verbunden ist. Außerdem steht nach wie vor das Verschweigen des eigenen Leids, die Scham und die Angst vor einer Retraumatisierung im Vordergrund. Daher werden die eigenen Symptome als „nur" körperlich bezeichnet, denn als seelisch „krank" möchten die wenigsten eingestuft werden. Der Vorteil einer psychosozialen Ambulanz wie ESRA/Wien ist jedoch, dass Arzt und Psychotherapeut im gleichen Haus sind und natürlich sehr schnell der Konnex zur Shoah, zum NS-Terror und zu den belastenden Folgeerscheinungen hergestellt ist. Schon im Erstgespräch werden oft dem Hilfesuchenden die Möglichkeiten klar gemacht, welche ihm sicher schon teilweise bewusst sind, sonst wäre er auch nicht gerade zu ESRA gekommen. Denn vor einer Institutionalisierung wie durch ESRA war der Umweg oft länger, bzw. von der Einsicht und der Sensibilität des jeweiligen Arztes für die gesundheitlichen Folgeerscheinungen NS-Verfolgter abhängig. Viele Opfer fanden bis in die 90er-Jahre auch nicht in eine adäquate Therapie.

Die Überlebenden, die direkt zur Psychotherapie kommen, werden nicht selten von ihren Kindern dazu gedrängt. Diese meinen, dass sie selbst nicht vorher „befreit" oder zufrieden leben können, bevor es nicht den Eltern besser geht. Sie, die „Gedenkkerzen" haben oft den innerlichen Wunsch die Eltern zu retten, sie zu heilen und dazu gehört eben in ihrem Verständnis eine Psychotherapie.

Aber auch der Alltag, oft die erlebte politische Realität, kann bei Traumatisierten wieder ein Bild von drohender Verfolgung und Gewalt aufleben lassen. Rechtspopulistische Parteien in Regierungsfunktion haben in vielen Verfolgten das Gefühl erweckt, möglichst bald ein Exil finden zu müssen. Die durch eine politische Retraumatisierung auftauchenden quälenden Albträume bei Tag und Nacht lassen die Betroffenen therapeutische Hilfe suchen. Manchmal kommen Überlebende auch, weil der Partner verstorben ist und sie für ihre Trauerarbeit Unterstützung brauchen, dann brechen meistens auch die Erinnerungen an die Nazizeit heraus.

Die Betroffenen kommen neuerdings auch oft durch die vom Nationalfond erhaltenen Hinweise direkt und indirekt zur Therapie. Viele sind anfangs eher distanziert und skeptisch, vor allem wenn sie „ja nur den Kindern zuliebe" kommen und es zuvor keinen wirklichen Therapieauftrag gab. Manchmal wird weiterhin auf den körperlichen Symptomen verharrt, die man besprechen und heilen will. Das Gespräch ist in den Augen vieler nicht wirklich ein adäquates Mittel der Linderung: „Worüber sollen wir denn sprechen?" ist eine häufige Frage von KZ-Überlebenden. „Was sollen denn Gespräche nützen?" Dem Gespräch wird zuerst das Medikament bevorzugt. Wenn dann doch ein Gespräch beginnt, finden am Anfang bei fast allen Klienten aus der 1. Generation mehr oder weniger freundliche Abwertungen der Therapiesituation und des Therapeuten statt. „Sie sind ja eine sympathische Frau, aber ist es nicht verlorene Zeit, was wir hier tun? Die Schlaftabletten wirken am besten!" „Wie sollen denn von so einem bisserl Plaudern meine Schmerzen rausgehen, das ist doch unlogisch." Es geht somit längere Zeit in der Therapie mit NS-Verfolgten, als mit anderen Traumatisierten darum, Vertrauen zu gewinnen und vor allem als Therapeut glaubwürdig zu sein. Die erste sehr heikle Phase in der Therapiesituation ist auch, dass der Therapeut einer ständigen „Prüfung" unterzogen wird. Ziel dieses Abtestens ist es herauszufinden, ob der Therapeut denn überhaupt so etwas verstehen, so etwas aushalten kann. Diese Tests verlaufen für den Therapeuten nicht immer freundlich, es werden auch sehr entwertende oder aggressive Worte verwendet. „Was haben denn Sie für eine Störung, dass Sie sich so was anhören wollen?" „Sie werden das eh nie begreifen."

Anfangs wird aber auch der Therapeut geschont, wie auch die eigenen Nachkommen geschont wurden. Es sei ja eine „Zumutung" diese schrecklichen Geschichten zu erzählen. Schweigen hat so viele Jahre als Schutz gegolten und in der Therapiesituation wird nun implizit auch die Sinnhaftigkeit des Schweigens angezweifelt. Es ist sehr wichtig, dass die Therapeutin die wertvolle Absicht und die Schutzfunktion des Schweigens würdigt, denn nur so kann sich der Klient angenommen fühlen und auch bereit sein, einmal etwas anderes zu tun, nämlich das Schweigen zu brechen. Aber auch alte Menschen, die sich nicht mit einer Wand des Schweigens abgeschottet haben (sehr oft politische Häftlinge oder religiös Verfolgte), brauchen eine lange Zeit, um aus dem höflichen und distanzierten Gespräch mit dem Therapeuten herauszukommen und Vertrauen zu fassen. Wenn es gelingt, einfach da zu sein, die Bereitschaft zu zeigen, zuzuhören und anzunehmen, wenn sich der Klient gewürdigt fühlt in seiner Einzigartigkeit, in seiner Einsamkeit, in seinem Schweigen, in seinem Schmerz, dann beginnt die zweite Phase der Therapie, dann kann laut über das Erlebte erinnert und rekapituliert werden. Es gilt nun das Ausmaß des Traumas heraus zu finden. Dieses hängt oft davon ab, in welchem Alter der Terror begonnen hat, ob und was vor der Verfolgung erlebt worden war. Ebenfalls sind die Dauer des Erlittenen und die Gewalttätigkeit zentral, sowie die Tatsache, ob der Verfolgte untergetaucht, im Lager oder auf der Flucht, bzw. im Exil war. Bei den Child Survivors, der zahlenmäßig heutzutage größten Opfergruppe, kommt im Zusammenhang mit dem möglichen Versteck, der Bezug zu den Pflegeeltern dazu. Wichtig ist ebenfalls das nach 1945 erlebte.

Als für Überlebende hilfreicher Faktor der Therapie gilt es, die eigene Biographie zu ordnen. Dadurch findet der Klient einen Faden, eine Kontinuität im eigenen Leben, dadurch kann manchmal besser eine Sinnhaftigkeit in einigen Abläufen entdeckt werden, auch werden die eigenen Bewältigungsstrategien auf diese Weise sichtbarer hervorgehoben, was den Betroffenen die Möglichkeit gibt, sich auch als aktiv und gestaltend in der Bewältigung zu erleben. Überlebende, die schon vorher die Erfahrung von erfolgreichen Bewältigungsstrategien gemacht haben, konnten leichter auf diese Muster zurückgreifen, z.B. Unangenehmes verdrängen und sich auf die notwendigen Alltagspragmatismen zum Überleben konzentrieren. Die zentrale Frage in der Therapie ist immer wieder jene nach den Lebensressourcen, von denen sich Überlebende bedienten, um weiterhin zu überleben. Denn diesen Funken an Heilung tragen ja alle in sich. Immer wieder wird das Wort „Trotz" („trotzdem", „trotz alledem" ...) genannt, das den Willen zum Widerstand gegen die vernichtenden Instrumentarien des Naziregimes festigte. Widerstand (auch wenn er nicht bewusst als politischer Akt erlebt wird) ist immer die Möglichkeit, sich nicht nur erduldend und passiv zu erleben. Er macht es möglich, die Seite der eigenen Persönlichkeit zu erleben, die aktiv gestaltend und damit nicht als leidend erfahren wird. Eine der wichtigsten Ressourcen ist wahrscheinlich der Humor. Es ist bewegend, wenn man schwer vom Trauma gezeichnete Menschen lachend erleben kann. Ob das jetzt ein alltäglicher Schmäh ist oder die Erinnerung an erheiternde Anekdoten (sogar aus dem Lagererleben) – hier eröffnet sich ein Überlebensprinzip ersten Ranges. Der Therapeut als empathischer Zeuge der erlebten Leidensgeschichte ist wertvoll für die Entlastung eigener Erinnerungen. Auch Methoden wie EMDR helfen zur Entschärfung der Erinnerung an besonders grausame Szenen.

Viele bevorzugen eine Einzel- gegenüber einer Gruppentherapie. Die traumatischen Bilder sind so überschwemmend, dass sie sich nicht auf Schicksale anderer einlassen können. Auch ist es ihnen oft leichter, das nötige Vertrauen sich zu öffnen, in einer Einzeltherapiesituation herzustellen. Trotzdem kommt es immer wieder zu Gruppentherapien, wie z.B. jene der Spiegelgrundkinder bei ESRA/Wien. In diesem Fall ist die Gruppe hilfreich, da eine Form der Kommunikation gefunden werden kann, in der der Betroffene erfährt, dass er nicht mehr als einzeln und isoliert seinem Schicksal überlassen ist. In Gruppentherapien finden die Beteiligten neben Unterstützung und Interesse oft auch erstmals die Möglichkeit, ohne Scham zu sprechen, bzw. hören zu lassen. Auch ist manchmal ein gewisser Opferneid zu vermerken, nach dem Motto: „Wer hat mehr gelitten". Auffallend ist ebenfalls der Streit um die historische „Wahrheit" von Erinnerungen. Durch den Druck seitens der Behörden, sich rechtfertigen zu müssen, wenn man Pflegegeld oder Entschädigung beantragt hat, dabei musste der NS-Verfolgte selbst die „Wahrheit" und Richtigkeit seiner Verfolgung penibelst nachweisen, setzt sich auch in der Gruppe die Situation durch, dass Erinnerungen anderer angezweifelt werden. Dann setzt eine Situation ein, in der keine Gruppentherapie mehr möglich ist, weil dann, wie anfangs erwähnt, das Zuhören nicht mehr möglich ist, die Betroffenen so sehr vom eigenen Schicksal eingenommen sind, dass sie emotional nicht mehr fähig sind, das Leid der anderen anzuhören, zu ertragen.

Von den Nachgeborenen

Angehörige der 2. Generation kommen vordergründig häufig wegen Paarproblemen oder depressiver Verstimmungen in Therapien und zu ESRA, bzw. nach einem ersten Kontakt über die Therapie der Eltern, aber auch das erst nach einem langen Leidensweg. Da das Leid der Eltern immer das größere ist, sehen viele Kinder nicht das Recht darauf, selbst einen Therapieplatz in Anspruch zu nehmen und nach 3–5 Sitzungen heißt es fast immer „Mir geht es schon besser, geben Sie meinen Platz jemanden, der es mehr braucht!" Das eigene Wohlergehen ist so symbiotisch an das der Eltern gebunden, dass es einen oft langen Weg der Loslösung und der Identitätsfindung geben muss, bevor eine Besserung der Symptomatik vom Klienten zugelassen wird. Dieses Sorgen für die Eltern ist auch der Grund, warum Angehörige der 2. Generation in der Therapie Schwierigkeiten haben, es sich gut gehen zu lassen, denn an erster Stelle muss ja die „Befreiung" der Überlebenden, der Eltern stehen. Das Recht auf ein glückliches Leben können sich viele „Gedenkkerzen" nicht zugestehen, solange sie ihren unbewussten elterlichen Auftrag, nämlich Ersatz für Verlorenes, Tröstung und Wiedergutmachung zu sein, nicht von sich ablegen konnten.

Wichtig in der Therapie mit der 2. Generation ist es, Trauer zuzulassen. Auch Kinder aus Mischehen haben diese Probleme, weil der von der Shoah nicht betroffene Elternteil meistens damit beschäftigt war, sich ganz der Pflege und der Aufmerksamkeit des Überlebenden zu widmen. Die nicht gelebte Trauer beansprucht einen Großteil der Therapie. Es ist wertvoll, all die verlorenen Familienmitglieder und Freunde zu nennen, sie zu würdigen, ihre Bedeutung für das Leben des Klienten darzustellen. Für Angehörige der 2. Generation gilt es auch, die unbekannten Familienmitglieder in ihrem Verwandtschaftsverhältnis zu sich selbst zu definieren (nicht die Schwester des Vaters, sondern „meine Tante, die ich leider nie kennen lernen durfte"). Damit ist die Möglichkeit gegeben eine eigene Trauer zu entwickeln und nicht nur die Identifikation mit den Eltern weiterzuleben. Hilfreich ist das Erstellen eines Stammbaumes, das Erstellen des Narratives der eigenen Wurzeln. Die Kontinuität zu den Wurzeln herstellen, die grausam durchbrochen wurde und auch durch die Mauer des Verschweigens abgeblockt wurde.

6. Aus der Sicht des Therapeuten

Die Arbeit mit Überlebenden des NS-Terrors und ihren Nachkommen verfeinert den Sinn für die Wertschätzung gegenüber dem Leben und den kleinsten Bewegungen von Freude und Hoffnung. Der Kontakt mit Menschen, die den Tod überlebten, die unvorstellbares Entsetzen durchgemacht haben, lässt eine tiefe Hochachtung für die Kraft, die überleben ließ, wachsen. An der Grenze zu Tod und Unvorstellbarem, kann man den Wert des alltäglichen Lebens umso mehr schätzen lernen. Die Konfrontation mit dem Schmerz, der Trauer und der Ohnmacht bedeutet für den Therapeuten selbst persönliches Wachstum. Das bedeutet auch, dass daraus eine heitere und freundliche Grundhaltung erwächst, die für die Klienten wiederum hilfreich sein kann.

Speziell bei Menschen, die durch ein politisches Terrorregime geschädigt wurden, ist es von Bedeutung, dass der Therapeut Therapie auch als politisches Handeln versteht. Therapie soll ja helfen in einem politischen System „gesund" leben zu können. Es ist dasselbe System, in dem sich auch der Therapeut bewegt. Insofern ist es wichtig, dass der Therapeut sich seine eigene Stellung im System immer wieder vor Augen führt. Die politische Realität außerhalb der Therapieräume ist immer wieder ein Punkt der Auseinandersetzung mit den eigenen Ängsten, der eigenen Wut und Ohnmacht. Für den Therapeuten ist es daher unbedingt notwendig, selbst die eigene politische Haltung laufend zu reflektieren und immer wieder darauf Rücksicht zu nehmen, dass die persönlichen Ängste oder die persönliche Hilflosigkeit angesichts politischer Zustände den Therapeuten auch zum „Betroffenen" macht.

7. Zusammenfassend

Die Shoah, sowie alle anderen Vernichtungsformen der NS-Verfolgungen sind ein die Gegenwart prägender Teil der österreichischen Geschichte und Gesellschaft, vor allem weil es unzählige Menschen gibt, die unter dem Erlebten nie aufhören werden zu leiden. Das Leiden wurde wegen seines unglaublichen Auslösers automatisch transmittiert, vielleicht bis in die 3. Generation, was derzeit noch schwer zu überprüfen ist. Es sind, wie wir gesehen haben, nicht alleine die Nazi Gräueltaten, die das Trauma über Generationen hinweg erhalten, sondern der Umgang der postfaschistischen Gesellschaften mit diesen und mit den überlebenden Opfern. Es ist der Staat, der Nachbar, der ausgeschlossen, verfolgt und mitgemordet hat, es ist die Politik der Nachkriegszeit, aus welchem

Grund auch immer, die die Wunden der Opfer nicht hat heilen können und wollen. Als Teil der Therapie für die Opfer der NS-Verfolgung steht die Anerkennung durch die Gesellschaft des erlebten Leides und zwar nicht nur anhand symbolischer Gesten und spät eintreffender Worte, sondern auch anhand konkreter Taten. Und eine dieser konkreten Taten war die Schaffung von ESRA/Wien, wo nicht nur Kompetenz und Fachwissen gesammelt wurde, um effektiv helfen zu können, sondern wo auch endlich eine öffentliche Stelle, ein öffentlicher Raum geschaffen wurde, der konkret den vielen, durch das unglaublichste *man-made-desaster* der Menschheitsgeschichte zerstörten Existenzen Hilfe bieten kann. Es ist das langsame Rückgewinnen des Vertrauens der Opfer in eine Gesellschaft, die noch vor kurzem riesige Mittel dazu aufgewendet hat zu vernichten und, in Folge, darüber zu schweigen.

Literatur

APA: Diagnostic and statistical manual of mental disorders (DSM) (1994) 4. ed. Am Psychiatric Association, Washington DC

Baeyer W v, Häfner H, Kisker KP (1964) Psychiatrie der Verfolgten. Psychopathologische und gutachterliche Erfahrungen an Opfern der nationalsozialistischen Verfolgung und vergleichbarer Extrembelastungen. Springer, Berlin

Barocas H, Barocas C (1979) Wounds of the fathers: The next generation of Holocaust victims. In: International Review of Psychoanalysis 32: 331–341

Bettelheim B (1943) Individual and mass behaviour in extreme situations. In: J of Abnormal and Social Psychology 38: 417–452

De Levita D (2003) Einige Erfahrungen mit der Begutachtung im Rahmen der Entschädigung von Verfolgten in den Niederlanden. In: Rossberg A, Lansen J (Hrsg) Das Schweigen brechen. Berliner Lektionen zu Spätfolgen der Schoa. Peter Lang, Frankfurt a. M.

Enigl M (30. Mar 2003) Radikale Lösung in profil 14/03: 59–60

ESRA-Information (2002) ESRA, Wien

Grünberg K (2000) Liebe nach Auschwitz. Die Zweite Generation. Ed diskord, Tübingen

Danzer D, Danmayr E, Schnabel E (2002) Grundlagen für integrierte psychiatrische Versorgung in Wien. ÖBIG, Wien

Eissler KR (1994) Die Ermordung von wie vielen seiner Kinder muss ein Mensch symptomfrei ertragen können, um eine normale Konstitution zu haben? In: Lohmann H-M (Hrsg) Psychoanalyse und Nationalsozialismus. Beiträge zur Bearbeitung eines unbewältigten Traumas: 159–209. Fischer, Frankfurt aM

Eitinger L (1976) Stress and Personality. In: VI. Internationaler medizinischer Kongress der FIR (Internationale Förderation der Widerstandskämpfer). Prag

Herman J (Hrsg) (1992) Complex PTSD. A syndrome in survivors of prolonged and repeated trauma. In: J of Traumatic Stress 5 (3): 377–391

Hermann K, Thygesen P (1954) KZ-Syndrom in Ugeskrift for Laeger 140: 825–836

Jabloner C et al. (2003) Vermögensentzug während der NS-Zeit sowie Rückstellung und Entschädigung seit 1945 in Österreich. Forschungsbericht der Historikerkommission der Republik Österreich. Zusammenfassung und Einschätzung. Schlussbericht (http://www.historikerkommission.gv.at, 22. 5. 2003). Wien

Keilson H (1979) Sequentielle Traumatisierung bei Kindern. Deskriptiv-klinische und quantifizierend-statistische Follow-up-Untersuchung zum Schicksal der jüdischen Kriegswaisen in den Niederlanden. Verlag Ferdinand Enke, Stuttgart

Krystal H (1994) Holocaust survivor studies in the context of PTSD. In: PTSD Research Quarterly 5: 1–5

Niederland WG (1961) The problem of the survivors: the psychiatric evaluation of emotional disorder in the survivors of Nazi persecution. In: J of the Hillside Hospital 10: 233–247

Niederland WG (1980) Folgen der Verfolgung. Das Überlebenden-Syndrom Seelenmord. Suhrkamp, Frankfurt aM

Pelinka A, Mayr S (Hrsg) (1998) Die Entdeckung der Verantwortung. Die Zweite Republik und die vertriebenen Juden: eine kommentierte Dokumentation aus dem persönlichen Archiv von Albert Steinfeld. Braumüller Verlag, Wien

Rakoff V, Sigal J, Epstein N (1966) Children and families of Concentration Camp survivors. In: Canada's Mental Health 14: 24–26

Rossberg A, Lansen J (Hrsg) (2003) Das Schweigen brechen. Berliner Lektionen zu Spätfolgen der Schoa. Peter Lang, Frankfurt aM

Schürmann-Emanuely A, Krivanec E (Hrsg) (2001) Siegfrieds Köpfe. Rechtsextremismus, Rassismus und Antisemitismus an der Universität. Context XXI. Wien

Talos E et al. (Hrsg) (2000) NS-Herrschaft in Österreich: ein Handbuch. öbv und hpt, Wien

Tas L (1946) Psychische stoornissen in Concentratie-Kampen en bij treuggekeerden. In: Maandblad voor Geestrelijke Volksgezondheid 1: 143–150

Wardi D (1997) Siegel oder Erinnerung. Das Trauma des Holocaust – Psychotherapie mit den Kindern der Überlebenden. Klett-Cotta, Stuttgart

WHO (1992) The ICD-10 classification of mental and behavioural disorders. Clinical descriptions and diagnostic guidelines. World Health Organisation, Geneva

Yehuda R (1994) Comments on the lack of integration between the holocaust and PTSD literatures. In: PTSD Research Quarterly 5: 5–7

Entschädigung für seelisches Leid? Verfolgungsbedingte Gesundheitsschäden und das österreichische Opferfürsorgegesetz

Brigitte Bailer-Galanda

Das NS-Regime hatte die Jüdinnen und Juden in einer bis dahin nicht gekannten Totalität aller Existenzgrundlage, aller Habe und darüber hinaus ihrer sozialen Identität, ihres Status und ihres sozialen Umfelds beraubt und – wie heute aufgrund neuer Forschungen angenommen werden kann – mehr als 66.000 als Juden verfolgte Menschen ermordet.[1]

Die Maßnahmen zur Unterstützung der überlebenden NS-Opfer ebenso wie jene zur Rückgabe des geraubten Eigentums liefen zu Anfang der Zweiten Republik aus verschiedenen Gründen – nicht zuletzt aufgrund der von außenpolitischen Überlegungen initiierten Haltung Österreichs, keine Verantwortung für die NS-Verbrechen übernehmen zu wollen – nur sehr zögernd an.[2] Zwischen 1946 und 1949 wurden sieben Rückstellungsgesetze beschlossen, die die Rückerstattung verschiedener Kategorien entzogener Vermögen regelten; auf die bei der Vollziehung dieser Gesetze auftretenden Schwierigkeiten sowie die in den Gesetzen bzw. deren Lücken zugrunde gelegten Probleme kann hier im Rahmen dieses Beitrags nicht näher eingegangen werden.[3] Nach dem Staatsvertrag von 1955 wurden – primär auf alliierten Druck hin – noch einige über die Rückstellung hinausweisende Entschädigungsgesetze beschlossen.[4]

---

[1] Im Zuge des Projekts „Namentliche Erfassung der österreichischen Holocaustopfer" wurden bisher rund 63.000 Namen Ermordeter bzw. infolge der Verfolgung Umgekommener recherchiert. Die ProjektbearbeiterInnen schätzen jedoch aufgrund der Lücken in der Dokumentenüberlieferung die Gesamtzahl auf 66–70.000. Als Juden verfolgt wurden neben jenen, die noch der jüdischen Glaubensgemeinschaft angehörten, auch alle jene, die von jüdischen Großeltern abstammten.

[2] Siehe dazu im Überblick: Clemens Jabloner et al., Vermögensentzug in der NS-Zeit sowie Rückstellungen und Entschädigungen seit 1945 in Österreich. Forschungsbericht der Historikerkommission der Republik Österreich. Zusammenfassungen und Einschätzungen, Wien 2003. Detailliert: Brigitte Bailer-Galanda, Die Entstehung der Rückstellungs- und Entschädigungsgesetzgebung. Die Republik Österreich und das in der NS-Zeit entzogene Vermögen, hg. Historikerkommission der Republik Österreich, Wien 2003.

[3] Zur Genese der Gesetzgebung siehe Bailer-Galanda, Die Entstehung, zur juristischen Perspektive vor allem Georg Graf, Die österreichische Rückstellungsgesetzgebung. Eine juristische Analyse, hg. Historikerkommission der Republik Österreich, Wien 2003 (Internetfassung Wien 2002). Weiters wurden zur Vollziehung vor allem der ersten drei Rückstellungsgesetze eine Reihe weiterer Forschungen, vor allem von Peter Böhmer, Michael Pammer, Sebastian Meissel et al. sowie anderen HistorikerInnen im Rahmen der Historikerkommission erarbeitet. Eine Liste der Projekte sowie der noch nicht in Buchform vorliegenden Berichte www. historikerkommission.gv.at.

[4] Wie der Fonds zur Abgeltung von Vermögensverlusten politisch Verfolgter (Abgeltungsfonds), das Versicherungsentschädigungsgesetz, das Kriegs- und Verfolgungssachschädengesetz.

Den zweiten wesentlichen Gesetzeskomplex für die NS-Opfer stellte das Opferfürsorgegesetz (OFG) dar, dessen Stammfassung 1947 verabschiedet wurde und das seither über sechzig Mal novelliert bzw. geändert wurde.[5] Die zentrale Zielsetzung des OFG war zu Anfang vor allem die Unterstützung und Hilfe bei der Existenzgründung für ehemalige WiderstandskämpferInnen, wobei hier Verfolgungen durch den „autoritären Ständestaat" mit jenen durch das NS-Regime vermutlich aufgrund einer Vereinbarung zwischen ÖVP und SPÖ, die die im „Ständestaat" damals illegal aktiv gewesenen Sozialisten im Auge hatte, gleichgesetzt wurde.[6] Erst nach und nach fanden auch Verfolgungsopfer stärkere Berücksichtigung im OFG, obschon die grundsätzliche Differenzierung zwischen ehemaligen WiderstandskämpferInnen auf der einen und Verfolgungsopfern auf der anderen Seite bis heute im OFG vorhanden ist.[7] Das OFG kennt zwei Kategorien von Bescheinigungen, anhand derer die Anerkennung nach OFG ausgesprochen wird: die Amtsbescheinigung, die alleine zum Bezug von Renten ermächtigt, und die bis 1949 ausschließlich ehemaligen WiderstandskämpferInnen vorbehalten war, und den Opferausweis, der Verfolgungsopfern zugedacht war. Seit 1949 erfolgte eine schrittweise partielle Gleichstellung von besonders schwer betroffenen bzw. geschädigten Verfolgungsopfern mit jenen, die sich aktiv gegen den Nationalsozialismus eingesetzt hatten.[8]

Eine Anerkennung nach OFG konnte bei Vorliegen verschiedener Verfolgungstatbestände, wie z.B. bestimmter Mindesthaftzeiten, erfolgen. Eines der für die Ausstellung sowohl einer Amtsbescheinigung wie eines Opferausweises zentralen Kriterien stellte das Vorhandensein verfolgungsbedingter Gesundheitsschäden dar. Das Ausmaß der gesundheitlichen Schädigung wurde bis 1957 in Versehrtenstufen, dann in Prozentsätzen der Minderung der Erwerbsfähigkeit (MdE) ausgedrückt, wobei sich das OFG an den für Kriegsopfer geltenden Bestimmungen des Kriegsopferversorgungsgesetzes (KOVG) orientierte. Im Falle eines Gesundheitsschadens infolge einer mindestens einjährigen Haft (im Falle einer KZ-Haft sechs Monate) oder einer Misshandlung konnten ab 1949 Verfolgungsopfer eine Amtsbescheinigung erhalten, soferne das Ausmaß der Schädigung ihre Erwerbsfähigkeit zumindest sechs Monate auf 50% reduziert hatte. Hatten Verfolgungsopfer eine solche Schädigung aber durch andere Maßnahmen der NSDAP, einer NS-Behörde oder eines Gerichts erlitten, dann musste deren Ausmaß bis 1963[9] 70% betragen haben. Erst seit damals reicht für beide Gruppen eine MdE von 50%, um aus diesem Grund als Opfer anerkannt zu werden.

Bedeutung kam dem Ausmaß der MdE weiters bei der Zuerkennung von Opferrenten zu. Diese sieht das OFG ausschließlich für InhaberInnen von Amtsbescheinigungen unabhängig von deren sonstigem Einkommen gestaffelt nach dem Grad der MdE vor, wobei die niedrigste Stufe der Rente bei einer MdE von 30% angesetzt war.[10] Die letztgültige Beurteilung der MdE musste „von Amts wegen" erfolgen,

5 Bundesgesetz über die Fürsorge für die Opfer des Kampfes um ein freies, demokratisches Österreich und die Opfer politischer Verfolgung, Stammfassung BGBl 1947/183 v. 4. 7. 1947.

6 Zur politischen Geschichte des OFG siehe Brigitte Bailer, Wiedergutmachung kein Thema. Österreich und die Opfer des Nationalsozialismus, Wien 1993.

7 Zur rechtlichen Beurteilung dieses Umstandes siehe die zutreffende Kritik in Walter J. Pfeil, Entschädigung im Sozialrecht. Rechtswissenschaftliches Gutachten zur „Analyse des Entschädigungsrechts aus sozialrechtlicher Sicht", hg. Historikerkommission der Republik Österreich, Wien 2002 (Internetfassung), S. 274ff. (= 2. Teil, Kapitel IV).

8 Bailer, Wiedergutmachung, S. 52ff., Pfeil, S. 176ff. (Internetfassung), = 2. Teil, Kapitel III.1.3.3.

9 Bis zur 16. OFG-Novelle 1963, BGBl 1963/323.

10 Zur Opferrente siehe Pfeil, S. 88ff. (Internetfassung), = 2. Teil, Kapitel II. 3.3.2.2.

d. h. durch AmtsärztInnen bzw. ÄrztInnen der Gesundheitsabteilung der zuständigen Landesregierung.[11]

Der konkrete Nachweis dazu gestaltete sich für die NS-Opfer jedoch schwierig. Wie für alle anspruchsbegründenden Tatsachen legt das OFG auch hier die Beweislast den Betroffenen auf, die sich um Zeugenaussagen, ärztliche Unterlagen aus der Vergangenheit, Dokumente und Bestätigungen etc. bemühen mussten.[12] Hier war jetzt nicht nur der Nachweis des Bestehens der Schädigung zu führen, sondern zusätzlich auch der Kausalität derselben, d. h. der Zusammenhang zwischen erlebter Verfolgung und der zur Zeit der Antragstellung vorhandenen Beeinträchtigung. Handelte es sich dabei um die Konsequenzen einer physischen Verletzung, mochte dies in einzelnen Fällen noch relativ einfach gelingen. Schwieriger gestaltete sich dieser Nachweis bei nach der Befreiung aufgetretenen, auf Unterernährung, Schwerarbeit oder Misshandlungen zurückgehenden Krankheiten, die besonders mit wachsendem Zeitabstand zum Jahr 1945 oftmals als „anlagebedingt" oder „altersgemäß" eingestuft wurden. Und dies obschon einige Zeit nach Kriegsende in westeuropäischen Ländern, allerdings nur vereinzelt in Österreich, in Studien nachgewiesen wurde, dass die Sterberate ebenso wie die Häufigkeit bestimmter Krankheitsbilder, wie beispielsweise Tuberkulose oder Herzerkrankungen, bei überlebenden KZ-Häftlingen deutlich über dem Bevölkerungsdurchschnitt lagen.[13]

Als besonders problematisch gestaltete sich der Nachweis der psychischen Folgeschäden der Verfolgung, obschon sich zahlreiche Psychiater und Ärzte – wiederum primär außerhalb Österreichs – aufgrund der Erfahrungen ihrer Praxis allerdings erst geraume Zeit nach 1945 damit auseinandersetzten und einschlägige Forschungsergebnisse vorlegten.[14] In den ersten Nachkriegsjahren herrschte seitens der psychiatrischen Lehrmeinung in der BRD und Österreich die Auffassung vor, „dass psychische Folgen von Verletzungen oder sonstigen Einwirkungen nach spätestens zwei Jahren abgeklungen sein müssen. War dies nicht der Fall, dann war es eine Rentenneurose."[15] Der Begriff der „Rentenneurose" entstammte der Zeit

---

[11] Vgl. dazu Karin Berger, Nikolaus Dimmel et al., „Vollzugspraxis des Opferfürsorgegesetzes". Analyse der praktischen Vollziehung des einschlägigen Sozialrechts, hg. Historikerkommission der Republik Österreich, Wien 2003, S. 179 (Internetfassung), = Kapitel 2.2.4.6.

[12] Zur juristischen Kritik daran siehe Pfeil, S. 212 f. (Internetfassung), = 2. Teil, Kapitel III 2.2.

[13] Eine von französischen Ärzten durchgeführte Untersuchung an 2300 ehemaligen KZ-Häftlingen ergab, dass 74% der Opfer an Asthenie (besonders rasche Ermüdung sowohl in körperlicher wie in geistiger Beziehung), 53% an Schäden der Verdauungsorgane, 37,5% an Lungenerkrankungen, 26,5% an Herzleiden litten. Eine 1949 durchgeführte Studie zeigte, dass KZ-Überlebende zu 17% an Lungentuberkulose erkrankt waren, während in der übrigen Bevölkerung dies nur bei 3–5% der Menschen der Fall war. In: Der sozialistische Kämpfer, Nr. 1/2/3, Jänner-März 1955; vgl. auch: Ella Lingens, Die Situation in Österreich, in: Die Beurteilung von Gesundheitsschäden nach Gefangenschaft und Verfolgung. Referate eines internationalen medizinisch-juristischen Symposiums in Köln 1967, hsg. v. Dr. med. H. J. Herberg, Herford 1967, S. 21 ff.

[14] Vgl. z.B. K. R. Eissler, Die Ermordung von wievielen seiner Kinder muss ein Mensch symptomfrei ertragen können, um eine normale Konstitution zu haben? In: Psychoanaylse und Nationalsozialismus. Beiträge zur Bearbeitung eines unbewältigten Traumas, hsg. v. Hans-Martin Lohmann, Frankfurt/M. 1984; William G. Niederland, Folgen der Verfolgung: Das Überlebenden-Syndrom. Seelenmord, Frankfurt/M. 1980; Walter Ritter von Baeyer, Heinz Häfner, Karl Peter Kisker, Psychiatrie der Verfolgten. Psychopathologische und gutachtliche Erfahrungen an Opfern der nationalsozialistischen Verfolgung und vergleichbarer Extrembelastungen, Berlin-Göttingen-Heidelberg 1964.

[15] Univ. Prof. Dr. Ludwig Popper, Die Problematik der Opferfürsorgerenten, Vortrag beim 10. Bundesdelegiertentag des Bundesverbandes Österreichischer Widerstandskämpfer und Opfer des Faschismus (KZ-Verband) in Wien am 9. 12. 1973. S. 3; vgl. auch: Psychoanalyse und Nationalsozialismus, S. 212 f.; von Baeyer et al., S. III f.

nach dem Ersten Weltkrieg, als man annahm, dass verwundete Soldaten durch die Rentengewährung neurotisch an ihre Symptome fixiert geblieben wären. Einer der wichtigsten Gutachter in OFG-Fällen Ludwig Popper berichtete 1973 von jahrelangen wissenschaftlichen Auseinandersetzungen mit dem damals führenden Psychiater Österreichs, Hans Hoff, bis sich der Standpunkt durchsetzte, dass der Begriff der Rentenneurose „für den Personenkreis der Verfolgten nicht stimmt".[16] Bis in die Sechzigerjahre wurden in Österreich psychische Krankheitsbilder – ausgenommen manifeste Geisteskrankheiten wie Schizophrenie u. ä. – „von den Amtsärzten entweder gar nicht oder höchstens mit 10 Prozent"[17] Minderung der Erwerbsfähigkeit bewertet. Erst mit dem Inkrafttreten einer neuen Richtsatzverordnung[18] 1965 fanden geistig-seelische Erkrankungen Berücksichtigung bei der Feststellung der Minderung der Erwerbsfähigkeit.[19]

Psychiatrisch-neurologische Erkrankungen spielten in den Opferfürsorgeverfahren eine nicht unbedeutende Rolle. In einer im Auftrag der Historikerkommission untersuchten Stichprobe aus Opferfürsorgeakten nannten 14,4% der AntragstellerInnen neurologische bzw. psychische Krankheiten, 12,1% Herz-Kreislauferkrankungen, 9,6% Schädigungen der Gelenke bzw. des Stützapparates, 8,4% eine Dysfunktion des Magen-Darm-Traktes[20], wobei aus den Akten nicht ersehen werden konnte, welche der Krankheiten allenfalls auf psychosomatische Ursachen zurückzuführen waren.

War dem Ermessen der begutachtenden Ärzte und auch der Behörden bei der Beurteilung körperlicher Folgeerkrankungen ein weiter Spielraum eingeräumt, so war dieser bei der Einschätzung psychischer Leidenszustände noch um vieles größer. Das Ausmaß dieses Ermessensspielsraums verdeutlicht der Fall von Herrn F. S. S. wurde bereits Ende 1939 wegen Beteiligung beim Aufbau einer kommunistischen Organisation verhaftet und vom Oberlandesgericht Wien am 30. April 1942 zu sieben Jahren Zuchthaus verurteilt. Die Zeit bis zur Befreiung 1945 musste S. in verschiedenen Gefängnissen zubringen. Bereits nach seiner Verhaftung zeigten sich erste psychische Beschwerden, die vom Leiter der Universitätsnervenklinik, Otto Pötzl, als Haftpsychose charakterisiert wurden. Nach seiner Entlassung arbeitete S. bis 1956 als Markthelfer, musste dann jedoch seinen Dienst aufgrund schwerer Depressionen und Angstzustände quittieren[21]. Bereits aufgrund des ersten Opferfürsorgegesetzes 1945[22] wurde ihm vom Wiener Magistrat eine Amtsbescheinigung zuerkannt, seine haftbedingte Minderung der Erwerbsfähigkeit mit einem Gutachten der Magistratsabteilung 15 (Gesundheitsamt) 1956 mit 100% angegeben. Pötzl hatte in seinem Befund „einen schwersten Depressionszustand mit zeitweiligen schweren vasomotorischen Anfällen, verbunden mit Zittern und Herzjagen sowie Verdunkelung des Bewusstseins und eine Myocardschädigung" bei S. festgestellt.[23] In einem

[16] Popper, S. 3. In dem im Auftrag der Historikerkommission untersuchten Sample von Opferfürsorgeakten tauchte in einem Fall eine Begutachung auf „Rentenneurose" auf, Berger, Dimmel, S. 192 (Internetfassung), = Kapitel 2.2.4.8.

[17] Der sozialistische Kämpfer, Nr. 1/2/3, Jänner-März 1955.

[18] Diese Verordnung ordnet diversen Gesundheitsschäden einen bestimmten Prozentsatz der Minderung der Erwerbsfähigkeit zu, so zählt beispielsweise der Verlust oder die Erblindung eines Auges für 30% Minderung der Erwerbsfähigkeit. Birti, 1958, a. a. O., S. 400. Diese Richtsätze finden vor allem Anwendung in der Festlegung von Invaliditätsrenten in der Unfallversicherung u. ä. Bereichen.

[19] Lingens, S. 27.

[20] Berger, Dimmel, S. 177 (Internetfassung), = Kapitel 2.2.4.5.

[21] Alle Angaben in DÖW Akt Nr. E 21.494.

[22] Dabei handelte es sich um das Vorläufergesetz des heute geltenden OFG, das Maßnahmen ausschließlich für ehemalige aktive WiderstandskämpferInnen vorgesehen hatte.

[23] Erkenntnis des Verwaltungsgerichtshofs vom 9. 2. 1961, Zl. 532/60-2.

Erhebungsbericht vom 20. Juni 1956 wurde die Situation von S. folgendermaßen beschrieben: „Das derzeitige Einkommen ist nur die Opferfürsorgerente von monatlich S 100,–, ein anderes Einkommen ist derzeit nicht vorhanden. Gattin ist dreimal operiert worden hintereinander bei Klinik Prof. F. /.../ Da von Herrn S., der bei der Erhebung am ganzen Körper zittert und nur schwer denken und antworten kann, nichts Genaues beantwortet werden kann", wurde seine ehemalige Arbeitsstelle kontaktiert, wo die Auskunft gegeben wurde, „dass Herr S. in der letzten Zeit derart mit seinen Nerven fertig war, dass er nicht mehr Dienst machen konnte. /.../ Um leben zu können, wurden verschiedene Sachen versetzt, die Versatzscheine haben einen Geldbetragswert von S 4000,– bis jetzt. Sein Zustand ist schlecht und seine Angaben können beglaubigt werden."[24] Wenig später übersiedelte S. nach Niederösterreich und das Amt der niederösterreichischen Landesregierung holte ein Gutachten ein, ob bei S. die Voraussetzungen zum Rentenbezug nach wie vor gegeben seien. Diesmal kam der Amtsarzt jedoch zum Schluss, „dass beim Beschwerdeführer eine konstitutionell bedingte Psychopathie mit hysterischer Reaktion und deutlicher Simulationstendenz vorliege, weshalb die haftbedingte Minderung der Erwerbsfähigkeit Null von Hundert betrage."[25] Ein ein Jahr später eingeholtes Gutachten der Psychiatrisch-neurologischen Universitätsklinik kam zu demselben Ergebnis.[26] Dieses Gutachten, gezeichnet von Hans Hoff, knüpfte einerseits an divergierende Angaben des S. bezüglich einer Verschüttung während des Ersten Weltkrieges an und bezweifelte aufgrund dessen die Glaubwürdigkeit des S. Andererseits wurde darin auf einen zweiten Erhebungsbericht hingewiesen, der aufgrund einer Befragung im Wohnhaus des S., ohne diesen selbst gesprochen zu haben, ergab, dass S. angeblich in guten finanziellen Verhältnissen alleine lebe und von einer Krankheit im Hause nichts bekannt sei. S. hatte Frauenzulage bezogen, die Existenz seiner Gattin war unbestritten, aber diesen – offensichtlich ungenauen – Erhebungsbericht zog Hoff heran um festzustellen, „ dass möglicherweise bei dem Rentenwerber doch eine beträchtliche Simulationstendenz besteht".[27] Die Korrektheit dieses zweiten, dem ersten diametral entgegengesetzten Erhebungsberichts wurde nicht in Zweifel gezogen. Weiter wurde gegen die Haftbedingtheit von S. Beschwerden ins Treffen geführt, dass dieser bis 1956 hatte seine Arbeit verrichten können und diese lange Frist zwischen Befreiung und Auftreten der Krankheit einen kausalen Zusammenhang mit der Verfolgung als unwahrscheinlich erscheinen lasse. Aufgrund dieses Gutachtens wurde S. die Opferrente auf die Höhe einer Minderung der Erwerbsfähigkeit von 50% gekürzt. S. berief gegen diesen Bescheid, worauf die Berufungsbehörde, das Bundesministerium für soziale Verwaltung, ein neuerliches, das mittlerweile vierte Gutachten über S. einholte, und zwar wiederum von der Psychiatrisch-neurologischen Unversitätsklinik. Diese stellte abermals eine haftbedingte Minderung der Erwerbsfähigkeit von Null Prozent fest und führte aus: „Bezüglich der haftbedingten Minderung der Erwerbsfähigkeit sei festzustellen, dass die zweifelsohne konstitutionell bedingte hysterische Reaktionsbereitschaft zwar nicht den Krankheitswert einer Psychose besitze, dass der Beschwerdeführer jedoch aller Wahrscheinlichkeit nach an jeder Arbeitsstelle nach kürzerer oder längerer Frist große Schwierigkeiten mit Vorgesetzten und Arbeitskollegen haben werde. Beim Beschwerdeführer handle es sich um eine psychopathische Persönlichkeit mit stark fixierter Neigung zu hysterischen Reaktionen, wobei diese nicht auf die Haft, sondern eher darauf zurückzuführen seien, dass er schon allein durch den

24 DÖW Akt Nr. E 21.494.

25 Erkenntnis des Verwaltungsgerichtshofs vom 9. 2. 1961.

26 a. a. O.

27 DÖW Akt Nr. E 21.494.

langen Bezug der Rente an diese fixiert worden sei.'"[28] Im Klartext hieß dies, S. leide an einer „Rentenneurose". Der Verwaltungsgerichtshof hob diesen Bescheid des Sozialministeriums wohl wegen „Verletzung von Verfahrensvorschriften" auf, im folgenden Bescheid wurde jedoch die Rentenkürzung neuerlich bestätigt. Herr S. hatte sich damit innerhalb von vier Jahren viermal einer gutachterlichen Untersuchung unterziehen müssen, die bei ihm neuerliche schwere Nervenkrisen hervorgerufen hatten. Am Endergebnis änderte sich jedoch nichts für ihn. Herr S. starb 10 Jahre später, damit wurde der Akt geschlossen.

Die Länge dieser Verfahren und die oftmalige Prozedur amtsärztlicher Untersuchungen können zu einer neuerlichen Traumatisierung des Opfers führen. Jan Gross, Direktor der Psychiatrischen und Nervenklinik der Universität Hamburg, selbst ehemaliger Häftling mehrerer nationalsozialistischer Konzentrationslager, meinte dazu: „Der Zwang, den Wiedergutmachungsanspruch zu quantifizieren, d.h. in Prozentzahlen auszudrücken, bedeutet für die Opfer im Grunde eine unerträgliche Banalisierung und Abwertung ihres Leides, insbesondere die zahlenmäßige Festlegung der Differenz zwischen verfolgungsbedingter und nichtverfolgungsbedingter Schädigung. Es kann nur eine Demütigung des Opfers bedeuten, wenn man es zum x-ten Mal über die Details ausfragt, wie seine verfolgungsbedingten Traumata sich bei ihm ausgewirkt haben. Diese Vorgehensweise ist ethisch nicht zu verantworten".[29]

In jedem Fall sahen sich die Opfer den Gutachtern ausgeliefert, die oftmals ihrerseits über nicht genügend Wissen bezüglich des Charakters der nationalsozialistischen Verfolgung verfügten. Popper stellte 1973 dazu fest: „Es ist bedauerlich, dass bisher /.../ noch kein Versuch unternommen wurde, die Sachverständigen, die sich mit den Begutachtungen nach dem Opferfürsorgegesetz befassen, zusammenzuberufen und zu schulen, wie das zum Beispiel regelmäßig bezüglich anderer Probleme in den Amtsärztefortbildungskursen geschieht. Hinsichtlich der Opferfürsorge, zumindest so lange ich mit ihr zu tun gehabt habe, habe ich nie davon gehört, dass ein solcher Schulungskurs gemacht wurde. Und das hat zur Folge, dass Sachverständige zuwenig informiert sind. Das gilt vor allem dort, wo Amtsärzte der Bezirkshauptmannschaften oder der Landesregierungen von Amts wegen mit solchen Begutachtungen befasst werden, ohne je Gelegenheit gehabt zu haben, sich mit der besonderen Problematik dieser Materie vertraut zu machen."[30] Auf diese Weise waren viele der Überlebenden mit Amtsärzten konfrontiert, die kein Verständnis für die besondere Situation dieser Menschen aufbrachten und mit ihren Erfahrungen aus anderen Bereichen, wie beispielsweise der Unfallversicherung, an die Untersuchungen herangingen. Eine Änderung zum Positiven erfolgte diesbezüglich erst in den letzten Jahren, nicht zuletzt durch die Gründung von ESRA. Doch auch heute finden immer wieder Auseinandersetzungen zwischen verschiedenen Gutachtern bzw. den OFG-Behörden über die Berücksichtigung von Gesundheitsschäden statt. Beinahe 60 Jahre nach Kriegsende werden nun zusätzlich die Fälle der sozusagen *Child Surviver* akut, d. h. jener Menschen, die zur Zeit der Verfolgung ihrer Eltern noch Säuglinge oder Kleinkinder waren.

Diese Problematik der *Child Surviver* wird Opferfürsorgebehörden ebenso wie Ärzte, insbesondere Psychotherapeuten, wohl noch längere Zeit hinweg beschäftigen.

Für die meisten der Verfolgten kam der Einsatz engagierter, mit der Verfolgungs-

[28] Erkenntnis des Verwaltungsgerichtshofs vom 9. 2. 1961.

[29] Jan Gross, Psychische Leiden von NS-Verfolgten vor Gericht, in: Helga und Hermann Fischer-Hübner, Die Kehrseite der „Wiedergutmachung". Das Leiden von NS-Verfolgten in der Entschädigung, Gerlingen 1990, S. 175.

[30] Popper, a. a. O., S. 6 f.

geschichte vertrauter Gutachter jedoch zu spät. Die Untersuchung der OFG-Akten durch die MitarbeiterInnen der Historikerkommission zeigte, dass bis zum Jahr 1961 mehr als 80% der in den Akten gefundenen Gutachten bereits erstellt worden waren.[31] Dabei waren die AntragstellerInnen allerdings nicht nur auf uninformierte GutachtachterInnen gestoßen, sondern vereinzelt auch auf Ärzte, die als Nationalsozialisten in die Vergangenheit involviert gewesen waren. Schon 1993 publizierte die Verfasserin den Fall des Salzburger Neurologen Gerhart Harrer, Leiter der neurologischen Abteilung der Landeskrankenanstalten Salzburg, der zur Gutachtenerstellung in Opferfürsorgefällen herangezogen worden war. Einem Bericht der Zeitung „Neues Österreich" zufolge war Harrer Mitglied der SS-Standarte 89, die im Juli 1934 anlässlich des Nationalsozialistenputsches das Bundeskanzleramt besetzt hatte. 1938 arbeitete Dr. Harrer am Hygienischen Institut in Wien. Daneben war er Mitglied der SS-Studiengemeinschaft an der Universität Wien, die sich unter anderem mit den propagandistischen Vorbereitungen der von den NS-Ideologen besonders geförderten Erbbiologie und Rassenhygiene befasste.[32] In einem Gutachten beurteilte Dr. Harrer die Anfallsleiden einer aus „rassischen" Gründen von Oktober 1940 bis April 1945 in verschiedenen Konzentrationslagern inhaftiert gewesenen Frau als „keine Erkrankung, die nach dem OFG zu entschädigen wäre", da der KZ-Aufenthalt für den Verlauf der Erkrankung „sicher ohne Einfluss geblieben" sei.[33] Die Forschungen der Historikerkommission zum Vollzug des OFG erbrachten einen ähnlichen Fall, der allerdings – infolge der rigorosen Bestimmungen des Datenschutzrechts[34] – nur anonymisiert berichtet werden kann. Zu den fünf am häufigsten in den OFG-Akten genannten Gutachtern wurden von den ForscherInnen die biographischen Daten erhoben. Von diesen war einer, Gutachter 4, als Jude verfolgt gewesen, Gutachter 5 hatte der SS angehört und war 1944 im Alter von 24 Jahren zum SS-Unterscharführer befördert worden, von den übrigen Gutachtern lagen keine besonderen Angaben vor. Gutachter 5 war 1954–1960 für die OFG-Behörden tätig und verfasste dabei 17,4% der in der Stichprobe erhobenen Gutachten, diese führten in 73% der untersuchten Fälle zu ablehnenden Bescheiden. Gutachter 4 übte seine Tätigkeit zwar nur vier Jahre, 1948–1952, aus, allerdings fielen in diesen Zeitraum besonders viele Fälle, so dass er in 52% der Fälle der Stichprobe für Gutachten verantwortlich zeichnete. Von diesen Fällen endeten 82% im Sinne der AntragstellerInnen. Ähnliche Verhältniszahlen ergaben sich bei der Analyse zu Gutachter 2, der von 1948 bis 1969 für die Magistratsabteilung 15 arbeitete und dabei 20,8% der erhobenen Gutachten erstellte. 77,4% dieser Verfahren resultierten in einem zuerkennenden Bescheid. Gutachter 1 erstellte zwischen 1977 und 1982 6% (das sind neun) der untersuchten Gutachten, diese führten in sechs Fällen zu einer Anerkennung der AntragstellerInnen. Gutachter 3 zeichnete zwischen 1960 und 1983 für sechs Gutachten verantwortlich, wobei fünf der Verfahren in einen ablehnenden Bescheid mündeten.[35]

Diese Stichprobe verdeutlicht nochmals den Spielraum, der Gutachtern offensichtlich zur Verfügung stand, denn anders können die divergierenden Anerkennungsraten wohl nur schwer erklärt werden.

[31] Berger, Dimmel, S. 174 (Internetfassung), = Kapitel 2.2.4.4.

[32] Neues Österreich, 4. 1. 1967.

[33] Gutachten Wirklicher Hofrat Univ.-Prof. Dr. Harrer für das Gesundheitsamt der Stadt Salzburg vom 17. 5. 1966. Opferfürsorge Salzburg, DÖW Akt Nr. 18.750.

[34] Werden Daten zur Person aus nicht öffentlich zugänglichen Akten entnommen, darf aus Datenschutzgründen keine Namensnennung erfolgen. Dieser Bestimmung hatte sich die Historikerkommission zu beugen.

[35] Berger, Dimmel, S. 181 ff. (Internetfassung), = Kapitel 2.2.4.7.

Eine Beantwortung der Frage, inwieweit die Leistungen des OFG eine Entschädigung für die Leiden der NS-Opfer darstellen, fällt schwer. Aus juristischer Sicht bejaht Walter Pfeil, da die Opferrente unabhängig von der gegenwärtigen Erwerbssituation der AntragstellerInnen bemessen und ausbezahlt wurde.[36] Aus historischer Sicht bestand die ursprüngliche Zielsetzung des OFG, wie der Name des Gesetzes bereits ausdrückt, primär in einer Fürsorgemaßnahme für jene NS-Opfer, die aufgrund ihrer Verfolgung nicht in vollem Umfang selbst ihre Existenz sichern konnten. In diesen Zusammenhang können die Opferrenten als primäre Leistung für verfolgungsbedingte Gesundheitsschäden gleichfalls eingeordnet werden, stand ihre Höhe doch in Abhängigkeit vom Ausmaß der Minderung der Erwerbsfähigkeit.

Jedenfalls war der Weg zur Erlangung dieser Renten bzw. zur Anerkennung als Opfer nach OFG mühsam. Zusätzlich knüpfte das OFG diese Leistungen bis zur letzten Änderung 2001[37] an die aufrechte österreichische Staatsbürgerschaft der AntragstellerInnen, so dass die Mehrheit der überlebenden ehemals österreichischen Jüdinnen und Juden davon ausgeschlossen blieb.[38] Selbst wenn man sich der Meinung Pfeils anschließt, muss aus historischer und empirischer Sicht die Wirkung dieser „Entschädigung" daher in Zweifel gezogen werden. Für jene Opfer, die Anerkennung nach dem OFG fanden, stellten die Opferrenten allerdings einen nicht zu verachtenden Bestandteil ihres Lebensunterhaltes dar.

Eine „Entschädigung" für erlittenes psychisches oder physisches Leid ist, obschon juristisch in diesen Begriff gefasst, im Grund genommen eine Unmöglichkeit. Wesentlich wäre aber eine Linderung des Leides und eine materielle Abgeltung, um die aus den Verletzungen resultierende Erschwernis der angemessenen Existenzsicherung abzugelten. Diese materielle Unterstützung zu erlangen, gestaltete sich für NS-Opfer mit seelischen Folgeschäden schwierig; die immaterielle Linderung – durch Akzeptanz, Trost, seelische Hilfestellung – erlangten allzu viele überhaupt nicht.

[36] Pfeil, S. 86 (Internetfassung), = 2. Teil, Kapitel II.3.3.2.1.

[37] BGBl I Nr. 12/2001.

[38] Von den überlebenden Jüdinnen und Juden kehrte nur eine verschwindende Minderheit nach Österreich zurück bzw. blieb nach 1945 in Österreich.

Literatur

Baeyer W Ritter v, Häfner H, Kisker KP (1964) Psychiatrie der Verfolgten. Psychopathologische und gutachterliche Erfahrungen an Opfern der nationalsozialistischen Verfolgung und vergleichbarer Extrembelastungen. Berlin Göttingen Heidelberg

Bailer B (1993) Wiedergutmachung kein Thema. Österreich und die Opfer des Nationalsozialismus. Wien

Bailer-Galanda B (2003) Die Entstehung der Rückstellungs- und Entschädigungsgesetzgebung. Die Republik Österreich und das in der NS-Zeit entzogene Vermögen. Historikerkommission der Republik Österreich (Hrsg). Wien

Berger K, Dimmel N et al. (2003) Vollzugspraxis des Opferfürsorgegesetzes. Analyse der praktischen Vollziehung des einschlägigen Sozialrechts. Historikerkommission der Republik Österreich (Hrsg) (Internetfassung): 179. Wien

Das Opferfürsorgegesetz in seiner derzeitigen Fassung und sonstige Vorschriften des Fürsorgerechts für die Opfer des Kampfes für ein freies, demokratisches Österreich und die Opfer der politischen Verfolgung unter besonderer Berücksichtigung der Rechtsprechung des Verwaltungsgerichtshofes, erläutert von Dr. Burkhard Birti, Sektionsrat im Bundesministerium für soziale Verwaltung (1958). Wien

Eissler KR (1984) Die Ermordung von wievielen seiner Kinder muss ein Mensch symptomfrei ertragen können, um eine normale Konstitution zu haben? In: Psychoanalyse und Nationalsozialismus. Beiträge zur Bearbeitung eines unbewältigten Traumas. Lohmann H-M (Hrsg). Frankfurt aM

Graf G (2003) Die österreichische Rückstellungsgesetzgebung. Eine juristische Analyse. Historikerkommission der Republik Österreich (Hrsg). Wien

Gross J (1990) Psychische Leiden von NS-Verfolgten vor Gericht. In: Fischer-Hübner H, Fischer-Hübner H. Die Kehrseite der Wiedergutmachung. Das Leiden von NS-Verfolgten in der Entschädigung. Gerlingen

Jabloner C et al. (2003) Vermögensentzug in der NS-Zeit sowie Rückstellungen und Entschädigungen seit 1945 in Österreich. Forschungsbericht der Historikerkommission der Republik Österreich. Zusammenfassungen und Einschätzungen. Wien

Lingens E (1967) Die Situation in Österreich. In: Die Beurteilung von Gesundheitsschäden nach Gefangenschaft und Verfolgung. Referate eines internationalen medizinisch-juristischen Symposiums in Köln 1967. Herberg Dr med HJ (Hrsg). Herford

Niederland WG (1980) Folgen der Verfolgung: Das Überlebenden-Syndrom. Seelenmord. Frankfurt aM

Pfeil WJ (2002) Entschädigung im Sozialrecht. Rechtswissenschaftliches Gutachten zur Analyse des Entschädigungsrechts aus sozialrechtlicher Sicht. Historikerkommission der Republik Österreich (Hrsg) (Internetfassung). Wien

Popper L Univ- Prof Dr (9. 12. 1973) Die Problematik der Opferfürsorgerenten. Vortrag beim 10. Bundesdelegiertentag des Bundesverbandes Österreichischer Widerstandskämpfer und Opfer des Faschismus (KZ-Verband) in Wien

Springer-Verlag
und Umwelt

ALS INTERNATIONALER WISSENSCHAFTLICHER VERLAG sind wir uns unserer besonderen Verpflichtung der Umwelt gegenüber bewusst und beziehen umweltorientierte Grundsätze in Unternehmensentscheidungen mit ein.

VON UNSEREN GESCHÄFTSPARTNERN (DRUCKEREIEN, Papierfabriken, Verpackungsherstellern usw.) verlangen wir, dass sie sowohl beim Herstellungsprozess selbst als auch beim Einsatz der zur Verwendung kommenden Materialien ökologische Gesichtspunkte berücksichtigen.

DAS FÜR DIESES BUCH VERWENDETE PAPIER IST AUS chlorfrei hergestelltem Zellstoff gefertigt und im pH-Wert neutral.